Heinz-E. Köhnlein, Siegfried Weller
Wolfgang Vogel, Jürgen Nobel
Thomas Meinertz

Erste Hilfe

Ein Leitfaden

9., überarbeitete Auflage
115 meist zweifarbige Abbildungen

1992
Georg Thieme Verlag Stuttgart · New York

Prof. Dr. Heinz-E. Köhnlein, Leiter der Abteilung für Unfall-, Hand- und Plastische Chirurgie der Schreiber-Kliniken, Scheinerstr. 3, 8000 München 80

Prof. Dr. Dr. h. c. Siegfried Weller, Direktor der Berufsgenossenschaftlichen Unfallklinik, Schnarrenbergstr. 95, 7400 Tübingen

Prof. Dr. Wolfgang Vogel, ehemals Anästhesiologische Universitäts-Klinik Freiburg/Br.

Prof. Dr. Jürgen Nobel, Modersohnweg 17, 2800 Bremen 33, ehemals Chefarzt der gynäkolog.-geburtshilflichen Abteilung des Diakonissenkrankenhauses Bremen

Prof. Dr. Thomas Meinertz, II. Medizinische Klinik des Allgemeinen Krankenhauses St. Georg, Lohmühlenstr. 5, 2000 Hamburg 1

Die Deutsche Bibliothek – CIP-Einheitsaufnahme

Erste Hilfe : ein Leitfaden / Heinz-E. Köhnlein ... – 9., überarb. Aufl. – Stuttgart ; New York : Thieme, 1992
NE: Köhnlein, Heinz-Edzard

1. Auflage 1967
2. Auflage 1970
3. unveränderte Auflage 1972
4. Auflage 1975
5. Auflage 1978
6. Auflage 1982
7. unveränderte Auflage 1985
8. Auflage 1987

Satz: Setzerei Lihs, 7140 Ludwigsburg, auf Linotype System 4 (Linotronic 300)
Druck: Clausen & Bosse, Leck

Wichtiger Hinweis:
Wie jede Wissenschaft ist die Medizin ständigen Entwicklungen unterworfen. Forschung und klinische Erfahrung erweitern unsere Erkenntnisse, insbesondere was Behandlung und medikamentöse Therapie anbelangt. Soweit in diesem Werk eine Dosierung oder eine Applikation erwähnt wird, darf der Leser zwar darauf vertrauen, daß Autoren, Herausgeber und Verlag große Sorgfalt darauf verwandt haben, daß diese Angabe dem Wissensstand bei Fertigstellung des Werkes entspricht.
Für Angaben über Dosierungsanweisungen und Applikationsformen kann vom Verlag jedoch keine Gewähr übernommen werden. Jeder Benutzer ist angehalten, durch sorgfältige Prüfung der Beipackzettel der verwendeten Präparate und gegebenenfalls nach Konsultation eines Spezialisten festzustellen, ob die dort gegebene Empfehlung für Dosierungen oder die Beachtung von Kontraindikationen gegenüber der Angabe in diesem Buch abweicht. Eine solche Prüfung ist besonders wichtig bei selten verwendeten Präparaten oder solchen, die neu auf den Markt gebracht worden sind. Jede Dosierung oder Applikation erfolgt auf eigene Gefahr des Benutzers. Autoren und Verlag appellieren an jeden Benutzer, ihm etwa auffallende Ungenauigkeiten dem Verlag mitzuteilen.

ISBN 3-13-362309-5 1 2 3 4 5 6

Vorwort zur 9. Auflage

Auch nach fast 25 Jahren hat die Erste Hilfe nichts von ihrer Wichtigkeit verloren, im Gegenteil, der Straßenverkehr nimmt ständig zu, die Unfallzahlen steigen, der Massentourismus hat zu einer erheblichen Zunahme von Bergunfällen, Unterkühlung und Ertrinken geführt, entsprechende Kapitel wurden deshalb eingefügt. Eine gründliche Überarbeitung unseres Leitfadens soll sicherstellen, daß es auch weiterhin eine gute Ergänzung zu den „Erste-Hilfe“-Kursen bleibt.

Herbst 1991 DIE VERFASSER

Vorwort zur 1. Auflage

In unserem technisierten Zeitalter nimmt die Zahl der Unfälle auf der Straße, in den Betrieben und im Haushalt ständig zu. Die technischen Hilfsmittel, die uns allen unentbehrlich geworden sind, bringen neben der Erleichterung des Lebens auch eine zunehmende Gefährdung mit sich.

Da es ganz unmöglich ist, bei jedem Unfall sofort einen Arzt oder auch nur einen medizinisch gut ausgebildeten Helfer herbeizuholen, muß die Erste Hilfe in zunehmendem Maße von Laien geleistet werden. Da heute jeder von uns täglich in die Lage kommen kann, einem anderen helfen zu müssen, ist es dringend notwendig geworden, daß jedermann weiß, was bei akuten Notfällen getan werden muß und getan werden darf. Noch wichtiger ist es jedoch zu wissen, was nicht getan werden darf.

Das dazu nötige Wissen kann heute nur noch in Erste-Hilfe-Kursen mit praktischen Übungen vermittelt werden. Dieses Büchlein soll als Leitfaden und zur Ergänzung des im Unterricht Gelernten dienen. Um einen gewissen Eindruck zu vermitteln, welche ärztlichen Maßnahmen die Erste Hilfe später fortsetzen müssen, sind einige dieser ärztlichen Aufgaben den einzelnen Kapiteln im Kleindruck angefügt.

Der Helfer selbst soll mit seinen Handlungen akute Lebensgefahr abwenden und dafür sorgen, daß kein zusätzlicher Schaden mehr durch Schmerz oder Infektion eintreten kann. Er muß sich dabei darüber im klaren sein, daß ein Arzt die Verantwortung für das weitere Ergehen des Verletzten übernehmen muß. Dies gilt im besonderen Maße für schwere Verletzungen. Damit sind schon die Grenzen abgesteckt, die der Ersten Hilfe und damit dem Helfer gesetzt sind. Ein Überschreiten dieser Grenzen kann den Helfer leicht zum Pfuscher werden lassen, der anstatt zu helfen schadet.

Es ist selbstverständlich nicht der Sinn dieses Büchleins, die ärztlichen Versorgungsmöglichkeiten im einzelnen zu schildern. Es soll lediglich versucht werden, dem Leser durch einige praktische Hinweise die Möglichkeit zu geben, im Ernstfall wenigstens eine Verschlimmerung des Schadens durch falsche Hilfeleistung zu verhüten. Der Sinn einer Ausbildung in Erster Hilfe ist vor allem die Verhütung von Unfällen.

Die Erfahrung hat nämlich gezeigt, daß diejenigen, die in Erster Hilfe ausgebildet wurden, sich auch der Gefahren eher bewußt werden. Sie werden daher viel seltener von Unfällen betroffen als andere. Weiter soll der zukünftige Helfer lernen, zur rechten Zeit das Richtige zu tun, das heißt noch lange nicht, daß er dazu schon ein halber Arzt werden muß. Ganz besonders wichtig ist bei Straßenunfällen die richtige Lagerung und der richtige Transport eines Verletzten.

Hier muß entschieden der weitverbreiteten Meinung entgegengetreten werden, es sei vor allem wichtig, daß der Verletzte in rasender Eile in ein Krankenhaus gebracht wird. Jährlich sterben viele Schwerverletzte nur deshalb, weil sie in schnell fahrenden Kraftwagen hin und her geschüttelt werden und nur dadurch innerlich verbluten. Behutsamkeit und Ruhe ist das oberste Gebot der Ersten Hilfe, vor allem wenn es gilt, übereifrige Schaulustige an falscher Geschäftigkeit zu hindern. Sollte es diesem Büchlein gelingen, daß wenigstens einem Teil der Tausenden von Verletzten, die jährlich durch gutgemeinte falsche Hilfeleistungen in Gefahr gebracht werden, in Zukunft richtig geholfen wird, so hat es seinen Zweck erfüllt.

Im September 1967 DIE VERFASSER

Inhaltsverzeichnis

Allgemeine Richtlinien für die Erste Hilfe

Unter Erster Hilfe versteht man die ersten Hilfsmaßnahmen, die an Ort und Stelle eingeleitet werden, bevor der Verletzte oder akut Kranke ärztlicher Behandlung zugeführt wird. Die Erste Hilfe wird damit in der Mehrzahl aller Fälle nicht vom Arzt, sondern von Laien, Rettungssanitätern und Angehörigen der Berufsfeuerwehr und Polizei durchgeführt. Von der Art der Ersten Hilfe wird es in vielen Fällen abhängen, ob der Verletzte oder akut Kranke überlebt oder stirbt. Wirkungsvolle Erste Hilfe setzt eine gute Schulung voraus, denn die plötzliche Notwendigkeit zur Hilfeleistung läßt keine Zeit, nachzulesen, welche Art der Ersten Hilfe geleistet werden muß. Alle in der Ersten Hilfe tätigen Personen wie Laienhelfer, Krankenschwestern oder Krankentransportpersonal sollen ihre Fähigkeiten, aber auch die Grenzen ihrer Möglichkeiten klar erkennen, um falsche Entscheidungen und falsche Maßnahmen zu vermeiden.

Nicht selten bestehen bei einem Verletzten mehrere Verletzungen zugleich. Hier muß rasch erkannt und entschieden werden, welche Verletzung vorrangig versorgt werden muß. Es ist z. B. falsch, mit der Stillung einer kleinen Blutung wertvolle Zeit zu verlieren, wenn die Atemwege verlegt sind und dem Verunglückten oder Kranken der Tod durch Ersticken droht. Es ist klüger, sich auf einfache, leicht zu handhabende und sicher beherrschte Maßnahmen zu beschränken und Maßnahmen zu vermeiden, die Ärzten vorbehalten sind.

Dabei ist zu beachten:

- Schnell, aber ohne Hast handeln.
- Den Verletzten (Erkrankten) beruhigen.
- Dafür sorgen, daß ein Arzt verständigt wird.

Eine sorgfältige Beachtung der Unfallentstehung kann die Feststellung der Unfallfolgen erleichtern. Weisen die Umstände darauf hin, daß der Verletzte absichtlich verletzt wurde, so ist die Polizei zu verständigen. Mit diesen Feststellungen darf jedoch keine Zeit verloren und die Einleitung der ersten Hilfsmaßnahmen nicht verzögert werden.

Im Rahmen dieses Leitfadens werden jedoch auch die ersten ärztlichen Hilfsmaßnahmen kurz dargestellt, um ein besseres Verständnis für die Art, den Umfang und die Wirkung der Ersten Hilfe zu erreichen.

Ziel der Ersten Hilfe ist es:

- das Leben zu erhalten,
- lebensbedrohliche Zustände wie Atemstillstand und Kreislaufstillstand zu verhindern oder zu beheben,
- einen drohenden Schock zu bekämpfen,
- Blutungen zu stillen,
- dem Verletzten oder Kranken unnötige Schmerzen zu ersparen,
- eine Überwärmung oder Unterkühlung zu verhindern,
- einen schonenden Transport ins Krankenhaus vorzubereiten.

Dementsprechend werden folgende Maßnahmen durchgeführt:

1. Atemwege freihalten bzw. freimachen. Bei Atemstillstand oder ungenügender Atmung Atemspende.
2. Bei Kreislaufstillstand äußere Herzmassage, kombiniert mit Atemspende.
3. Blutstillung und Schockbekämpfung.
   Nur eine lebensbedrohliche Blutung darf den Vorrang vor einer erforderlichen Atemspende und Herzmassage haben. Es ist unsinnig, wegen einer geringfügigen Blutung die Wiederbelebung zu verzögern.
4. Lagerung des Verletzten und Schutz vor Überwärmung bzw. vor Unterkühlung.
5. Durchführung des Transportes ins Krankenhaus.

Verpflichtung zur Hilfeleistung

(§ 330c des Strafgesetzbuches)

Wer bei Unglücksfällen oder gemeiner Gefahr oder Not nicht Hilfe leistet, obwohl dies erforderlich und ihm den Umständen nach zuzumuten, insbesondere ohne erhebliche eigene Gefahr und ohne Verletzung anderer wichtiger Pflichten möglich ist, wird mit Freiheitsstrafe bis zu einem Jahr oder mit Geldstrafe bestraft.

Sicherung der Unfallstelle bei Verkehrsunfällen

Zur Vermeidung zusätzlicher Gefährdung des Verunfallten, weiterer Verkehrsteilnehmer und des Helfers durch Auffahrunfälle ist umgehend die Absicherung der Unfallstelle durchzuführen. Hierzu gehören:

- Aufstellen von Warndreieck und Warnblinklichtern in etwa 100 m Entfernung.
- Bei Kurven und Bergkuppen: Erstes Zeichen vor der Kurve oder vor der Bergkuppe aufstellen.
- Den laufenden Verkehr durch Auf- und Abwärtsbewegung des Armes in halber Körperhöhe zum Langsamfahren auffordern.
- Weitere Verkehrsteilnehmer um Mithilfe bitten, Warnung auch des Gegenverkehrs und Meldung des Unfalles.
- Bei Nacht zusätzliche Warnung durch Warnblinkleuchten, Kreisbewegungen mit Taschenlampe oder Auf- und Abbewegungen der Lampe.
- Laufenden Motor des Unfallwagens abstellen, bei Dieselmotoren zusätzlich die Treibstoffzufuhr unterbinden.
- Brand mit Feuerlöscher, Decken, Tüchern oder Sand löschen.
- Unfallopfer aus dem Fahrzeug und aus seiner Nähe retten.

Vom Aufbau des Körpers (Anatomie und Physiologie)

Die Anatomie ist die Lehre vom Aufbau des gesunden menschlichen Körpers. Die Lehre von der Arbeitsweise der verschiedenen Gewebe wird als Physiologie bezeichnet. Ein Mechaniker kann eine defekte Maschine nicht reparieren, wenn er die normale Arbeitsweise dieser Maschine nicht kennt. Genausowenig kann der Helfer sinnvolle Hilfe leisten, wenn er nicht einiges über den Aufbau des menschlichen Körpers und seine Funktionen weiß. Es ist daher nötig, daß wir uns jetzt etwas mit Anatomie und Physiologie beschäftigen.

Skelett

Alle Knochen zusammen bilden das Skelett, das dem Körper Festigkeit verleiht, die Körperhöhlen bildet und die inneren Organe vor Verletzungen schützt. Die Knochen dienen außerdem als Ansatzpunkte für die Muskeln und machen so die Bewegungen möglich (Abb. **1**).

Kindliche Knochen sind weicher als die der Erwachsenen, heilen aber schneller, wenn sie gebrochen sind. Die Knochen sehr alter Menschen heilen nur langsam. Alte Leute müssen sich daher vorsichtiger bewegen, um nicht zu fallen. Wie alle anderen Gewebe sind auch die Knochen von Blutgefäßen durchwachsen, die ihre Ernährung und Sauerstoffversorgung gewährleisten.

Schädel

Die Schädelknochen umgeben das Gehirn und bilden das Gesichtsskelett. Der Schädel sitzt beweglich auf der Wirbelsäule. Die knöcherne Schale, die das Gehirn umgibt, besteht aus acht Knochen, deren Verbindungslinien fest ineinander verzahnt sind. Zwischen dem weichen Gehirn und seiner harten Knochenschale liegt nur ein ganz schmaler flüssigkeitsgefüllter Raum. Wie andere geschädigte Gewebe schwillt auch das Gehirn, wenn es bei einem Schlag oder einem Aufprall geschüttelt wird. Es kann so stark schwellen, daß es gegen die umgebende Knochenschale drückt. Dieser erhöhte Hirndruck kann zu

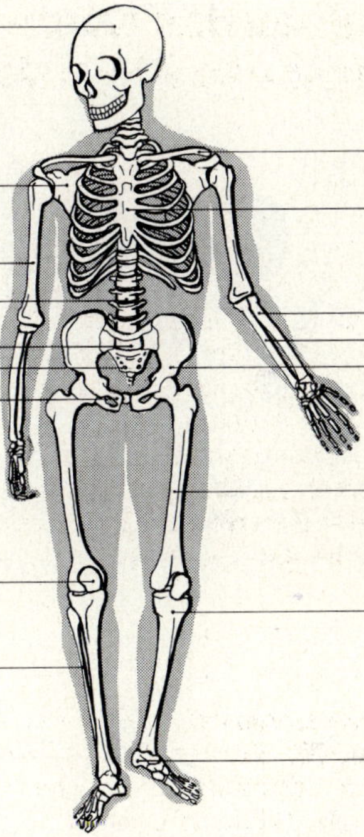

Abb. **1** Das Skelett des Menschen

Bewußtlosigkeit und Tod führen. Im Boden des Hirnschädels, der Schädelbasis, sind zahlreiche Öffnungen, durch die Blutgefäße und Nerven hindurchtreten. Die größte Öffnung befindet sich über dem Wirbelkanal. Durch sie zieht das Rückenmark vom Gehirn aus nach unten. Der Gesichtsschädel besteht aus vierzehn Knochen, die – mit Ausnahme des Unterkiefers – unbeweglich zusammengewachsen sind (Abb. **2a** u. **b**).

Rumpf

Das Skelett des Rumpfes besteht aus der Wirbelsäule, dem Brustbein, den Rippen und dem Becken. Eine dünne Muskelmembran, das Zwerchfell, teilt den Rumpf in Brust- und Bauchhöhle.

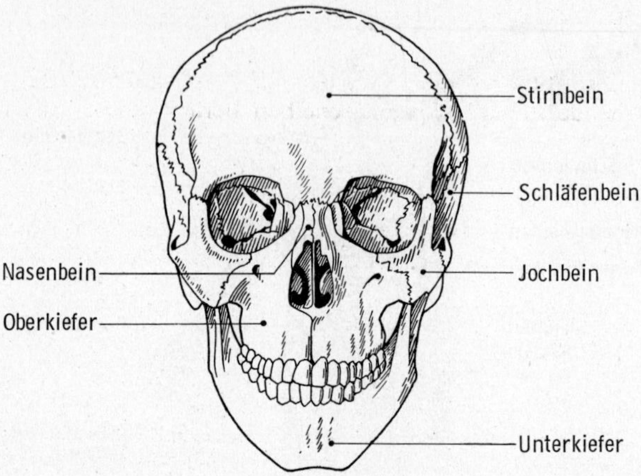

a

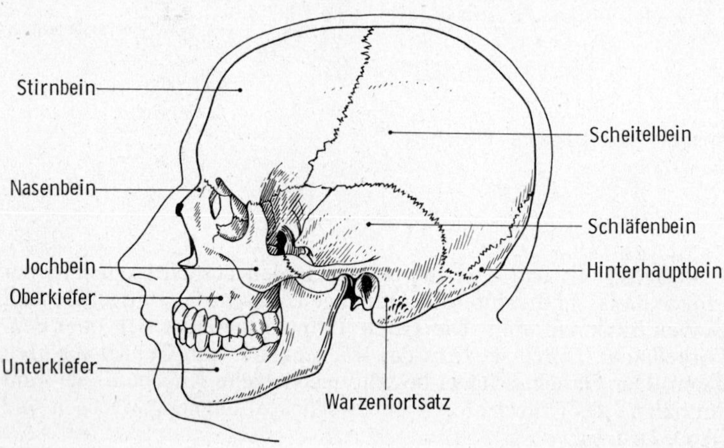

b

Abb. **2a** u. **b** Die Schädelknochen des Menschen, **a** von vorne, **b** von der Seite gesehen

Wirbelsäule

Sie besteht aus 33 einzelnen Wirbeln: 7 Hals-, 12 Brust- und 5 Lendenwirbeln, zwischen denen sich Knorpelscheiben befinden, die durch ihre Verformbarkeit die Beweglichkeit der Wirbelsäule gewährleisten. Die untersten 5 Kreuz- und 4 Steißbeinwirbel sind dagegen fest zusammengewachsen und unbeweglich. Alle Wirbel haben dieselbe Grundform: von einem schweren Wirbelkörper vorne entspringt hinten ein knöcherner Ring, der das Rückenmark umschließt (Abb. **3** und **4a–c**).

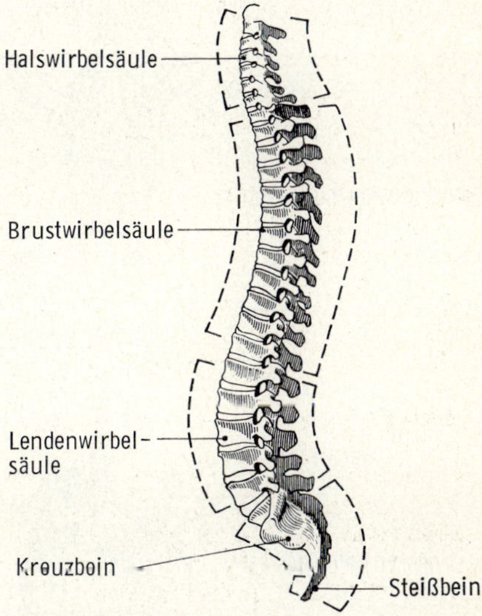

Abb. **3** Menschliche Wirbelsäule, von der Seite gesehen

Brustkorb

Das Brustbein ist ein langer, flacher Knochen, der die Mitte der vorderen Brustwand bildet. Das obere Ende des Brustbeins trägt die Gelenke für die Schlüsselbeine. Die meisten Rippen sind über Knorpel seitlich am Brustbein befestigt. Auf jeder Seite wird das Gerüst des Brustkorbes durch 12 Rippen gebildet. Jede Rippe hat ein gut bewegliches Gelenk an der Wirbelsäule. Die obersten 7 Rippen sind vorne direkt am Brustbein befestigt, während die 8. und 10. Rippe über Knorpel an der 7. Rippe befestigt sind. Die 11. und 12. Rippe sind an

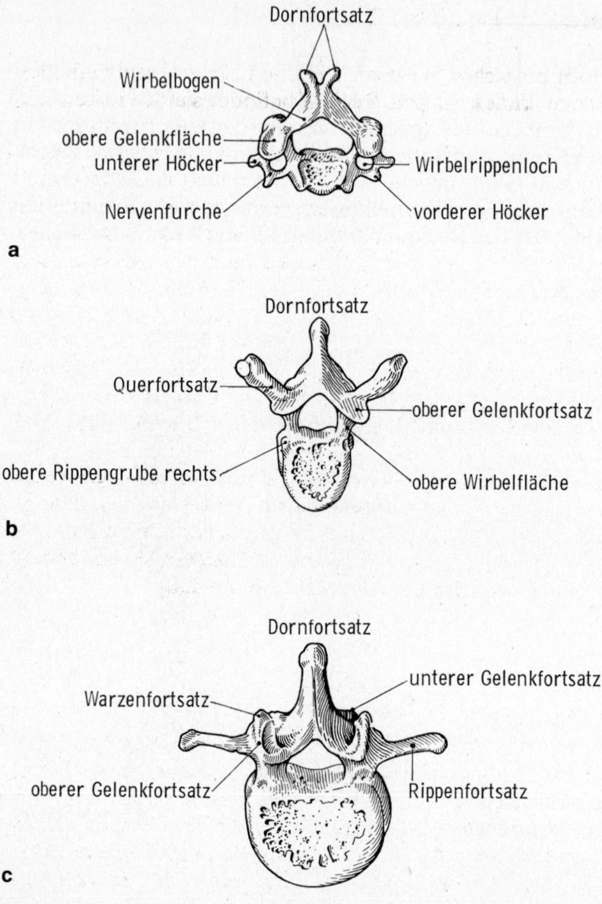

Abb. **4** **a** Halswirbel in der Aufsicht. **b** Brustwirbel von oben gesehen. **c** Lendenwirbel von oben gesehen

ihren vorderen Enden überhaupt nicht befestigt. In der Brusthöhle befinden sich die Lungen und das Herz. Das Herz liegt vorne zwischen den Lungen, vor allem links. Die linke Lunge ist daher etwas kleiner. Die Speiseröhre führt in der Mitte durch den hinteren Abschnitt des Brustkorbes nach unten durch das Zwerchfell in den Magen. Hinter dem Herzen liegen auch die großen Blutgefäße und die Luftröhre mit ihren Aufzweigungen, den Bronchien, die in die Lungen führen.

Bauchhöhle und Becken

Wegen ihrer Form bezeichnet man die Knochen am unteren Ende des Rumpfes als Beckenknochen. Das Becken befindet sich zwischen der beweglichen Wirbelsäule, die es trägt, und den unteren Gliedmaßen, die es unterstützen. Das Becken besteht aus vier Knochen, dem Kreuzbein und dem Steißbein hinten und den beiden Hüftbeinen, bestehend aus Darmbein und Sitzbein, seitlich und vorne. Außen an den Hüftbeinen sitzen tiefe Gelenkpfannen, in die die Köpfe der Oberschenkelknochen eingebettet sind. Die Innenseite des Beckens bildet die untere Begrenzung der Bauchhöhle. Die obere Begrenzung der Bauchhöhle ist das nach oben gewölbte Zwerchfell, die Hinterwand bildet die Wirbelsäule, während die anderen Wände der Bauchhöhle von Muskeln gebildet werden. Viele wichtige Organe liegen in der Bauchhöhle: oben rechts, noch ganz unter den Rippen, die Leber. Oben links, teilweise noch unter den Rippen, der Magen, dahinter, etwa in der Mitte des Oberbauches die wichtigste Verdauungsdrüse, die Bauchspeicheldrüse. Hoch oben liegen hinten auf beiden Seiten die Nieren und links unter den Rippen die Milz. Die Harnblase liegt hinter dem vordersten schmalen Teil der Hüftknochen, den man auch als Schambein bezeichnet. Der größte Teil der Bauchhöhle ist jedoch durch Dünndarm und Dickdarm ausgefüllt (Abb. **5a** u. **b**).

Obere Gliedmaßen

Der oberste Knochen der oberen Gliedmaßen ist das Schlüsselbein, das vor und über der ersten Rippe liegt. Das eine Ende ist mit dem Brustbein verbunden, das andere Ende mit dem Schulterblatt. Das Schlüsselbein sichert die richtige Stellung des Schultergelenkes. Das Schulterblatt ist ein flacher, dreieckiger Knochen, der hinten und außen auf dem Brustkorb liegt. Am äußeren oberen Winkel trägt das Schulterblatt die Gelenkpfanne für den Kopf des Oberarmknochens. Der Oberarmknochen reicht von der Schulter bis zum Ellbogengelenk. Am Unterarm gibt es zwei Knochen, beide reichen vom Ellbogen bis zum Handgelenk. Der Knochen an der Daumenseite der Hand heißt Speiche und bildet den größten Teil des Handgelenkes. Der Knochen auf der Kleinfingerseite des Handgelenkes heißt Elle und bildet an seinem oberen Ende den Hauptteil des Ellbogengelenkes. In der Hand gibt es dann acht kleine Handwurzel- und fünf Mittelhandknochen, die durch zahlreiche kleine Gelenkflächen die vielfältigen Bewegungen der Hand ermöglichen. Schließlich gibt es noch die Fingerknochen, an jedem Finger drei und am Daumen zwei (Abb. **6**).

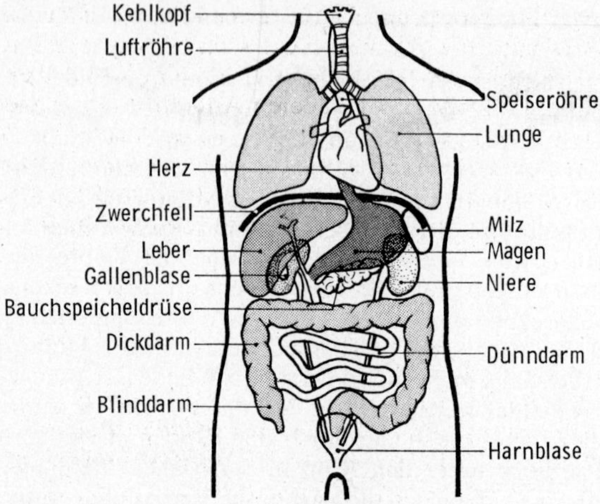

a

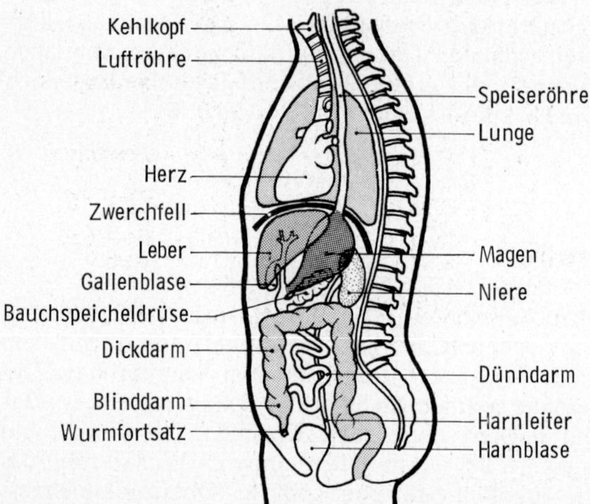

b

Abb. **5a** u. **b** Lage der Eingeweide des Menschen. **a** Von vorne und **b** von der Seite gesehen

Untere Gliedmaßen

An den unteren Gliedmaßen entspricht dem Oberarm der Oberschenkelknochen, er ist der längste und stärkste Knochen des Körpers und reicht vom Hüft- bis zum Kniegelenk. Vorne wird das Kniegelenk durch die dreieckige Kniescheibe geschützt, die man leicht unter der Haut fühlen kann. Am Unterschenkel gibt es wieder zwei Knochen, die vom Kniegelenk bis zum Sprunggelenk reichen. Innen liegt das große Schienbein, das oben die Gelenkfläche für das Kniegelenk und unten die für das Sprunggelenk trägt. Das viel kleinere Wadenbein liegt auf der Außenseite, es bildet den äußeren Anteil des Sprunggelenkes, aber nicht des Kniegelenkes. Es gibt fünf unregelmäßige Fußwurzelknochen, deren größter, das Fersenbein, gut von außen unter der Ferse getastet werden kann, sowie fünf Mittelfußknochen. Die Zahl der Zehenknochen entspricht der der Fingerknochen (Abb. **6**).

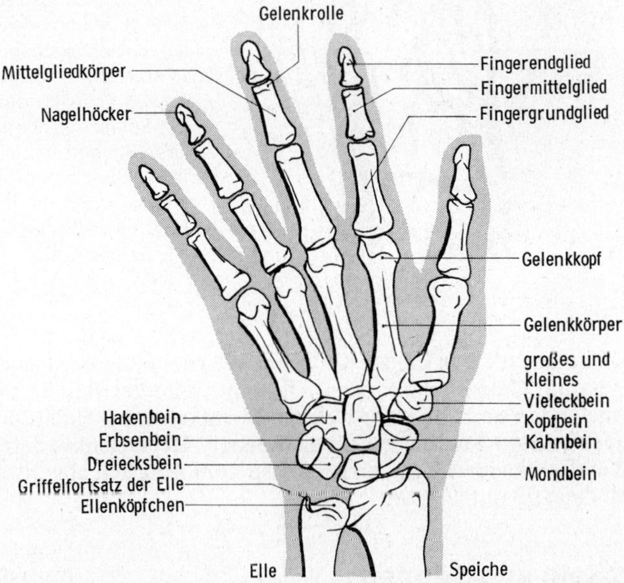

Abb. **6** Das menschliche Handskelett (nach Rauber/Kopsch)

Gelenke und Bänder

Überall wo zwei oder mehr Knochen zusammenkommen, bilden sie ein Gelenk (Abb. **7**). Einige Gelenke, z. B. an Schädelknochen, sind unbeweglich, sie spielen in der Ersten Hilfe keine Rolle. Bei beweglichen Gelenken sind die Knochenenden mit Knorpel überzogen. Die Gelenke werden durch starkes, faseriges Gewebe, die Bänder, zusam-

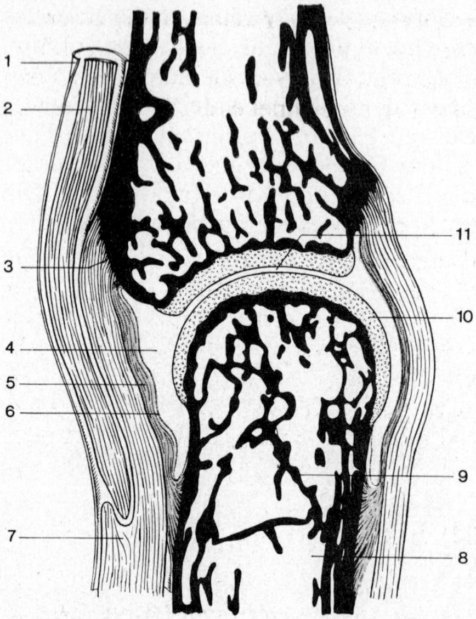

Abb. **7** Schnitt durch das Großzehengrundgelenk. Beispiel für den Aufbau eines Gelenkes. 1. Sehnenscheide; 2. Sehne des langen Beugers; 3. Sehnensatz des kurzen Beugers am Knochen; 4. Gelenkhöhle; 5. faserige Kapselschicht (Membrana fibrosa); 6. Gelenkinnenhaut (Membrana synovialis) der Kapsel; 7. Teilungsstelle der Sehne des oberflächlichen Beugers in zwei Zipfel; 8. Markhöhle; 9. Bälkchenknochen; 10. hyaliner Knorpel des Gelenkkopfes; 11. Gelenkspalt

mengehalten, die von einem Knochenende zum anderen reichen und das gesamte Gelenk umspannen. Die Innenseite der Bänder und die Knorpelenden sind von einer weichen Membran überkleidet, die eine Schmierflüssigkeit für die Gelenke absondert. Bei Gelenkverletzungen werden die Bänder häufig zerrissen oder vom Knochen abgerissen, sie heilen dann oft nur langsam.

Muskeln und Sehnen

Die Knochen sind hauptsächlich von Muskeln umgeben, die alle die Fähigkeit haben, sich zusammenzuziehen und zu verkürzen, wenn ihnen vom Gehirn aus ein Nervenimpuls zugeleitet wird. Die meisten dieser Muskeln sind der Kontrolle durch den Willen unterworfen, wie z. B. bei den Bewegungen der Beine. Andere Muskeln wieder, wie z. B. der Herzmuskel, sind der Willenskontrolle völlig entzogen. Die meisten Muskeln sind an beiden Enden direkt oder über Sehnen am Knochen befestigt. Wenn sich ein Muskel zusammenzieht, zieht er die beiden Knochen, an denen er befestigt ist, näher aneinander und löst so Bewegungen aus. Bei den meisten Knochenbrüchen löst der Schmerz ein unwillkürliches Zusammenziehen der Muskeln, auch

Spasmus genannt, aus. Dadurch werden die Bruchenden gegeneinander verschoben und der betroffene Körperteil gebrauchsunfähig. Zwischen Haut und Muskeln liegt ein lockeres Gewebe, in das auch das meiste Körperfett eingelagert ist; man bezeichnet es als Bindegewebe.

Haut

Die Haut ist sowohl die äußere Schutzhülle des Körpers wie das Organ der Berührungsempfindlichkeit. Die in der Haut befindlichen Schweißdrüsen unterstützen die Wärmeregulation des Körpers. Durch die bei der Verdunstung des Schweißes entstehende Kälte wird die Körpertemperatur herabgesetzt. Die verschiedenen Körperöffnungen sind statt mit Haut mit Schleimhaut ausgekleidet. Die Schleimhaut hat keine Hornschicht und keine Haare, dafür viele Drüsen; sie ist sehr dünn.

Blut und Kreislauf

In einem Erwachsenen befinden sich zwischen 5 und 7 Liter Blut in ständigem Kreislauf. Das Blut besteht aus einer klaren gelblichen Flüssigkeit, dem Plasma, das einerseits die Nährstoffe zu den Körperzellen und andererseits die Abfallprodukte zu den Ausscheidungsorganen transportiert. Im Blut schwimmen die kleinen roten Blutkörperchen (4½–5 Millionen im mm^3). Der Blutfarbstoff (Hämoglobin), der in ihnen enthalten ist, verleiht dem Blut seine rote Farbe und bringt den lebensnotwendigen Sauerstoff zu den Zellen. Außerdem finden sich im Blut noch die weißen Blutkörperchen (4000–6000/mm^3). Sie sind die Träger der Abwehrfunktionen und damit der Hauptschutz des Körpers gegen Infektionen. Im normalen Kreislauf ist das Blut immer flüssig; wenn aber Blutgefäße durchtrennt werden, so gerinnt das Blut in 3–6 Minuten und bildet ein festes Gerinnsel. Dem Blut mancher Menschen, den „Blutern“, fehlt diese Gerinnungsfähigkeit, sie können daher aus kleinen Wunden verbluten. Der Blutkreislauf wird durch das als zentrale Pumpe wirkende Herz aufrechterhalten. Das Herz ist in eine rechte und eine linke Kammer unterteilt, deren jeder eine Vorkammer vorgeschaltet ist. Zwischen den Vorkammern und den Kammern sowie an den Austrittsöffnungen aus den Herzkammern sind Ventilklappen eingebaut, die die Stärke des Blutstromes regulieren und ein Zurückfließen des Blutes in der falschen Richtung verhindern. Die rechte Herzkammer pumpt das Blut in die Lungen, dort gibt das Blut Kohlendioxid ab und wird frisch mit Sauerstoff aufgeladen. Aus der Lunge fließt das Blut in die linke Kammer, die es über ein Netz von Blutgefäßen, die Arterien, in alle Teile des Körpers pumpt.

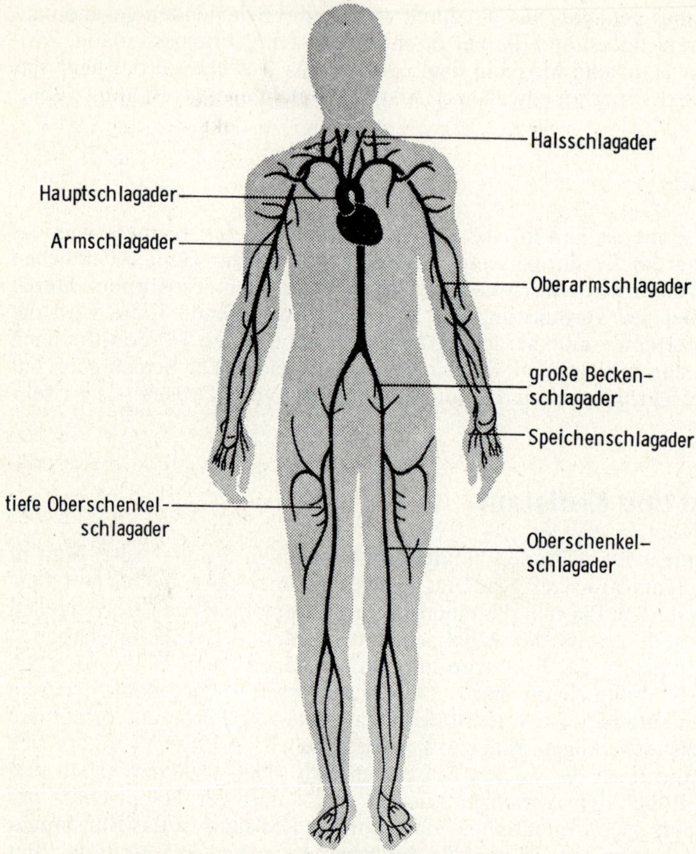

Abb. **8** Die Lage der großen Schlagadern und des Herzens

Nachdem das Blut die Nährstoffe und den Sauerstoff an die Zellen abgegeben hat, kehrt es über die Venen wieder zur rechten Herzkammer zurück. Der Erste-Hilfe-Leistende muß die größeren Arterien kennen, aus denen bei einer Verletzung leicht eine große Blutung erfolgen kann. Diese Arterien werden im Kapitel Blutstillung im einzelnen besprochen. Der Blutdruck in den Venen, die das Blut zum Herz zurückbefördern, ist viel niedriger als in den Arterien, man kann an ihnen keinen Puls fühlen wie an den Arterien. Venenblutungen können gewöhnlich durch einfachen Druck beherrscht werden (Abb. **8**). Sie sind dadurch erkennbar, daß das austretende Blut nicht pulsiert und von dunkler Farbe ist.

Atemsystem

Die Atmung versorgt das Blut mit Sauerstoff. Normale Luft enthält 21 % Sauerstoff. Bei der Ausatmung werden aus dem Blut Kohlendioxid, Wasser und einige andere Stoffwechselprodukte entfernt. Die ausgeatmete Luft enthält nur noch 16% Sauerstoff. Normalerweise erfolgen etwa 17 Atemzüge in der Minute. Die Zahl der Atemzüge ist aber vom Alter und der Aktivität abhängig. Bei ruhiger Atmung wird bei jedem Atemzug etwa 500 ml Luft ein- und ausgeatmet, schon bei einem tiefen Atemzug kann sich diese Menge vervierfachen.

Normalerweise wird durch die Nase geatmet. Die Luft wird dabei erwärmt, gefiltert und befeuchtet. Von der Nase kommt die Luft in den hinteren Rachenraum und dann in die Luftröhre. Die Luftröhre wird an ihrem Eingang durch eine falltürartige Klappe, den Kehldeckel gesichert. Der Kehldeckel schließt sich beim Schlucken automatisch, so daß keine Nahrungsbestandteile in die Luftröhre geraten können. Im Zustand der Bewußtlosigkeit kann die Kehldeckelfunktion ausfallen, der Patient kann ersticken, weil Nahrungsreste beim Erbrechen in die Luftröhre geraten. Die Luftröhre teilt sich im Brustkorb in die beiden Bronchien für die rechte und linke Lunge. Die Bronchien teilen sich in den Lungen baumartig auf und enden schließlich in traubenförmigen Hohlräumen, den Alveolen. Die Wände dieser Hohlräume sind mit einem feinen Netzwerk dünnster Blutgefäße überzogen, deren Wände der Luftsauerstoff ohne Schwierigkeit durchdringen kann. Ebenso verläßt Kohlendioxid das Blut in umgekehrter Richtung. Die Atmung wird von einem Atemzentrum im Gehirn aus reguliert, das durch Kohlendioxid angeregt wird. Von diesem Zentrum aus gehen Impulse über die Nerven zu den Brustmuskeln und dem Zwerchfell. Jeder Unfall, der dieses Hirnzentrum schädigt, verursacht eine Atemlähmung, die, wenn sie nicht sofort bekämpft wird, zum Tode führt.

Verdauungssystem

Das Material das der Körper für Wachstum, Gewebsersatz, Wärme und Energie benötigt, entnimmt er der Nahrung. Die Nahrung wird im Mund gekaut und mit Speichel durchmischt, der die Nahrung anfeuchtet, so daß sie geschluckt werden kann. Auch unterstützt der Speichel die Verdauung stärkehaltiger Nahrungsmittel. Durch die Speiseröhre kommt die Nahrung dann in den Magen. Im Magen sammelt sich die Nahrung, der Magensaft beginnt die Verdauung der Eiweiße mit Hilfe der in ihm enthaltenen Salzsäure und anderer Stoffe, die man Fermente nennt. Die Nahrung verbleibt 2–3 Stunden im Magen. In kurzen

Zeitabständen öffnet sich der Schließmuskel am Magenausgang und läßt kleinere Mengen Mageninhalt in den Dünndarm austreten. Während der Passage durch den Dünndarm wird der Darminhalt mit Galle aus der Leber und dem Saft der Bauchspeicheldrüse vermischt. Drüsen in den Darmwänden sondern weitere Verdauungssäfte ab. Allmählich wird die Nahrung in mikroskopisch kleine Teile aufgelöst. Diese kleinen Teile können durch die Wände der kleinen Blutgefäße in den Darmwänden hindurchtreten und mit dem Blutstrom in alle Teile des Körpers gebracht werden. Die unverdaulichen Bestandteile der Nahrung gehen indessen durch den Dickdarm ab. Einige Nahrungsbestandteile werden mit Sauerstoff zusammen verbrannt und liefern so die Energie für die Körperzellen. Andere Nahrungsteilchen werden in der Leber zu Reservestoffen umgebaut. Die Abfallprodukte des Körpers werden durch die Därme, über die Haut, die Lungen und vor allem durch die Nieren entfernt. Die Nieren spielen hierbei eine besonders wichtige Rolle. Sie sollten in ihrer Arbeit durch eine tägliche Flüssigkeitsaufnahme von 1–1½ Liter unterstützt werden.

Nervensystem

Das Zusammenspiel aller Organe des Körpers wird durch das Nervensystem reguliert. Das Nervensystem besteht aus den Nervenzentren und den aus ihnen wie elektrische Leitungen entspringenden Nerven. Die meisten Nervenzentren befinden sich im Gehirn und im Rückenmark, zusammen bezeichnet man sie auch als Zentralnervensystem. Die einzelnen Nerven sind runde weiße Stränge, die aus zahlreichen kleinen Nervenfasern bestehen, die die Verbindung zwischen den Zentren und den Nervenendigungen darstellen. Ein Teil der Fasern (die zum Gehirn führen) vermittelt sensible Impulse, die durch Schmerz, Hitze, Kälte und Berührung ausgelöst werden. Die anderen, motorischen Nervenfasern vermitteln die Bewegungsimpulse von den Zentralen zu den Muskeln. Wenn ein Nerv durchschnitten ist, hat der Körperteil, den er versorgt, weder Gefühl noch kann er bewegt werden. Bei gebrochener Wirbelsäule kann das Rückenmark durch den Druck der gebrochenen Wirbel oder eine Blutung so geschädigt werden, daß es keinerlei Impulse mehr leiten kann. Die Folge ist die völlige Lähmung und das Ersterben des Gefühls unterhalb der Druckstelle. Sitzt die Verletzung im hirnnahen Rückenmark, so tritt meist der sofortige Tod ein (z. B. Genickbruch). Tiefer liegende Verletzungen können dagegen häufig Wochen bis Jahre überlebt werden, wobei wieder die Höhe und das Ausmaß der Schädigung eine Rolle spielen. Günstig zu beurteilen sind Erschütterungen des Marks, bei denen sich Gefühlsstörungen und Lähmungen (Arme, Beine, Mastdarm, Blase) rasch zurückbilden.

Allgemeine Symptome bei Verletzungen und akuten Erkrankungen

Um Erste Hilfe leisten zu können, müssen die wichtigsten Symptome bei Verletzungen und bei akuten Krankheiten erkannt und richtig gedeutet werden.

Blutung (s. auch S. 106)

Die Blutung ist häufig ein alarmierendes Zeichen. Eine Blutung aus einer offenen Wunde wird leichter zu erkennen sein als eine Blutung in die Körperhöhlen, z. B. Bauch- oder Brusthöhle, oder eine Hirnblutung. Quetschungen des Brustkorbes oder des Leibes führen meist nicht zu offenen Wunden, sind aber immer als ernst zu betrachten, weil sie durch große Blutverluste in die Brusthöhle – z. B. bei Rippenbrüchen – und in die Bauchhöhle – z. B. bei Leber- und Milzeinrissen – zum Schock und Tode führen können. Die Blutungen in die Weichteile bei Knochenbrüchen – z. B. Oberschenkelbruch und Beckenbruch – werden in der Regel unterschätzt: Sie können jedoch bis zu mehreren Litern betragen.

Atemstillstand (s. auch S. 32 und 34)

Der Atemstillstand führt ohne sofortige Hilfe zum Tode. Bei vielen Erkrankungen oder Verletzungen mit Atemstillstand schlägt zunächst das Herz weiter. Das Leben kann hier erhalten werden, wenn sofort mit der Freilegung der Atemwege und/oder mit der Atemspende begonnen wird. Zahlreiche Ursachen, wie z. B. schwerer Schock, Verlegung der Atemwege durch Fremdkörper oder Zurückfallen der Zunge und des Unterkiefers bei Bewußtlosen und Vergiftungen führen zum Atemstillstand.

Dagegen ist bei Erschöpfung, Schock und Herzkrankheiten die Atmung beschleunigt, ebenso bei einer teilweisen Verlegung der Luftwege. Abnorme pfeifende oder röchelnde Atemgeräusche (Stridor) weisen auf eine teilweise Verlegung hin. Unregelmäßige Atmung läßt an Hirnverletzungen, aber auch an einen Schlaganfall denken.

Bewußtlosigkeit (s. auch S. 69)

Bewußtlosigkeit ist eine schwere Komplikation. Sie tritt ein bei Kopfverletzungen mit Beteiligung des Hirns (Schädel-Hirn-Trauma), bei Schlaganfall (Apoplexie), beim Zusammenbruch des Leberstoffwechsels (Leberkoma) und des Zuckerstoffwechsels (diabetisches Koma). Auch bei zu niedrigem Zuckergehalt im Blut (hypoglykämischer Schock) und Vergiftungen kann u. a. Bewußtlosigkeit auftreten. Herzkrankheiten, Sauerstoffmangel infolge Atemlähmung und Verletzungen oder Verlegung der Luftwege führen ebenfalls zur Bewußtlosigkeit.

Lähmungen

Lähmungen sind immer ein ernstes Zeichen. Sie treten beim Schlaganfall (gestörte Hirndurchblutung) oder bei Hirngeschwülsten und Hirnverletzungen auf. Dabei sind der rechte Arm und das rechte Bein oder der linke Arm und das linke Bein gelähmt (Halbseitenlähmung). Wegen der Kreuzung der Hirnnervenbahnen liegt die Schädigung des Gehirns auf der entgegengesetzten Seite. Sind beide Beine oder beide Beine und Arme gelähmt, so ist das Rückenmark durch eine Wirbelsäulenverletzung geschädigt (Querschnittslähmung). Lähmung eines Armes oder eines Beines weist auf einen peripheren Nervenschaden hin.

Krämpfe

Krämpfe bieten oft ein dramatisches Bild. Beim Kind tritt der Krampfanfall nicht selten anstelle eines Schüttelfrostes auf.

Die Krampfanfälle können in zwei Gruppen eingeteilt werden:

1. *Symptomatische Krämpfe mit bekannter Ursache.* Die symptomatischen sind wesentlich häufiger als die idiopathischen Krampfanfälle. Bei Kindern und Säuglingen kann jede schwere Allgemeinerkrankung mit einem Krampfanfall beginnen. Auch Keuchhusten, Mittelohrentzündung und Lungenentzündung führen häufig zu Krampfanfällen, ebenso die Atropinvergiftung (Tollkirsche!).

Beim Erwachsenen können Krampfanfälle bei oder nach schweren Schädel-Hirn-Verletzungen, bei Urämie (durch akutes oder chronisches Nierenversagen), schwerer Hypertonie (Bluthochdruck), Schwangerschaftstoxikose, Hirntumoren, Hitzeschäden und schließlich auch bei der Hysterie auftreten.

2) *Idiopathische Krämpfe (Epilepsie)*. Beim großen Anfall (Grand mal) kommt es zu Bewußtseinsverlust, Krämpfen, Harninkontinenz (Abgang von Urin), Zungenbiß, Zyanose und evtl. zu vorübergehendem Herzstillstand.

Beim kleinen Anfall (Petit mal) dauert der Bewußtseinsverlust nur wenige Sekunden. Krämpfe treten nicht auf.

Beim Status epilepticus – dies ist die schwerste Form – treten Dauerkrämpfe auf. Ein akutes Herzversagen kann im Status epilepticus zum Tode führen.

Beim hysterischen Anfall fehlen im Gegensatz zur Epilepsie Bewußtlosigkeit, Inkontinenz und Zungenbiß.

Sofortmaßnahmen:

Schutz vor weiteren Verletzungen durch geeignete Lagerung, evtl. Mundkeil zur Vermeidung von Zungenverletzungen. Bei Herzstillstand Atemspende und Herzmassage.

Ärztliche Maßnahmen:

Barbituratinjektion i. v., wobei die Dosierung nach Wirkung erfolgen soll. Evtl. Barbiturat-Suppositorien.

Hautveränderungen

Änderung der Farbe und der Temperatur der Haut müssen sorgfältig beobachtet werden, da sie wichtige Hinweise auf den Zustand des Verletzten oder akut Kranken geben können. Kalte und feuchte Haut weist auf einen Schockzustand oder auch auf starke Schmerzen hin. Eine Blauverfärbung (Zyanose) sieht man bei Herzkrankheiten, bei unzureichender Atmung und bei manchen Vergiftungen. Gasvergiftungen können sowohl eine Rötung als auch eine Blauverfärbung der Gesichtshaut hervorrufen. Bei der Atropinvergiftung ist die Haut trokken, heiß und scharlachrot verfärbt.

Man denke aber daran, daß auch körperliche Anstrengung, Fieber und Alkoholgenuß eine Rötung der Haut bewirken.

Pupillen

Die Pupillen geben wichtige Hinweise. Nach eingetretenem Tod sind beide Pupillen weit, lichtstarr und entrundet. Eine einseitig erweiterte Pupille deutet auf eine Hirnblutung oder Hirnquetschung der gleichen Seite hin (z. B. bei Schädel-Hirn-Verletzungen). Pupillenveränderungen findet man auch bei Vergiftungen. Am häufigsten sind Schlafmittelvergiftungen, bei denen die Pupillen aber erst nach eingetretener Atemlähmung weit werden. Enge Pupillen weisen auf Einnahme von Morphium und anderen morphinartigen Arzneimitteln oder auf Drogenkonsum (Heroin) sowie auf Vergiftungen mit Pflanzenschutzmitteln (z. B. E 605) hin. Weite Pupillen findet man u. a. bei der Atropinvergiftung (z. B. Vergiftung mit Tollkirschen).

Bluthusten

Bluthusten – das Blut ist meist hellrot und etwas schaumig – kann bei Lungenverletzungen, Taucherunfällen (Barotrauma), Lungentuberkulose oder Lungenkrebs und verschiedenen anderen fortgeschrittenen Erkrankungen auftreten. Bei Verkehrsunfällen führen häufig Rippenbrüche zu Verletzungen der Lunge und damit zu Blutungen.

Erbrechen

Es wird bei zahlreichen Verletzungen und Erkrankungen beobachtet. Die häufigste Ursache ist der Schock, das Schädel-Hirn-Trauma (Gehirnerschütterung, Schädelbruch), besonders aber dann, wenn der Verletzte kurz vor dem Unfall gegessen oder getrunken hat. Auch durch chemische Gifte und Nahrungsmittelvergiftungen wird Erbrechen hervorgerufen, ebenso durch zahlreiche Erkrankungen des Magen- und Darmkanals. Erbrochenes Blut bei Magenblutungen oder verschlucktes Blut bei Blutungen im Nasen-, Mund- und Rachenraum ist im Gegensatz zum Bluthusten durch die Einwirkung der Magensalzsäure schwarz verfärbt.

Puls

Radialis-, Karotis- oder Femoralispuls (Handgelenks-, Hals- oder Beinschlagaderpuls) erlauben schnell eine Beurteilung des Kreislaufs und der Herztätigkeit. Fehlen des Pulses und der Atmung bei weiten Pupillen sollen aber nicht davon abhalten, Wiederbelebungsversuche zu unternehmen, obwohl sie Hinweise auf den Tod sein können. Im schweren Schock verschiedener Ursachen kann der Radialispuls fehlen, meist wird jedoch der Karotispuls noch schwach tastbar sein. Akute Herzattacken können unterschiedliche Veränderungen des Pulses hervorrufen: Pulslosigkeit, Pulsverlangsamung (Bradykardie), Pulsbeschleunigung (Tachykardie) und Unregelmäßigkeit des Pulses (Arrhythmie). Ein Absinken der Herzfrequenz wird relativ selten beobachtet, so z. B. beim orthostatischen Kollaps, z. B. durch zu langes Stehen, oder beim Ansteigen des Hirndrucks infolge Blutung in das Schädelinnere oder schwerer Quetschung des Hirns.

Beurteilung von Puls, Blutdruck und Atmung

Puls

Es wird gewöhnlich der Radialispuls (Abb. **9**) dicht oberhalb der Beugeseite des Handgelenks in Verlängerung des Daumenballens gefühlt. Bei schlechten Kreislaufverhältnissen tastet man besser den Puls der Halsschlagader (Abb. **10**).

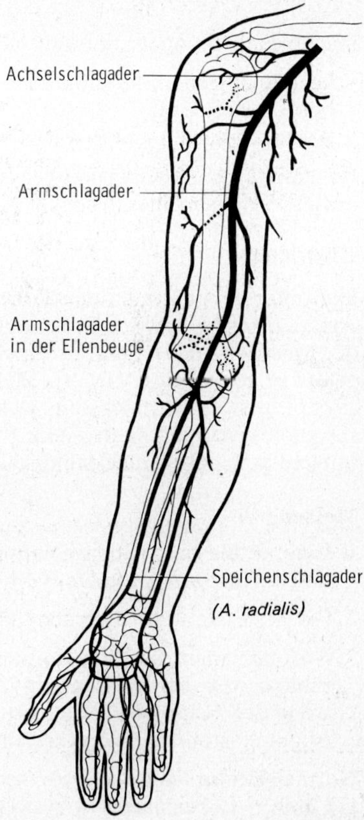

Abb. **9** Arm mit eingezeichneten Schlagadern (Arterien) und den typischen Pulstaststellen

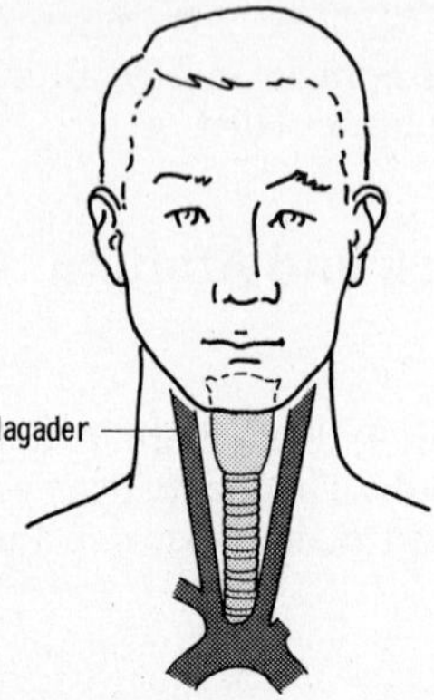

Abb. **10** Kopf und Hals mit eingezeichneter Halsschlagader (A. carotis)

Die normale Frequenz beträgt:

- bei Säuglingen und Kleinkindern 100–140 Schläge/min,
- bei Schulkindern 90–100 Schläge/min,
- bei Jugendlichen und Erwachsenen 60– 80 Schläge/min.

Bei einer Pulsfrequenz von über 100 bei Erwachsenen muß man immer an das Vorliegen eines Schockzustandes denken.

Blutdruck

Hierunter versteht man den Druck, der vom Blut auf die Wände der Arterien ausgeübt wird. Er wird gewöhnlich an der Armschlagader, an der Innenseite des Oberarms, oder auf der Beugeseite des Ellenbogengelenkes gemessen (Abb. **9**). Während der Kontraktion des Herzens (Systole) ist er am höchsten, während der Erschlaffung des Herzens (Diastole) ist er am niedrigsten. Er wird mit einem Manometer gemessen und in mmHg (Quecksilbersäule) angegeben.

Messung

1. Eine aufblasbare Gummimanschette wird um den Oberarm gelegt und mit einem Manometer verbunden (Abb. **11**).
2. Die Manschette wird bis über 200 mmHg aufgeblasen.
3. Nun läßt man die Luft langsam ab. Der Puls wird für den Finger fühlbar bzw. bei Messung mit dem Stethoskop für das Ohr hörbar, wenn der systolische Druck erreicht ist. Beim Schwinden des Pulses ist der diastolische Wert erreicht. Beide Werte werden notiert.

Normalerweise liegt der systolische Blutdruck über 100. Die Faustregel 100 + Lebensjahre = systolischer Blutdruck gilt nicht uneinge-

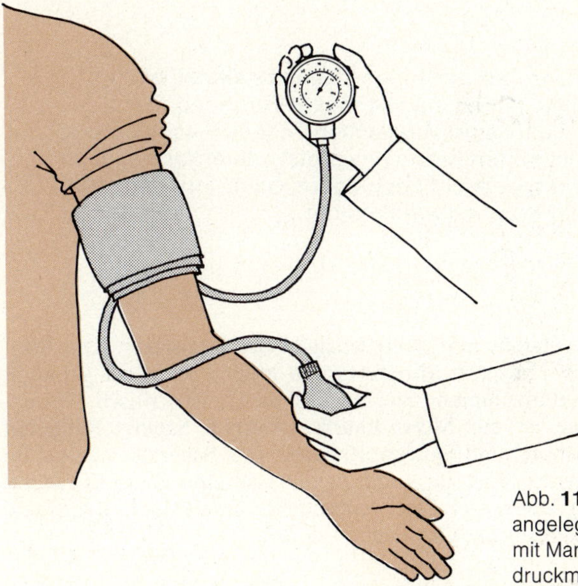

Abb. **11** Am Oberarm angelegte Manschette mit Manometer zur Blutdruckmessung

schränkt, ermöglicht aber eine leichte Orientierung. Bei einem diastolischen Blutdruck über 100 mmHg sollte man u. a. an eine Nierenerkrankung und an erhöhten Hirndruck denken.

Sinkt bei Blutungen der systolische Blutdruck unter 100 mmHg und steigt der Puls über 100 Schläge pro Minute an, so muß ein Blutverlust von etwa 30% der gesamten Blutmenge angenommen werden, bei 70 mmHg ein Blutverlust von etwa 40% und bei einem Blutdruck von unter 70 mmHg ein Blutverlust von schon etwa 50% (s. auch Schockindex S. 24).

Atmung

Die normale Atmung ist rhythmisch und ruhig. Auf die Ein- und Ausatmung folgt jeweils eine kurze Pause.

Die normale Atemfrequenz beträgt

- bei Säuglingen und Kleinkindern 32–40 Atemzüge/min,
- bei Schulkindern 24–28 Atemzüge/min,
- bei Jugendlichen und Erwachsenen 16–20 Atemzüge/min.

Schock

Blasse Haut, Unruhe, Lufthunger, Benommenheit bis Bewußtlosigkeit, flacher und schneller Puls, niedriger Blutdruck. – Beim hämorrhagischen Schock Flachlagerung und Beine hochlagern (wenn unverletzt), beim kardiogenen Schock Oberkörper leicht hochlagern, Gabe von Sauerstoff. Verletzten oder Kranken warm halten.

Definition

Unter Schock versteht man das Versagen des Kreislaufs. Die Blutmenge, die vom Herz pro Minute in den großen Kreislauf gepumpt wird (Herzminutenvolumen, Herzzeitvolumen), ist kritisch vermindert. Die Folge ist ein Mißverhältnis zwischen Sauerstoffangebot (Sauerstofftransport) und Sauerstoffbedarf. Der Sauerstoffmangel im Gewebe (Hypoxie) führt zu einem beeinträchtigten Zellstoffwechsel und zur Bildung von sauren Stoffwechselprodukten (Metaboliten) und damit zur Ansäuerung des Gewebes (Azidose).

Verlauf

In der Frühphase des Schocks ist zunächst nur die Peripherie von der Minderdurchblutung (Störung der Makro- und Mikrozirkulation) betroffen: die Extremitäten (Arme und Beine) sind kalt, blaß und bläulich verfärbt (sog. „Zentralisation"). Beim Fortschreiten des Schocks, d. h. in der Spätphase, kommt es dann auch zu einer erheblichen Minderdurchblutung sämtlicher Organe und konsekutiv zu ausgeprägten Störungen der Organfunktionen. Bei längerem Bestehen des Schocks, d. h., bei nicht rechtzeitigem Therapiebeginn und Nichtbeherrschung der Frühphase, führen nicht selten Makro- und Mikrozirkulationsstörungen, Hypoxie und Azidose zu einem Versagen der Funktionen lebenswichtiger Organe (multiples Organversagen). Der Schock wird irreversibel und führt schließlich zum Tod. Schockorgane sind die Lungen (akutes Lungenversagen), die Nieren (akutes Nierenversagen), das Herz (myokardiales Versagen), die Leber und das Zentralnervensystem.

Bei allen Schockformen entscheiden der Beginn und die Qualität der Schockbehandlung, ob der Kranke oder Verletzte überlebt oder stirbt. Die Schockbekämpfung *muß* deshalb heute Bestandteil der Ersten Hilfe und notärztlichen außerklinischen Behandlung sein und darf nicht erst im Krankenhaus beginnen. Ziel der Schockbehandlung ist eine möglichst rasche Normalisierung des Kreislaufs und die Erhaltung bzw. rasche Wiederherstellung normaler Organfunktionen.

Ursachen des Schocks

1. **Verminderung des Blutvolumens** durch eine äußere oder innere Blutung **(hämorrhagischer Schock),**

   Verletzung von Blutgefäßen, insbesondere von Schlagadern,

   Blutung in die Brusthöhle, Bauchhöhle oder ins Schädelinnere,

   Blutungen bei schweren Weichteilverletzungen und in das umgebende Gewebe bei Knochenbrüchen, insbesondere bei Brüchen des Oberschenkels und Beckenbrüchen.

2. **Verminderung des Eiweiß-, Wasser- oder Salzgehaltes (Volumenmangelschock)**

   bei Verbrennungen,
   bei gehäuftem Erbrechen oder Durchfällen.

3. **Abnahme der Pumpleistung des Herzens (kardiogener Schock)** bei

   Herzinfarkt,

   Lungenembolie,

   Herzmuskelentzündung,

   Herzklappenfehler,

   Blutungen in den Herzbeutel (Herztamponade),

   Druckbelastung (Hypertonie)

   (s. auch Kapitel „Kardiovaskuläre Notfälle" S. 175!).

4. **Septischer Schock** durch Einschwemmung von Bakteriengiften in die Blutbahn bei bakteriellen Infektionen.

5. **Allergischer Schock** bei Überempfindlichkeit gegen Fremdeiweiß oder Arzneimittel.

Bei den Schockformen 1–3 besteht eine Verengung der peripheren Blutgefäße. Sie kommt durch die Wirkung von körpereigenen gefäßverengenden Mitteln und durch verminderten Gefäßinnendruck zustande. Schließlich kommt es durch die Gefäßverengung und den verlangsamten Blutstrom zu einer Zusammenballung der Blutplättchen und roten Blutkörperchen und dadurch zu einem Verschluß der feinsten Blutgefäße.

Beim **septischen und allergischen** (anaphylaktoiden) Schock entsteht durch Senkung des peripheren Gefäßwiderstandes eine Gefäßerweiterung. Während beim septischen Schock der Blutdruck in der Regel nur gering erniedrigt ist, kommt es beim allergischen Schock zu einem massiven Blutdruckabfall.

Bei primär **verminderter Pumpleistung** des Herzens (kardiogener Schock), z. B. beim Herzinfarkt oder Lungenembolie, ist die Pulsfrequenz hoch, der Blutdruck kaum meßbar, die Blutdruckamplitude klein. Der kardiogene Schock ist u. a. erkennbar an den gestauten Halsvenen. Herz- und Kreislaufmittel dürfen nur vom Arzt verabfolgt werden.

Scharf zu trennen vom Schock durch Volumenmangel ist der **orthostatische Kollaps (vagovasale Synkope),** auch **Ohnmacht** genannt (s. S. 69!).

Symptome des Schocks

Der Verletzte oder Kranke ist unruhig, ängstlich und häufig verwirrt. Er klagt über Schwindel und Durst. Der Puls ist beschleunigt (frequent) und erschwert tastbar. Der Blutdruck ist erniedrigt, die Blutdruckamplitude (Differenz zwischen systolischem und diastolischem Druck) ist klein.

Die Haut ist blaß, feucht und kalt, insbesondere die Haut der Arme und Beine. Die Venen sind nicht oder schlecht sichtbar.

Beim **kardiogenen Schock** sind dagegen die Halsvenen gestaut; sehr früh kommt es zu einer bläulichen Marmorierung der Haut im Hals- und Brustbereich sowie der Extremitäten.

Beim **septischen Schock** ist in der Regel der Blutdruck gering erniedrigt, die Blutdruckamplitude ist groß (normaler bis leicht erniedrigter systolischer Druck und erniedrigter diastolischer Druck). Der Puls ist kräftig und auch an den Fingerkuppen tastbar, die Haut der Extremitäten ist warm und gut durchblutet (sog. hyperdyname Form des septischen Schocks).

Lufthunger, d. h. das Verlangen des Verletzten oder Kranken nach mehr Luft, Schnappatmung und Unruhe, zunehmende Verwirrtheit bis hin zur Bewußtlosigkeit zeigen an, daß der Schockzustand bzw. der Blutverlust zunimmt.

Bei einem Blutverlust von etwa 30–40 % bestehen folgende Symptome:

Die Haut ist blaß bis weiß und feucht, die Lippen sind kalt und klebrig, der Puls ist beschleunigt auf über 100 Schläge/min, der systolische Blutdruck liegt unter 100 mmHg, die Atmung ist beschleunigt.

Bei einem Blutverlust von über 40 % ist der Verletzte leichenblaß, seine Lippen sind kalt und blutleer, der Puls ist schwach und fadenförmig, die Zahl der Pulsschläge liegt über 140/min, der systolische Blutdruck liegt unter 70 mmHg, die Atmung ist schnell, flach und schnappend.

Pulsfrequenz und Blutdruck sind neben den allgemeinen Symptomen zur Erkennung eines Schocks, insbesondere aber auch zur Erkennung einer inneren Blutung, zwei wichtige Kriterien. Steigende Pulsfrequenz bei zunächst normalem, später aber abfallendem Blutdruck ist ein wichtiger Hinweis auf einen drohenden bzw. bereits vorliegenden Schock.

Die Schwere eines Schocks läßt sich nach einer von Allgöwer angegebenen Formel relativ einfach abschätzen:

$$\frac{\text{Pulsfrequenz/min}}{\text{systol. Blutdruck in mmHg}} = \text{Index}$$

$$\text{z. B.} \quad \frac{60}{120} = 0{,}5 \text{ (normal)}$$

Je größer der Index, desto schwerer der Schock!

$$\text{z. B.} \quad \frac{120}{60} = 2$$

Ein normaler Blutdruck soll jedoch nicht täuschen. Es gibt Verletzte oder akut Kranke, bei denen im Schock ein noch normaler Blutdruck gemessen wird. Der Schock kann aber schon bereits an der Grenze der Kompensation sein, so daß ein nur geringer zusätzlicher Blutverlust zum plötzlichen Zusammenbruch des Kreislaufs führen kann. Da im schweren Schock die Peripherie, d. h. Arme und Beine, zugunsten des Körperstammes und seiner lebenswichtigen Organe schlecht durchblutet wird, ist die Peripherie kalt und der Kern warm. Deshalb können auch im Vergleich zur Hauttemperatur (gemessen in der Achselhöhle) erhöhte Rektaltemperaturen (gemessen im Enddarm) auf einen Schock hinweisen.

Sofortmaßnahmen:

1. Den Verletzten in eine für ihn angenehme Lage bringen und vor Schmerzen durch unnötiges Umlagern oder falsche Lagerung bewahren, da diese den Schock verstärken können.
2. Beine hochlagern, jedoch nicht bei Kopf- und Brustverletzungen und bei Knochenbrüchen der Beine.
3. Sobald wie möglich Sauerstoffzufuhr.
4. Schutz des Verletzten sowohl vor Unterkühlung als auch vor Überwärmung.
5. Arzt verständigen und ihn von der Schocksituation des Verletzten unterrichten.
6. Dem Verletzten Mut zusprechen und seine Angst beschwichtigen.
7. Rascher und schonender, aber nicht überstürzter Transport in ein Krankenhaus.

Ärztliche Maßnahmen:

Die Maßnahmen der Schockbekämpfung haben zum Ziel,

- das verminderte Herzzeitvolumen zu normalisieren,
- den Blutdruck auf normale Werte anzuheben,
- den peripheren Gefäßwiderstand zu senken,
- die Hypoxie und Azidose im Gewebe zu beseitigen,
- die Zusammenballung (Sludge) der Erythrozyten und Thrombozyten aufzulösen.

In der Notfallmedizin ist der erste Teil der Schockbekämpfung gelöst, wenn *Transportfähigkeit* erreicht ist. Als Kriterien für Transportfähigkeit können rosiges Aussehen, warme und trockene Haut, Rückgang der Pulsbeschleunigung (möglichst unter 100/min) und ein steigender Blutdruck (möglichst über 100 mmHg) gelten.

Blutungen: Bei akuter Blutung ist die frühzeitige und adäquate Volumensubstitution mit kristalloiden Lösungen, z. B. Ringer-Lösung oder hypertoner (4–7%) Kochsalzlösung, in kleinen Mengen (ca. 200 ml) und kolloidalen Volumenersatzmitteln – niedermolekularen Dextranlösungen (z. B. Macrodex), Gelatine (z. B. Gelifundol) und Hydroxyäthylstärke – entscheidend, solange die Transfusion von Erythrozytenkonzentraten oder Vollblut nicht möglich ist. Bei einer Pulsbeschleunigung von über 100 Schlägen/min und einem systolischen Blutdruck unter 100 mmHg sowie bläulich verfärbten und kalten Extremitäten müssen etwa 1,5–2,5 l Blut ersetzt werden. Bei schwerem Schock können auch ohne Blutgasanalysen zur Beseitigung der Azidose initial 1 mval/kg KG (1 ml ≙ 1 mval) einer 8,4%igen Natriumbikarbonat-Lösung intravenös verabreicht werden. Nach 15 Minuten können noch einmal 0,5 mval/kg KG infundiert werden.

Schmerzen: 30 bis höchstens 50 mg Dolantin i. v.

Salz- und Wasserverlust: Elektrolytlösungen i. v. Es können bis zu mehreren Litern erforderlich sein.

Kardiogener Schock: Herz- und Kreislaufmittel; vorsichtige Volumensubstitution nur, wenn keine Stauungszeichen vorhanden sind.

Allergischer Schock: Kortikosteroide, z. B. 100 mg Prednisolon i. v. oder Fortecortin (wirkt schneller), 10 ml Kalzium langsam i. v., H_1- und H_2-Blocker, z. B. Tavegil und Tagamet, und notfalls 0,5 mg Adrenalin i. m., bei schwersten Fällen 0,5 mg langsam i. v.

Wiederbelebung (Kardiopulmonale Reanimation = CPR)

Atemspende und äußere Herzmassage nach dem ABC-Schema

Lebensbedrohliche Zustände, wie Herz- bzw. Kreislauf- und Atemstillstand, können jedem, dem nichtärztlichen Berufs- und Laienhelfer und den Angehörigen aller Erste-Hilfe- und Rettungsorganisationen täglich plötzlich und unerwartet begegnen. Sie alle müssen deshalb mit den medizinischen und organisatorischen Problemen der Wiederbelebung so vertraut sein, daß akut lebensbedrohlich erkrankte Menschen tatsächlich eine bessere Chance als bisher haben, diesen Zustand zu überleben. Bei der Wiederbelebung handelt es sich nicht um die Wiedererweckung von Toten, sondern um Maßnahmen zur Unterstützung oder zeitweisen künstlichen Ersatz der erloschenen Lebensfunktionen.

Im Vordergrund stehen **Atemspende (respiratorische Wiederbelebung) und äußere Herzmassage (zirkulatorische Wiederbelebung).**

Die respiratorische und zirkulatorische Wiederbelebung wird auch als kardiopulmonale Reanimation bezeichnet.

Nur die Stillung einer massiven und lebensbedrohlichen Blutung darf den Vorrang haben.

Bei Ausfall von Atmung und Kreislauf bricht das Transportsystem von Sauerstoff und Kohlensäure zusammen. Sauerstoff ist für den Organismus lebensnotwendig und muß den Organen und Geweben ständig zugeführt werden, um diese funktionstüchtig zu erhalten (Abb. **12**).

Am empfindlichsten reagiert das Gehirn auf Sauerstoffmangel. Bei plötzlicher Unterbrechung der Sauerstoffzufuhr zum Gehirn tritt innerhalb weniger Sekunden Bewußtlosigkeit auf. Ein Mensch ohne Sauerstoff kann nur noch drei Minuten leben. Eine Unterbrechung der Sauerstoffzufuhr zum Gehirn von etwa drei Minuten führt zu Gehirnschäden, die nicht mehr behoben werden können. Daraus ist ersichtlich, daß eine nur geringfügige Verzögerung der Wiederbelebungsmaßnahmen über Leben oder Tod entscheidet. Nur unter besonders günstigen Bedingungen wie starker Unterkühlung z. B. bei Schiffbrüchigen, Verschütteten in Schneelawinen oder auch bei Schlafmittelvergiftungen kann die Zeit, in welcher Wiederbelebungsversuche sinnvoll sind, verlängert sein (Abb. **13**).

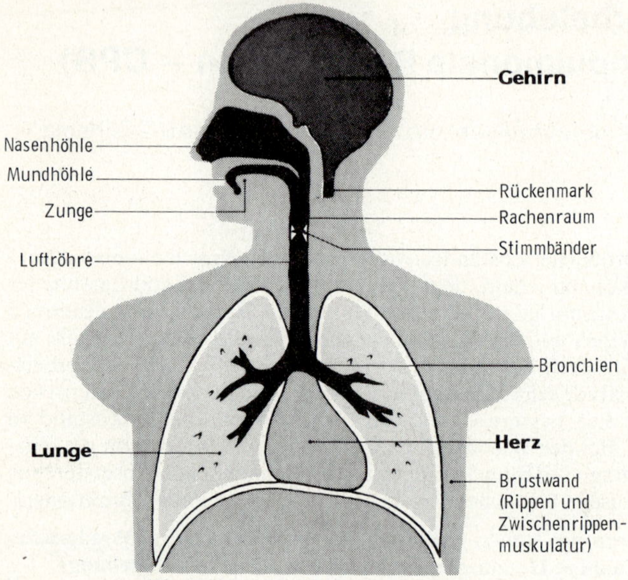

Abb. **12** Zentrale Organe für Kreislauf und Atmung

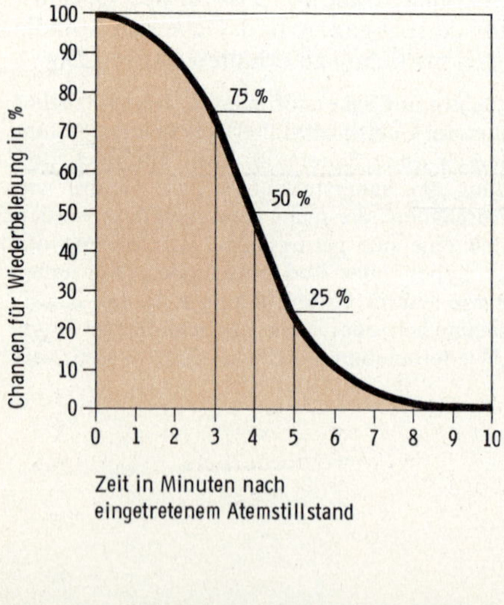

Abb. **13** Zeitlicher Zusammenhang von Wiederbelebungschance und Beginn mit Wiederbelebung nach Atem- und Herzstillstand

Sofortmaßnahmen bei bedrohlicher Atemstörung:

1. Feststellung, ob der Bewußtlose, Verunglückte oder Kranke atmet, wenn ja:

   Freihalten der Atemwege durch stabile Seitenlage (s. Abb. **18**) mit leichter Tieflage vom Kopf und Oberkörper oder

   Rückenlage mit überstrecktem Kopf und geschlossenem Mund (z. B. bei Wirbelverletzungen).

2. Bei ungenügender Atmung oder Atemstillstand:

   künstliche Beatmung,

   Technik Mund zu Nase,

   Technik Mund zu Mund, evtl. über einen Tubus (s. Abb. **22a** u. **23b**) oder Maske (s. Abb. **24**),

   künstliche Beatmung mit einfachen Geräten, z. B. über Maske mit Ruben-Beutel (s. Abb. **22a**, **23b** u. **25**) oder Obturatormaske bei tiefer Bewußtlosigkeit.

Bei gleichzeitigem Herzstillstand muß unverzüglich mit zusätzlicher externer Herzmassage begonnen werden.

Sofortmaßnahmen bei Herzstillstand:

1. Schutz des Gehirns vor Sauerstoffmangel durch

   Mund-zu-Nase-Beatmung oder

   Mund-zu-Mund-Beatmung oder

   Beatmung mit einfachen Geräten (z. B. Maske und Ruben-Beutel).

2. Wiederherstellung der normalen Herztätigkeit durch äußere Herzmassage (Herzdruckmassage), wenn notwendig, auch während des Transportes in die Klinik.

Merke:

Wenn ein Herz- und damit ein Kreislaufstillstand aufgetreten ist, ist es für den Helfer unwichtig zu wissen, wodurch der Herzstillstand ausgelöst wurde. Die Diagnose und auch die Behandlung ist immer die gleiche. Man soll keine Zeit mit der Diagnose verlieren und sofort mit der Atemspende und der äußeren Herzmassage beginnen. Für den Beginn einer erfolgreichen Wiederbelebung stehen nur drei Minuten zur Verfügung.

Leitsatz:

Keine äußere Herzmassage ohne vorangehende und weiter durchgeführte Atemspende.

Ärztliche Maßnahmen:
Fortführung der äußeren Herzmassage und Atemspende. Sobald wie möglich Intubation und Beatmung mit Luft oder Sauerstoff. 0,5–1,0 mg Adrenalin i. v. Die intratracheale Instillation einer einfachen bis doppelten Adrenalindosis (1,0–2,0 mg), verdünnt auf 10 ml mit physiologischer Kochsalzlösung, ist ebenso wirksam wie die i. v. Gabe von 1,0 mg Adrenalin. Wenn erforderlich, Repetitionsdosen alle 2–3 Minuten. Zur Beseitigung der Azidose intravenöse Infusion von etwa 75 ml (= 1 mmol/kg KG) einer 8,4%igen Natriumbikarbonatlösung. Nach 10 Minuten können als Wiederholungsdosis 0,5 mmol/kg KG verabreicht werden. Eine weitere Korrektur der Azidose soll nur nach vorheriger Bestimmung des Säure-Basen-Haushaltes durchgeführt werden. Wegen der Gefahr einer Gewebeschädigung darf Natriumbikarbonat nicht intratracheal instilliert werden.

Bei Kammerflimmern, -flattern und bei Verdacht auf Herzstillstand evtl. 200 mg Lidocain i. v. Bei Kammerflimmern baldmöglichst externe Defibrillation (200–400 Ws).

Die Notthorakotomie und innere Herzmassage bleibt der Klinik vorbehalten und setzt bestimmte Indikationen voraus. Das künstlich erzeugte Herzzeitvolumen ist bei der internen Herzmassage etwa doppelt so groß wie bei der externen Herzmassage; die myokardiale und zerebrale Durchblutung erreicht in etwa Normalwerte.

Atemstillstand

Symptome

- keine Atmung (keine Bewegung des Brustkorbes, keine Luftbewegung aus Nase oder Mund),
- Blauverfärbung der Haut,
- erweiterte Pupillen,
- Bewußtlosigkeit.

Ursachen

Der Atemstillstand ist die Folge von einer oder mehreren der folgenden Ursachen:

1. **Teilweise oder völlige Verlegung der Atemwege.** Sie kann hervorgerufen sein

- durch Zurückfallen der Zunge bei bewußtlosen oder gelähmten Patienten,
- durch Fremdkörper (z. B. Gebiß, Blut, Erbrochenes usw.),
- durch Krämpfe oder Schwellungen der Stimmbänder,
- durch Verletzungen der Luftwege.

Verletzungen des Brustkorbes und der Lungen, wie z. B. Brustkorbquetschungen und Spannungspneumothorax, können ebenso wie schwere Blutungen lebensbedrohlich sein, da sie eine ungünstige Atmung oder einen ungenügenden Kreislauf zur Folge haben. Solche Verletzungen erfordern unverzüglich eine endgültige chirurgische Versorgung.

2. **Depression des Atemzentrums.** Die Depression des Atemzentrums führt zu einem fortschreitenden Sauerstoffmangel und Kohlensäureanstieg im Blut. Zunächst wirkt dieser als Anreiz für das Atemzentrum, bei weiterem Anstieg der Kohlensäure wird aber dann die Atmung eingeschränkt, und schließlich erfolgt der Atemstillstand.

Die Depression des Atemzentrums kann viele Ursachen haben und u. a. durch eine Schädigung des Atemzentrums hervorgerufen sein bei

- Überdosierung von Schlaf-, Beruhigungs- und Narkosemitteln,
- Schlaganfall und Embolie,
- Hitzeschäden und Gasvergiftungen,
- Erkrankungen oder Verletzungen des Gehirns und Rückenmarks.

3. **Herzstillstand.** Durch Schädigung des Blutes und Kreislaufsystems bei

- schwerem Schock,
- Kohlenmonoxid- und Blausäurevergiftung,
- Stromverletzungen,
- Herzinfarkt.

Kreislaufstillstand

Symptome

- Atemstillstand,
- Pulslosigkeit,
- Bewußtlosigkeit,
- weite Pupillen.

Ursachen

1. **Minimale Herzaktion** (Weak action). Bei der minimalen Herzaktion oder hypodynamen Herzinsuffizienz ist die Blutmenge, die bei einem Herzschlag ausgeworfen wird, zu klein. Es ist kein Radialispuls und oft auch kein Puls der Halsschlagader zu tasten. Dies ist z. B. beim schweren Schock durch Blutverlust, bei starker Unterkühlung, bei Schlafmittelvergiftungen, aber auch beim orthostatischen Kollaps (Ohnmacht) der Fall.

2. **Asystolie.** Beim Herzstillstand steht das Herz völlig still und wirft kein Blut mehr aus.

3. **Kammerflimmern.** Beim Kammerflimmern ziehen sich die einzelnen Herzmuskelfasern nicht mehr zu gleicher Zeit zusammen, das Herz kann sich nicht mehr regelrecht kontrahieren und deshalb auch kein Blut mehr in den Körper- und Lungenkreislauf pumpen. Dies ist z. B. bei Stromverletzungen, beim Herzinfarkt und beim Ertrinken im Süßwasser der Fall.

Elektrokardiogramm

Durchführung der Atemspende und Herzmassage

Mit der ABC-Regel kann man sich die einzelnen Schritte der Wiederbelebung gut einprägen.

A **A**temwege freihalten
B **B**eatme die Lunge
C **Z**irkulation (Kreislauf) wiederherstellen

Die beste, schnellste und einfachste Methode zur **Freihaltung der Atemwege** ist die maximale Überstreckung des Kopfes; verlegte Atemwege werden in vielen Fällen durch diese Überstreckung frei gemacht oder frei gehalten (Abb. **14a** u. **b**). Auch der Esmarch-Heiberg-Handgriff macht die Luftwege frei (Abb. **15a** u. **b**). Das Halten des Unterkiefers durch kräftiges Ziehen nach vorn übernehmen die Finger beider Hände. Sie umfassen den Kieferwinkel, die leicht abgespreizten Daumen kommen dabei auf die Wangen in die Höhe des Mundwinkels zu liegen. Atmet nun der Verletzte spontan, bringt man ihn aus der Rückenlage in die stabile Seitenlage.

Im Zustand tiefer Bewußtlosigkeit sind so wichtige Schutzmechanismen wie der Husten-, Nies- und Würgereflex erloschen. Die Muskulatur ist erschlafft. Dadurch können Speichel, Schleim, Blut und Erbrochenes in die Luftröhre eindringen und innerhalb weniger Minuten den Tod durch Ersticken herbeiführen (Abb. **16a** u. **b**). Durch die

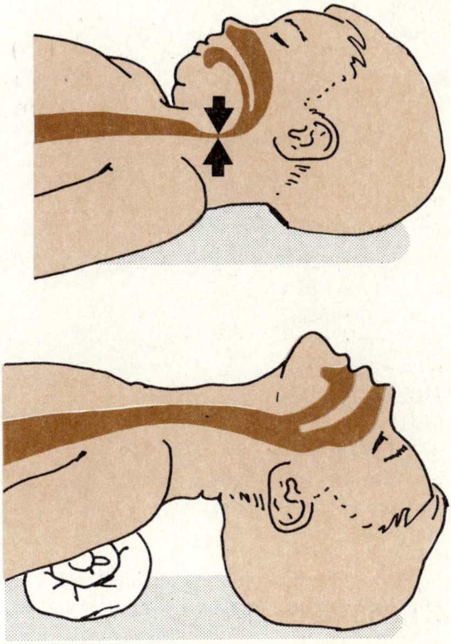

Abb. **14a** u. **b** Einfluß der Kopf- und Halshaltung auf die Luftwege:
a Bei gebeugtem Hals verlegen die zurückgefallene Zunge und der Unterkiefer die oberen Luftwege

b Durch starkes Überstrekken des Halses werden die Luftwege frei

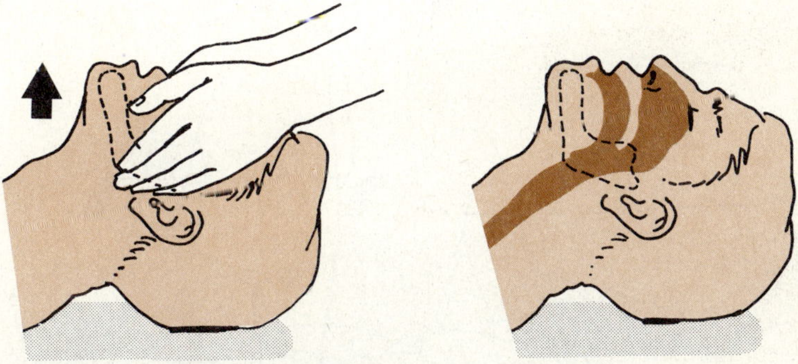

Abb. **15a** u. **b** Esmarch-Heiberg-Handgriff: Der Unterkiefer wird kräftig nach vorn gezogen und so die Luftwege freigemacht

„stabile Seitenlage" (auch NATO-Lage genannt) (Abb. **17** u. **18**) kann dies verhindert werden. Etwa 15% der Todesopfer im Verkehr erliegen nicht ihren Verletzungen, sondern sterben durch Eindringen von Blut oder Erbrochenem in die Luftwege und Lungen (Aspiration).

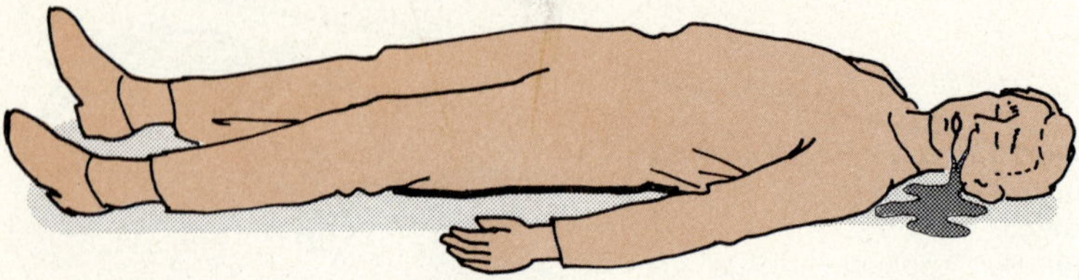

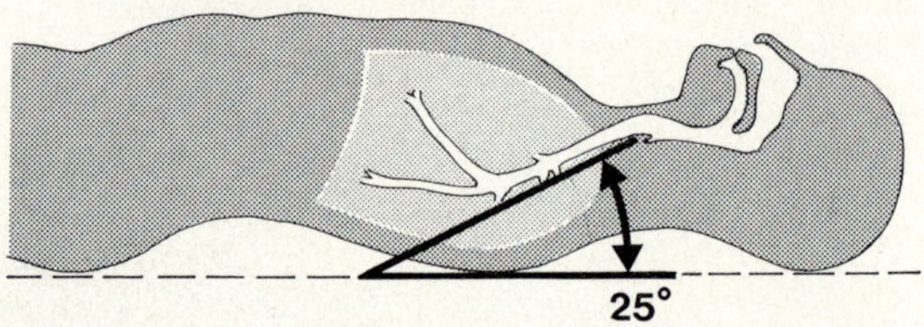

Abb. **16a** u. **b** In Rückenlage droht beim Bewußtlosen die Verlegung der Luftwege durch Zurückfallen des Unterkiefers und der Zunge und wegen des Gefälles der Luftröhre die Aspiration (Eindringen von Fremdkörpern in die Luftröhre).

Vorgehen: Seitlich an den Bewußtlosen herantreten (Abb. **17**), Bewußtlosen in Hüfthöhe etwas anheben und den nahen Arm unter sein Gesäß schieben. Nahes Bein des Bewußtlosen beugen und seinen Fuß an das Gesäß stellen. Schulter- und Hüftgegend der fernen Seite fassen, den Bewußtlosen behutsam

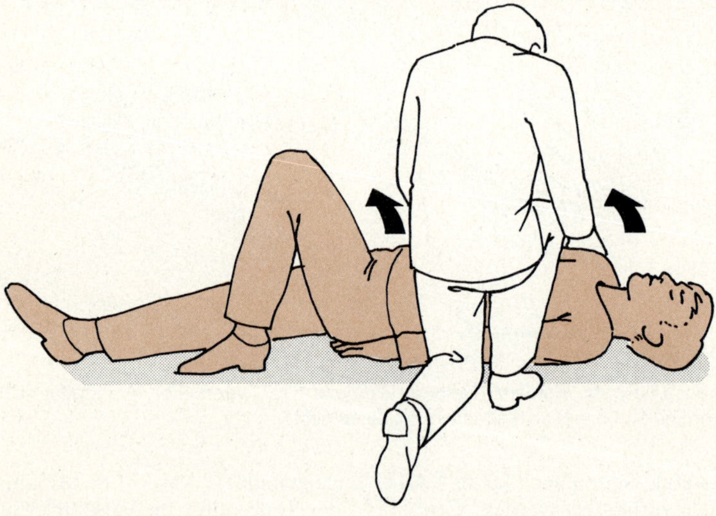

Abb. **17** Drehen eines Bewußtlosen aus der Rückenlage in die stabile Seitenlage

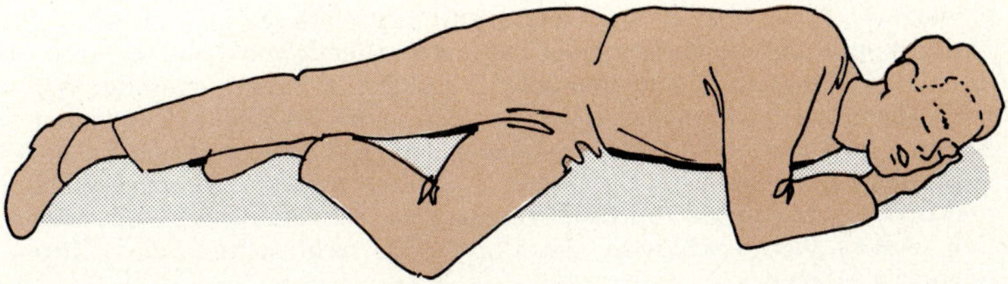

Abb. **18** Stabile Seitenlage (NATO-Lage), verhindert die Verlegung der Luftwege und das Eindringen von Fremdkörpern

zu sich rollen und stützen, damit er nicht in Bauchlage gerät. Den unter dem Körper des Bewußtlosen liegenden Arm am Ellenbogengelenk etwas nach hinten ziehen und hinter dem Rücken im Ellenbogengelenk beugen. Kopf des Bewußtlosen im Nacken überstrecken und sein Gesicht etwas erdwärts drehen. Die Hand des oben liegenden Armes wird unter die Wange geschoben, die Handfläche liegt dabei auf dem Boden (Abb. **18**).

Atemwege freimachen

Atmet ein Bewußtloser nach korrekt durchgeführtem Esmarch-Heiberg-Handgriff zur Freihaltung der Atemwege nicht spontan oder läßt er sich bei Atemstillstand oder Schnappatmung nicht beatmen, muß eine Verlegung der Atemwege durch Schleim, Blut, Erbrochenes oder Gebiß angenommen werden.

In diesem Fall muß der Mund mit dem Dreifach-Handgriff (Esmarch-Heiberg-Handgriff + Mundöffnung) weit geöffnet und der Fremdkörper mit dem Zeigefinger, der mit einem Stück weichen Stoff umwickelt werden kann, oder mit Zeige- und Mittelfinger entfernt werden. Falls vorhanden, können Mund und Rachen mit einer Fußsaugpumpe gesäubert werden.

Bei **Aspiration** (Eindringen von Fremdkörpern in die Luftröhre (Trachea)) sind als Erste Hilfe denkbar:

- Beim *nicht bewußtlosen Patienten:* Provozieren eines künstlichen Hustenstoßes durch kräftige Schläge zwischen die Schulterblätter. Gefahr: Tieferrutschen des Fremdkörpers.
  Auch mit dem Heimlich-Handgriff kann ein künstlicher Hustenstoß erzeugt werden. Der Helfer steht hinter dem Patienten und führt mit beiden übereinander gelegten Fäusten mehrere kräftige Kompressionen des Oberbauches unterhalbes des Brustbeins (Sternum) durch. Gefahr: innere Verletzungen.
- Beim *bewußtlosen Patienten* werden die Kompressionen des Oberbauches in Rückenlage durchgeführt.

Obwohl die Wirksamkeit beider Verfahren nicht bewiesen ist – zu schwacher Hustenstoß – und die Gefahr möglicher ernsthafter Komplikationen groß ist, kann in hoffnungsloser Situation jeder Versuch zur Freimachung der Atemwege gerechtfertigt werden. Deshalb schlägt die WFSA (World Federation of Societies of Anaesthesiologists) vor, eine beliebige Kombination von manueller Ausräumung, abdomineller Kompression, Schläge zwischen die Schulterblätter und Beatmungsversuche zu lehren. Dagegen hat die American Heart Association (AHA) 1986 beschlossen, diese Methoden nicht mehr in das Lehrprogramm zu nehmen.

Atemspende (respiratorische Wiederbelebung)

Atmet der Kranke oder Verletzte nach Freihalten oder Freimachung der Atemwege nicht, muß sofort die Atemspende eingeleitet werden. Sie wird durchgeführt als Mund-zu-Mund- oder Mund-zu-Nase-Beatmung. An der Atemspende sind die Hände des Helfers nur indirekt beteiligt, sie sorgen durch eine richtige Haltung des Kopfes für die Freihaltung der Atemwege.

Mund-zu-Mund-Beatmung (Abb. **19a–d**). Der Helfer kniet seitlich neben dem Kopf des Kranken oder Verletzten. Eine Hand drückt die Stirn zurück, während die andere Hand gleichzeitig seinen Nacken anhebt oder den Mund weit öffnet. Mit kräftigen, aber nicht überhasteten oder forcierten Stößen bläst der Helfer seine Atemluft in den Mund, den er mit seinen Lippen so abdichtet, daß keine Luft entweichen kann. Die Nasenlöcher des Verletzten müssen beim Einblasen der Luft mit der Wange abgedichtet oder mit Daumen und Zeigefinger verschlossen werden. Nach erfolgter Einblasung gibt der Helfer die Mund- und Nasenöffnung für die passive Ausatmung frei, er selbst holt tief Luft und überzeugt sich mit einem raschen Blick, ob der Brustkorb des Verletzten sich wieder senkt. Mit etwa zwölf bis fünfzehn Atemstößen pro Minute wird eine ausreichende Beatmung erreicht. Bei der Einleitung der Atemspende sollten die ersten zehn Atemstöße jedoch in kürzerer und schnellerer Folge ausgeführt werden.

Mund-zu-Nase-Beatmung (Abb. **20a** u. **b**). Sie ist technisch einfacher als die Beatmung Mund-zu-Mund. Hier hält die eine Hand des Helfers den Unterkiefer und verschließt so den Mund, während der Helfer die Atemspende durch die Nase des Verletzten durchführt.

Atemspende bei Kindern (Abb. **21a** u. **b**). Bei Kindern und Säuglingen ist die Lagerung und Haltung des Kopfes die gleiche. Der Helfer verschließt bei der Atemspende mit seinem Mund die Nase und den Mund des bewußtlosen oder verletzten Kindes und bläst bzw. haucht seinen Atem ein, um Verletzungen der Lungen durch Überblähen zu vermeiden.

Ein geübter Helfer erkennt am Heben und Senken des Brustkorbes die richtig durchgeführte Atemspende. Bei unüberwindbarem Widerstand

Abb. **19 a–d** Atemspende. Technik Mund-zu-Mund

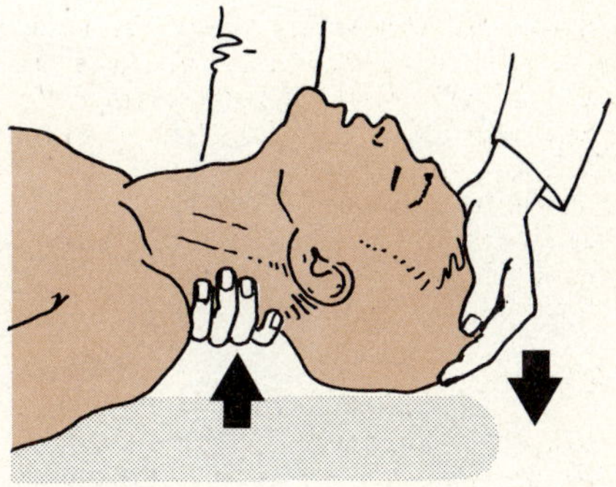

a Freimachen der Atemwege durch Überstrecken des Kopfes

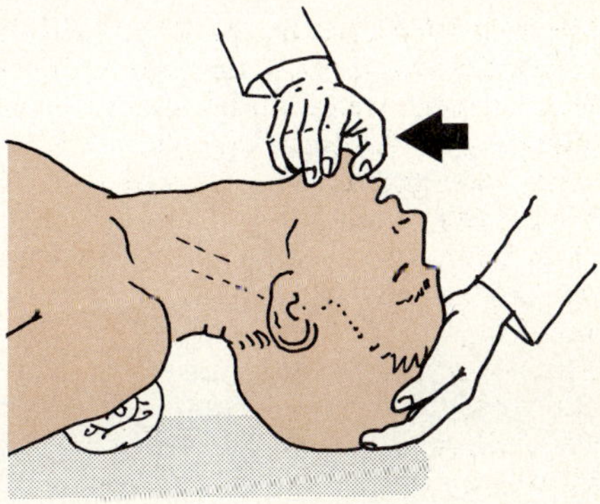

b Öffnen des Mundes mit der einen Hand

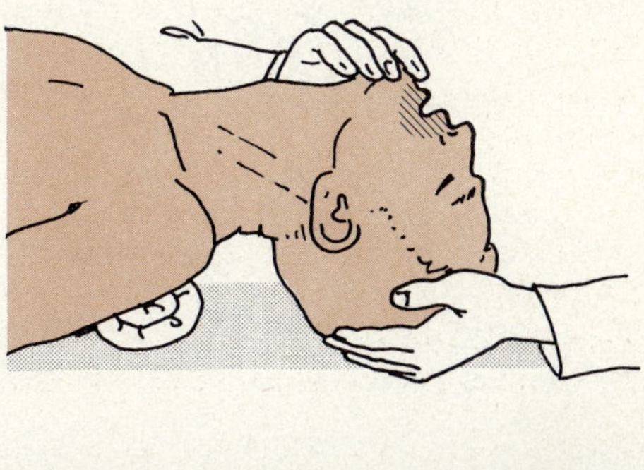

c Die schraffierte Fläche zeigt die Umgebung des Mundes, die von den Lippen des Beatmers verschlossen wird

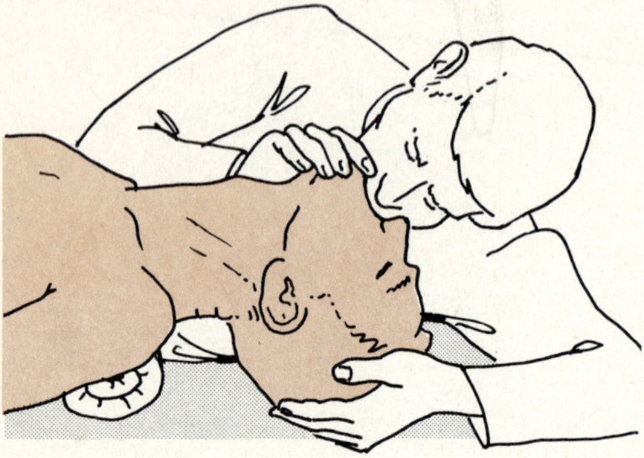

Abb. **19d** Einblasen der Atemluft in den geöffneten Mund. Verschluß der Nasenlöcher durch die Wange des Beatmers

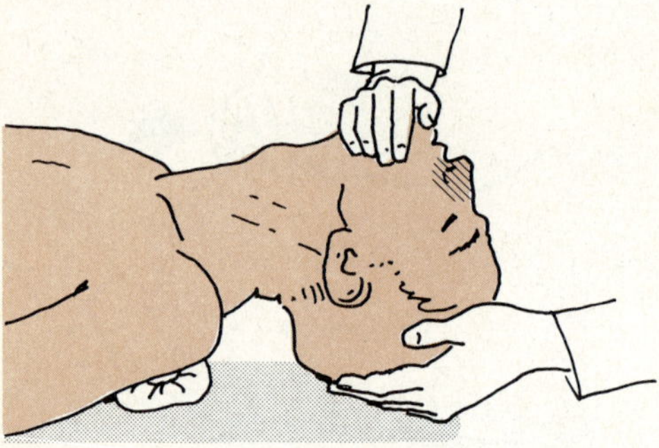

Abb. **20a** u. **b** Atemspende. Technik Mund-zu-Nase

a Die schraffierte Fläche zeigt die Umgebung der Nase, die vom Mund des Beatmers verschlossen wird

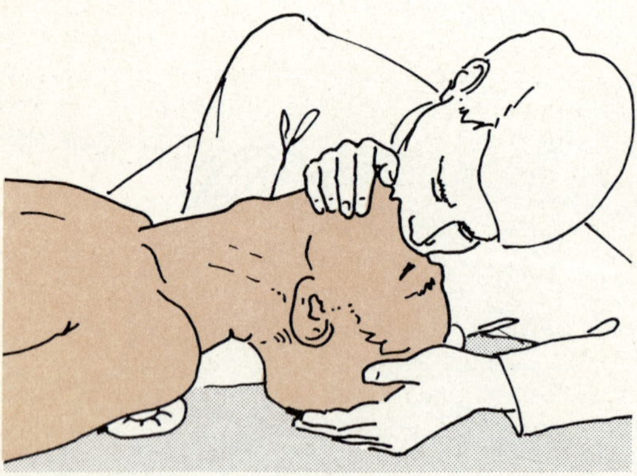

b Einblasen der Atemluft in die Nase

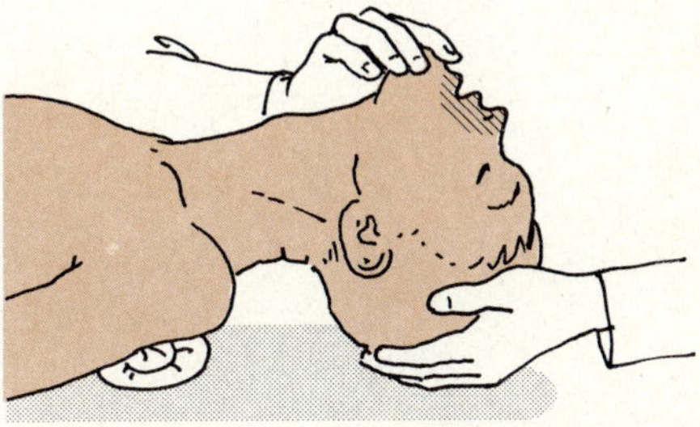

Abb. **21a** u. **b** Beatmungstechnik beim Kind. Die schraffierte Fläche zeigt die Umgebung von Mund und Nase, die vom Beatmer verschlossen wird

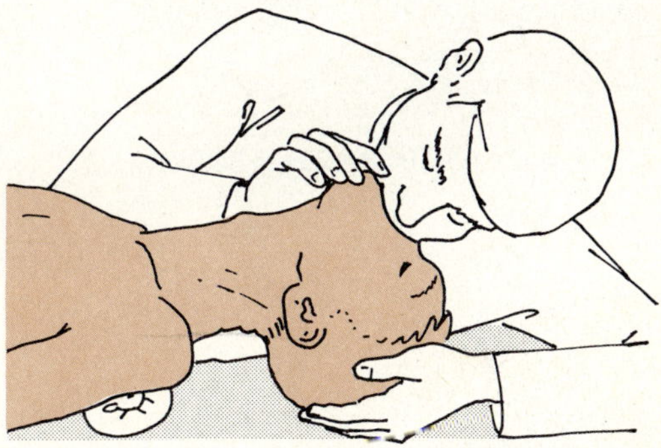

b Die Beatmung erfolgt durch Mund und Nase zugleich

sind die Atemwege verlegt. Der Helfer muß nun eine rasche Inspektion des Mundhöhle und des Rachenraumes durchführen und evtl. vorhandene Fremdkörper (Gebiß, Erbrochenes, Blut usw.) entfernen. Bei Aspiration, d.h. bei Eindringen von Fremdkörpern in die Trachea (Luftröhre) oder Bronchien, ist die notfallmäßige Intubation und endotracheale Absaugung durch den Notarzt erforderlich. Der Handgriff nach Heimlich (Kompressionen des oberen Abdomens) ist wegen nicht erwiesener Wirksamkeit und möglicher Komplikationen für die Erste Hilfe nur in hoffnungsloser Situation gerechtfertigt.

Aus Gründen der Ästhetik und Hygiene kann man bei der Atemspende zur Vermeidung körperlicher Berührung ein Taschentuch dazwischenlegen. Durch die Benutzung eines doppelläufigen Tubus (Safar-Tubus) oder eines Orotubus kann die Berührung mit dem Verletzten gänzlich vermieden werden. Die Anwendung eines solchen Tubus ist, falls vorhanden, für den geübten Helfer sehr einfach. Auch die Beatmung mit Maske oder Maske mit Atembeutel (z. B. Ruben-Beutel) ist technisch kaum schwieriger (Abb. **22–25**).

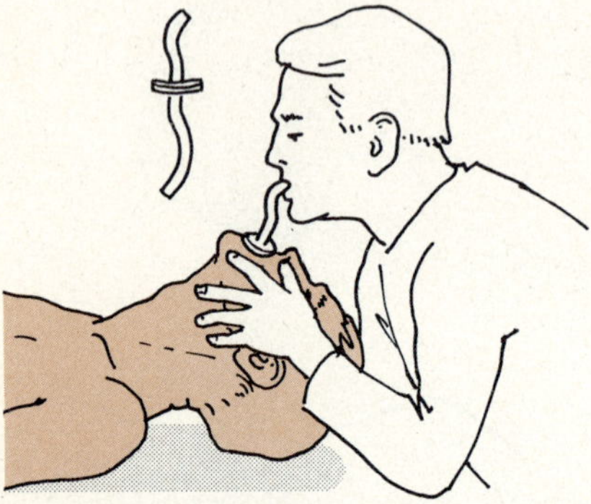

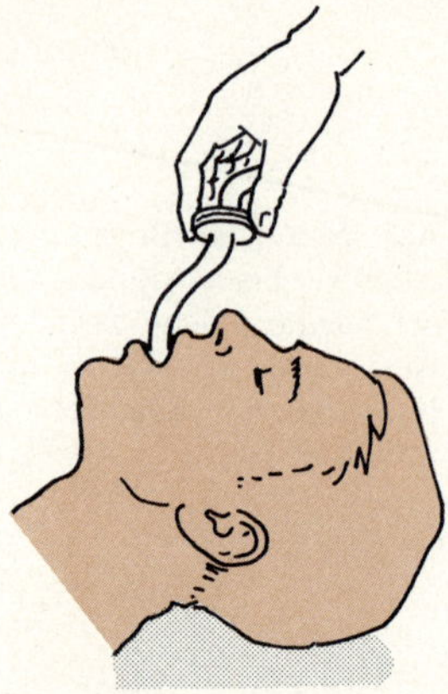

Abb. **22 a–d** Beatmung mit dem Safar-Tubus

b Einführung des Safar-Tubus

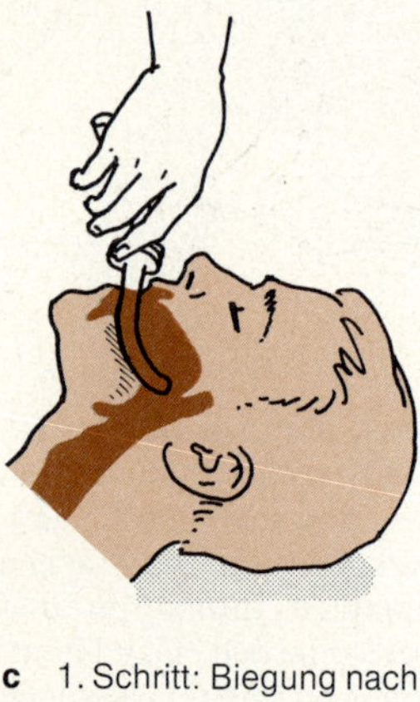

c 1. Schritt: Biegung nach unten

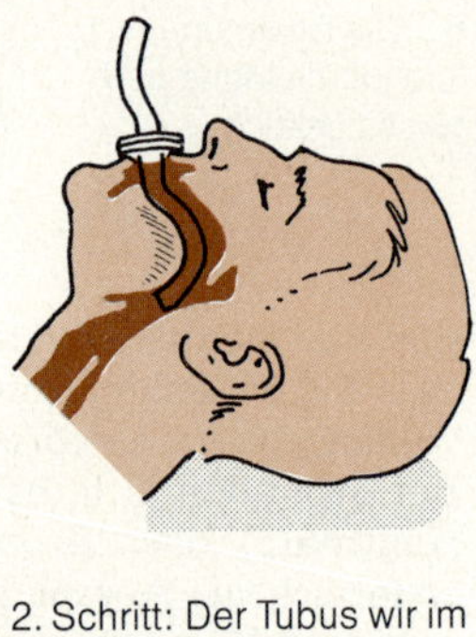

d 2. Schritt: Der Tubus wir im Mund um 180 Grad gedreht

Die Atemspende ist den manuellen Beatmungsmethoden nach Holger Nilsson, Sylvester u. a. überlegen und sollte nur noch als einzige Methode geübt und durchgeführt werden. Die Technik der Atemspende ist selbst für Kinder leicht erlern- und durchführbar.

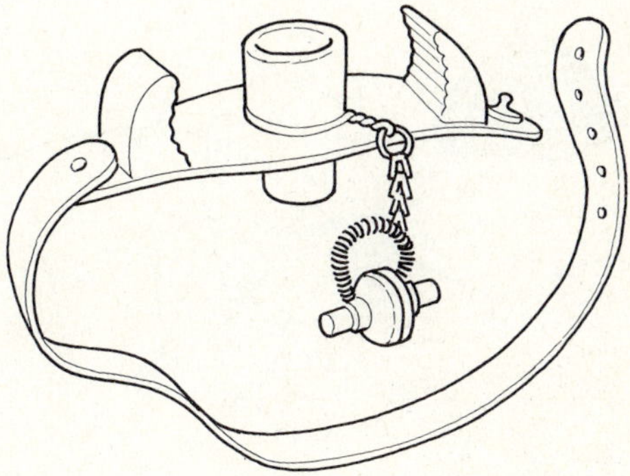

Abb. **23 a** u. **b** Beatmung mit dem Orotubus

a Orotubus

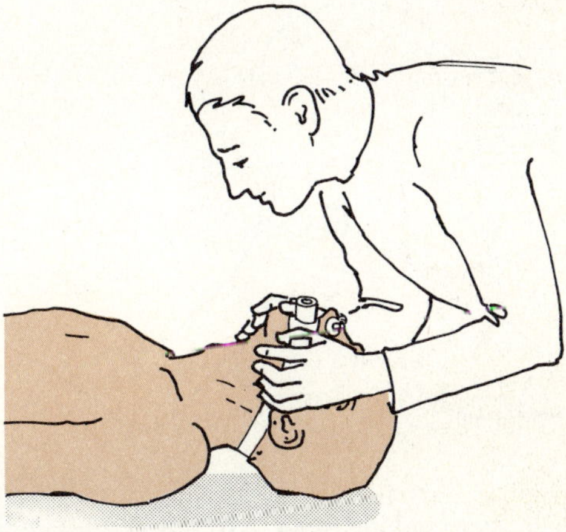

b Die Nase ist mit einer Nasenklemme verschlossen

Wiedereinsetzung der Spontanatmung

In günstigen Fällen kehrt die Spontanatmung schon nach wenigen Minuten künstlicher Beatmung wieder. Die Atemspende soll jedoch erst bei völlig normaler Spontanatmung beendet werden.

Zeichen normaler Atmung sind: Schwinden der Blauverfärbung der Haut, Wiederkehr der rosigen Hautfarbe, Engerwerden der Pupillen und deutliches Heben und Senken des Brustkorbes.

Fortlaufende Kontrollen der Atemfrequenz und der Atemtiefe sind auch während des Transportes in die Klinik erforderlich. Mitunter kommt es bei der Atemspende zur Entleerung des Magens durch Erbrechen.

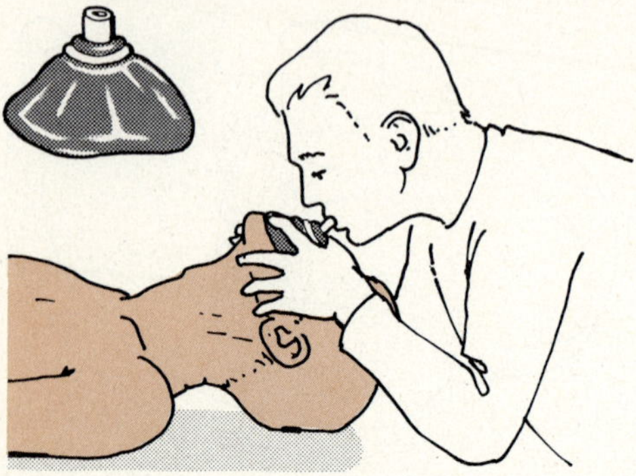

Abb. **24** Beatmung mit Maske

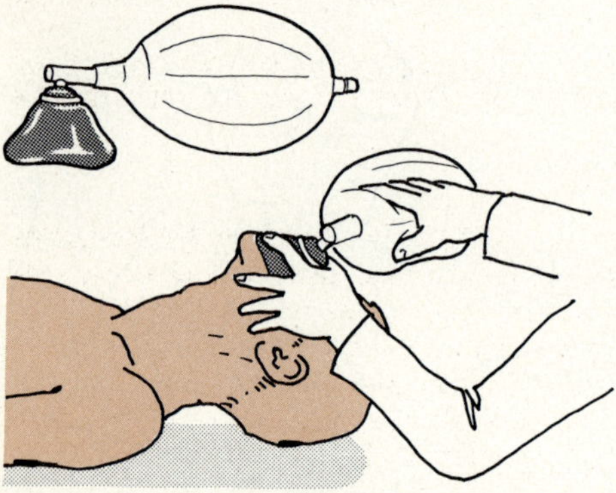

Abb. **25** Beatmung mit Maske und Atembeutel (z. B. Ruben-Beutel)

Zur Vermeidung einer Aspiration muß dann der Kopf sofort seitlich und tief gelagert werden, anschließend wird die Mundhöhle gesäubert und die Atemspende fortgesetzt.

Herzmassage (zirkulatorische Wiederbelebung)

Es wird die **„äußere Herzmassage"** – auch Herzdruckmassage genannt – nach Kouwenhoven durchgeführt. Ziel der äußeren (externen) Herzmassage ist die notfallmäßige Herstellung eines Minimalkreislaufes und eine minimale Versorgung der lebenswichtigen (vitalen) Organe Herz und Gehirn mit Sauerstoff. Deshalb muß die externe Herzmassage immer zusammen mit der Atemspende oder Beatmung durchgeführt werden. Neuere Untersuchungen haben gezeigt, daß der Wirkungsmechanismus der Herzmassage sowohl auf der Erhöhung des Druckes in der Brusthöhle (intrathorakaler Druck) durch die direkte Herzkompression beruht als auch auf der intrathorakalen Druck-

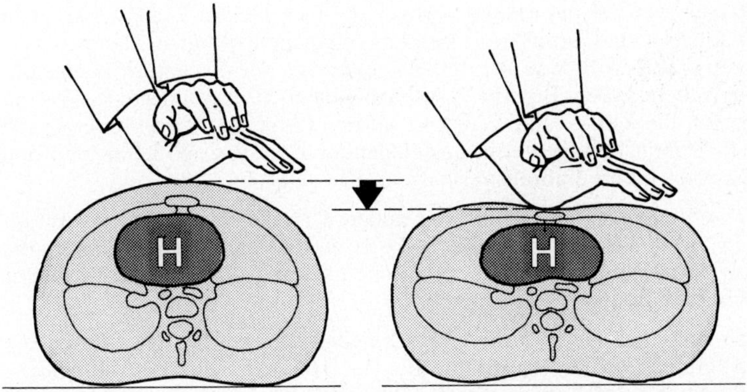

Abb. **26** Das Herz (H) wird bei der *äußeren Herzmassage* zwischen Brustbein und Wirbelsäule zusammengepreßt. Das Brustbein wird 3–4 cm gegen die Wirbelsäule gedrückt

erhöhung durch die Beatmung. Das Zeitverhältnis von der Herzkompression (künstliche Systole) zur Relaxation (künstliche Diastole) soll 1:1 betragen. Während der Herzmassage beträgt das künstliche Herzzeitvolumen (Pumpmenge des Herzens in den Kreislauf pro Minute) ⅓ des normalen zirkulierenden Blutvolumens. Die Hirndurchblutung (zerebraler Blutfluß) liegt unter 20% und die Durchblutung der Herzkranzgefäße (koronarer Blutfluß) unter 10–20% der normalen Durchblutung.

Neue Reanimationstechniken zur Erhöhung des intrathorakalen Druckes während der Herzmassage – verlängerte Kompression, Beatmung mit positiv endexspiratorischem Druck (PEEP), abdominelle Kompression und simultane Kompression und Beatmung – sind im außerklinischen Bereich, ausgenommen die verlängerte Kompression, nicht immer anwendbar und wohl auch den Notärzten vorbehalten, da sie die endotracheale Intubation voraussetzen und andere Hilfsmittel vorhanden sein müssen.

Der **präkordiale Schlag** kann für die außerklinische Anwendung nicht empfohlen werden. Die Indikation besteht nur bei direkt beobachtetem Herzstillstand, Kammertachykardie oder Kammerflimmern. Man schlägt mit der Faust aus etwa 30 cm Höhe kräftig auf das untere Drittel des Brustbeins. Bei Mißerfolg muß sofort mit der Beatmung und externen Herzmassage begonnen werden.

Der Patient wird auf den Rücken und auf einer möglichst harten Unterlage (z. B. Brett) gelagert. Zur Verbesserung des Minimalkreislaufes werden die Beine hochgelegt. Der Helfer kniet neben dem Patienten und drückt mit beiden aufeinandergelegten Handwurzeln mit kräftigen Stößen regelmäßig senkrecht auf die untere Hälfte des Brustbeins. Das Brustbein soll bei jedem Stoß mindestens 3–4 cm gegen die Wirbelsäule gedrückt werden (Abb. **26**). Die Frequenz soll 60–80/min betragen. Bei ausreichender Herzmassage kann man den Karotis- oder Femoralispuls tasten.

Durch fehlerhafte Technik der äußeren Herzmassage kann es mitunter, besonders bei starrem Brustkorb, zu Rippenbrüchen kommen, die aber in Anbetracht des erhaltenen Lebens von untergeordneter Bedeutung sind.

Es muß mit Nachdruck darauf hingewiesen werden, daß durch die Kompression der Brusthöhle bei der Herzmassage keine künstliche Beatmung der Lunge erfolgt. Ohne genügende Beatmung kann eine Herzmassage nicht erfolgreich sein. Es muß also gleichzeitig eine ausreichende Beatmung in Form der Technik Mund-zu-Mund oder Mund-zu-Nase eingeleitet werden.

2-Helfer-Methode:

Steht ein zweiter Helfer zur Verfügung, so führt der eine die Atemspende und der zweite die Herzmassage durch, ohne daß es hierdurch zu einer Unterbrechung des Atemrhythmus oder der Herzmassage kommt (Abb. **27**). Hierbei hat sich als beste Methode der „Zyklus 5:1“ (Abb. **28**) erwiesen, d. h. auf fünf Herzkompressionen erfolgt ein Atemstoß; dies entspricht bei 60 Kompressionen zwölf Atemstößen in der Minute. Das Zeitverhältnis Kompression : Relaxation soll 1 : 1 betragen.

1-Helfer-Methode:

Ist nur ein Helfer vorhanden, so muß er abwechselnd die Atemspende und die Herzmassage durchführen. Hier hat sich der „Zyklus 15 : 2“ am günstigsten erwiesen, d. h. auf 15 Kompressionen in 15 Sek. erfolgen zwei Atemstöße; dies entspricht bei 60 Kompressionen acht Atemstößen in der Minute.

Bei **Neugeborenen und Säuglingen** wird die äußere Herzmassage nur mit zwei Fingern durchgeführt, um Verletzungen zu vermeiden (Abb. **29**). Wegen des hohen Zwerchfellstandes wird nicht das untere, sondern das mittlere Brustbeindrittel rhythmisch komprimiert. Als Widerlager wird die andere Hand unter den Rücken des Kindes gelegt. Die Anzahl der Kompressionen soll bei 80 bis 100 pro Minute liegen. Die Beatmungsfrequenz beträgt beim Neugeborenen 40, beim Säugling und Kleinkind 20–30 pro Minute.

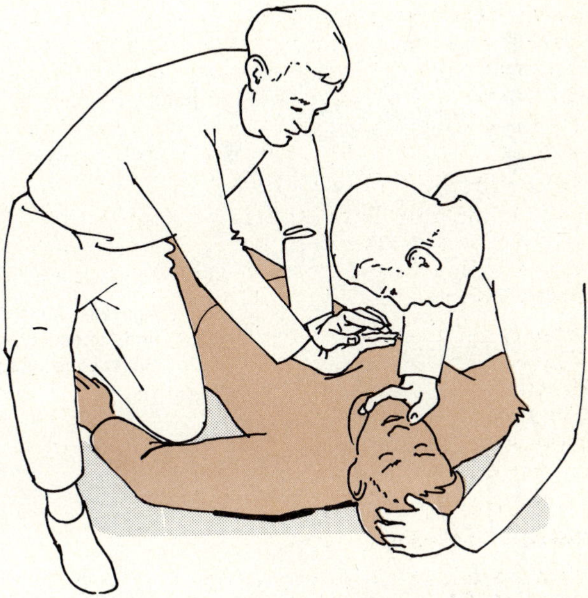

Abb. **27** Äußere Herzmassage und Atemspende durch zwei Helfer durchgeführt

Merke:

- Beginne die Wiederbelebung in weniger als fünf Minuten, möglichst vor Ablauf von drei Minuten.
- Beginne die Atemspende mit zwei kräftigen Atemstößen.
- Beginne die äußere Herzmassage und gib einen Atemstoß zwischen fünf Kompressionen.
- Unterbrich niemals die Atemspende und Herzmassage für länger als fünf Sekunden, bevor nicht Atmung und Herztätigkeit wiederhergestellt sind.

Wirksamkeit der Herzmassage. Wichtige Hinweise auf eine gute Herzmassage sind die Pupillenveränderungen, die Veränderungen der Hautfarbe und die Tastbarkeit des Pulses. Sobald das Gehirn mit Sauerstoff versorgt wird, werden die Pupillen enger und reagieren auf Lichteinfall. Die graue Verfärbung der Haut weicht zumindest einer Blauverfärbung. Bei ausreichender Herzmassage soll der Puls der

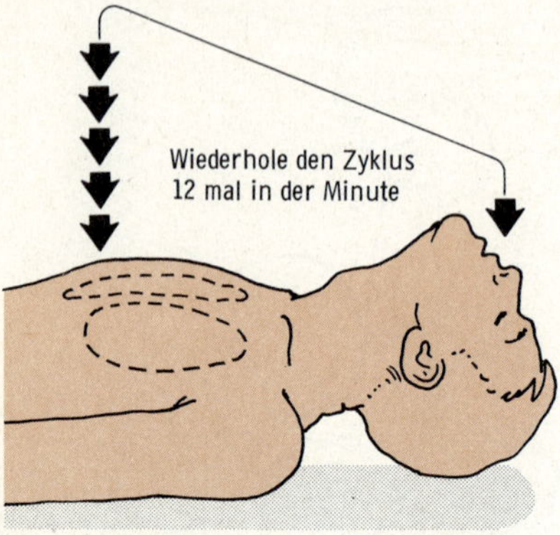

Abb. **28** Äußere Herzmassage und Atemspende durch zwei Helfer – Zyklus 5 : 1

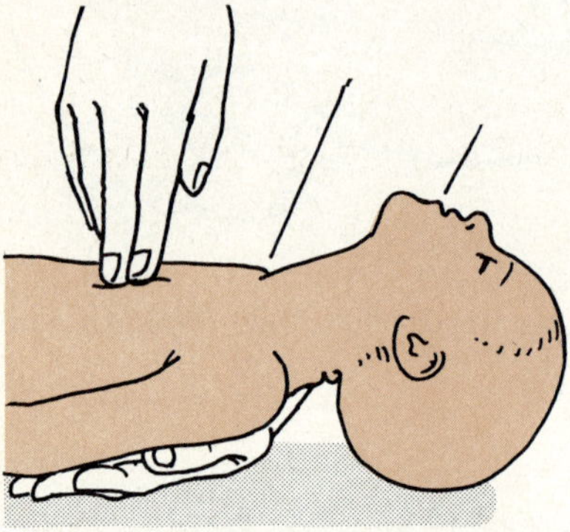

Abb. **29** Äußere Herzmassage bei Säuglingen und Kleinkindern: Das mittlere Brustbein wird nur von zwei Fingern (Zeige- und Mittelfinger) rhythmisch komprimiert, um Verletzungen zu vermeiden

Halsschlagader (A. carotis) oder der Beinschlagader (A. femoralis) tastbar sein. Bei Wiedereinsetzen der normalen Herzaktion verfärbt sich die Haut rosig, der Puls wird tastbar. Ansätze einer beginnenden Spontanatmung sind ein weiteres wichtiges Kriterium für eine erfolgreiche Herzmassage. Im EKG sind Aktionspotentiale zu erkennen.

Fehler und Gefahren bei der äußeren Herzmassage:

- Patient nicht flach auf harter Unterlage gelagert.
- Beine nicht hochgelagert zur Verbesserung des Minimalkreislaufs.
- Verzögerter Beginn: Gefahr von irreversiblen Hirnschäden.
- Falscher Druckpunkt: Bruch des Brustbeins und der Rippen, Pneumothorax und innere Verletzungen möglich.

- Herzmassage zu schnell, Kompression zu kurz.
- Unterbrechungen länger als fünf Sekunden.
- Keine Kontrolle der Wirksamkeit der Herzmassage: Unwirksamkeit bzw. der Erfolg wird nicht bemerkt.
- Herzmassage während des Transports ineffektiv, Transport erschwert, deshalb: Transport erst nach Stabilisierung der Kreislauffunktion durchführen.

Zusammenfassung der kardiopulmonalen Reanimation

Phase I: *Grundlegende Wiederbelebungsmaßnahmen (Notfalloxygenierung)*

Bei Bewußtlosigkeit:

(A) Atemwege freihalten/freimachen

- Esmarch-Heiberg-Handgriff (Kopf überstrecken, Unterkiefer vorziehen),
- stabile Seitenlage,
- Reinigung von Mund und Rachen,
- bei Fremdkörperaspiration: Heimlich-Handgriff (umstritten).

Bei fehlender Spontanatmung:

(B) Beatmung

- Überstreckter Kopf,
- 2mal Atemspende (Mund zu Mund, Mund zu Nase, Mund zu Tubus; Maske und Beatmungsbeutel),
- nach Karotispuls tasten (5–10 Sekunden),
- bei tastbarem Puls weiterbeatmen,
- Frequenz 12/Minute.

Bei Pulslosigkeit, Fehlen von Spontanatmung und Schnappatmung:

(C) Zirkulation (Kreislauf) aufrechterhalten

- 1-Helfer-Methode: 2mal Atemspende, 15mal äußere Herzmassage,
- 2-Helfer-Methode: 1mal Atemspende, 5mal äußere Herzmassage. Druckmassagefrequenz 80–100/Minute. Verhältnis Kompression zu Relaxation 1:1.

Phase II: *Weiterführende ärztliche Maßnahmen zur Wiederherstellung des Kreislaufs*

Äußere Herzmassage und Beatmung nicht unterbrechen, wenn möglich endotracheale Intubation und Beatmung.

(D) Drugs (Medikamente) und Infusionen

- Adrenalin
  Indikation: alle Ursachen des Herz-Kreislauf-Stillstandes.
  Dosierung: Erwachsener 0,5–1,0 mg i.v. oder 1,0–2,0 mg intratracheal (verdünnt auf 1 : 10),
  Kinder 0,01 mg/kg KG i.v. (0,01 mg = 0,1 ml der 1 : 10000 verdünnten Lösung),
  Neugeborene 0,01–0,03 mg/kg KG intratracheal oder in V. umbilicalis,
  Wiederholung alle 3–5 Minuten.
- Natriumbikarbonat ($NaHCO_3$) 8,4 %
  Indikation: länger als 3–5 Minuten bestehender Herzstillstand, länger als 10 Minuten andauernde Reanimation.
  Dosierung: 1 mval/kg KG i.v.; 1 mval = 1 ml
- Lidocain
  Indikation: ventrikuläre Tachykardien, Kammerflimmern und -flattern (wenn Defibrillation nicht möglich), Verdacht auf Herzinfarkt (Voraussetzung: HF 60–100/Minute)
  Dosierung: 1 mg/kg KG i.v.

(E) Elektrotherapie

Defibrillation: 200–400 Ws.
Indikation: Kammerflimmern und -flattern, ventrikuläre Tachykardien, Asystolie (Endzustand von Kammerflimmern).

Wiederbelebung bei Ertrinkenden

Atemspende, Herzmassage, Schutz vor Unterkühlung (Einwickeln in warme Decke oder Alufolie), schneller Transport

Definition
Ertrinken mit oder ohne Aspiration bezeichnet einen tödlichen Vorgang, der charakterisiert ist durch Verlegung der Atemwege, Ersticken (Asphyxie) und die möglichen sekundären Folgen der Aspiration von Flüssigkeit.

Beinahe-Ertrinken mit oder ohne Aspiration bezeichnet dagegen den Vorgang des Erstickens beim Untertauchen in eine Flüssigkeit, der zumindest zeitweise überlebt wird.

Ablauf des Ertrinkens
Die einzelnen Phasen des Ertrinkens laufen in rascher Folge ab. Zunächst erfolgt der Atemstillstand durch einen Krampf der Stimmrit-

zen. Es wird vermutet, daß schon durch geringe Wassermengen dieser Krampf ausgelöst und so zunächst das Eindringen von Wasser in die Lungen verhindert wird. Erfolgt die Rettung des Ertrinkenden bereits zu diesem Zeitpunkt („trockenes Ertrinken"), so ist die Wiederbelebung meist erfolgreich und beschränkt sich allein auf die Atemspende. Später schluckt der Ertrinkende große Mengen Wasser und erbricht sie später teilweise wieder. Nach Lösen des Stimmritzenkrampfes dringt mit den letzten heftigen Atemzügen, ausgelöst durch Todesangst, Luftnot und Erschöpfung, Wasser in die Lungen ein, die lebenswichtigen Funktionen erlöschen. Es kommt zum Atem- und Herzstillstand.

In die Lungen eingedrungenes **Süß- oder Meerwasser** wirkt auf Herz und Kreislauf unterschiedlich:

Beim **Ertrinken im Süßwasser** tritt das Wasser durch die Lungenbläschen (Alveolen) rasch ins Blut über. Schon nach zwei Minuten befindet sich etwa die Hälfte im zirkulierenden Blut und führt dort zu einer Zunahme des zirkulierenden Blutvolumens, zu einem Sauerstoffmangel im arteriellen Blut (Hypoxämie) und im Gewebe (Hypoxie), zur Auflösung der roten Blutkörperchen (Hämolyse) und zu einer Störung der Elektrolytkonzentrationen im Blut. Hierdurch kann es zum Kammerflimmern, d.h. zum Kreislaufstillstand, kommen. Zu diesem Zeitpunkt muß sofort mit der Atemspende und nach der Bergung mit der äußeren Herzmassage begonnen werden. Atemspende und Herzmassage müssen notfalls während des Transportes ins Krankenhaus fortgesetzt werden.

Beim **Ertrinken im Meerwasser** – dieses hat einen Salzgehalt von etwa 3,5 bis 4,0% – tritt wegen des osmotischen Druckgefälles (der Salzgehalt im Blut des Menschen beträgt 0,9%) Bluteiweiß in die Lungenbläschen (Alveolen) über. Hierdurch kommt es zum Lungenödem, an dem der Ertrinkende schließlich stirbt. Das Lungenödem ist am Schaum im Mund und an den Lippen zu erkennen. Sofortige künstliche Beatmung (Atemspende) ist erforderlich.

Sofortmaßnahmen:

- bei Atemstillstand sofortiger Beginn mit der Atemspende, nach Möglichkeit schon während der Bergung im Wasser,
- bei Herzstillstand nach der Bergung Beginn mit der äußeren Herzmassage,
- Schutz vor Unterkühlung,
- rascher Transport ins Krankenhaus, notfalls unter Fortsetzung der Atemspende und Herzmassage im Krankenwagen.

Merke:

Alle Maßnahmen zur Entfernung des Wassers aus Lungen und Magen, z. B. Ausschütteln des Ertrunkenen, sind überflüssig und gefährlich, weil kostbare Zeit bis zur Einleitung der Beatmung verlorengeht. Es ist nachgewiesen, daß einmal in die Lungen eingedrungenes Wasser durch solche Maßnahmen nicht entfernt werden kann.

Ärztliche Maßnahmen:

Vor und während des Transportes: Intubation und Beatmung mit 100%igem Sauerstoff, wenn möglich PEEP-Beatmung, bei Lungenödem wiederholtes endotracheales Absaugen, bei Herzstillstand Fortsetzung der externen Herzmassage; bei Kammerflimmern Defibrillation (200–400 Ws); Pharmakotherapie wie bei anderen Ursachen des Herz- und Kreislaufstillstandes. Korrektur der Azidose nur, wenn zwischen Ertrinkungsunfall und Beginn der Reanimation 5–10 Minuten vergangen sind.

In der Klinik: Fortführung der maschinellen Beatmung, Korrektur des Säuren-Basen-Haushaltes, Normalisierung der Elektrolytkonzentrationen im Blut; evtl. Sedierung zur Vermeidung von Kältezittern. Bei leichter Unterkühlung (Hypothermie), d.h. bei Körpertemperaturen zwischen 30 und 32 °C passive Wiedererwärmung, bei schwerer Hypothermie (Körpertemperatur 28–30 °C) aktive Wiedererwärmung unter Stützung des Kreislaufs und maschineller Beatmung.

Prognose

Das Alter des Ertrunkenen und die Wassertemperatur sind neben der Dauer des Herz-Kreislauf-Stillstandes wichtige Kriterien für die Prognose der Wiederbelebung. Kinder tolerieren eine Asphyxie besser als Erwachsene. Eine vollständige Wiederherstellung der Gehirnfunktionen ist auch nach längerem Untertauchen möglich, insbesondere dann, wenn eine schwere Unterkühlung aufgetreten ist, die den Sauerstoffverbrauch des Organismus deutlich herabsetzt.

Deshalb muß die Wiederbelebung von Anfang an konsequent durchgeführt und nicht voreilig aufgegeben werden.

Lagerung und Krankentransport

Die Bedeutung der richtigen Lagerung und eines sachgemäßen Transportes kann nicht überbewertet werden. Hier muß noch einmal betont werden, daß es die wichtigste Aufgabe des ersten Helfers ist, Ruhe zu bewahren und andere kopflose Hilfswillige an falschen, übereilten Maßnahmen zu hindern. Bei Katastrophen, wie Explosionen, Bränden und Eisenbahnunglücken muß der Helfer auch darauf bedacht sein, daß er nicht selbst Schaden erleidet.

Allgemeine Richtlinien

1. Enge Kleidung lockern, bevor der Patient bewegt wird. Außer bei rotem Gesicht und heißem Körper wird der Patient während des Transportes mit einer Decke bedeckt. Notfallcheckliste (Tab. **1**) ausfüllen, damit dem Arzt später die Beurteilung erleichtert wird.

Tabelle **1** **Notfallcheckliste** (nach *Reifferscheid*)

	ja	nein
1. Bewußtsein		
ansprechbar	☐	☐
bewußtlos	☐	☐
2. Atmung		
Atembewegungen	☐	☐
Atemstörung	☐	☐
Atemstillstand	☐	☐
3. Herzfunktion		
Puls langsam Bradykard	☐	☐
Puls schnell Tachykard	☐	☐
Hautblässe	☐	☐
Hautkälte	☐	☐
erkennbare Blutung	☐	☐
Blutlache	☐	☐
Verdacht auf innere Blutung	☐	☐
4. Flüssigkeitsverluste		
starker Durst	☐	☐
Haut in Falten abhebbar	☐	☐
geringe Urinausscheidung	☐	☐
zusätzliche Flüssigkeitsverluste	☐	☐

2. Entkleiden. Nur die notwendigsten Kleidungsstücke sollten entfernt werden. Dabei ist das Auftrennen von Kleidungsstücken bei Schwerverletzten schonender als das Ausziehen. Kleidungsstücke, die ein verletztes anschwellendes Glied einschnüren, müssen entfernt werden. Gürtel und Hosenträger müssen gelockert werden. Bei Handverletzungen sollen Ringe und Uhren entfernt werden, bevor die Schwellung eine Entfernung unmöglich macht. Die Schuhe eines Verletzten sind nach Möglichkeit zu öffnen, nicht auszuziehen, da sie dann häufig verlorengehen. Wertgegenstände sorgfältig aufbewahren, am besten mit Zeugen, da es später bei Fehlen von Uhren, Schmuck oder Geld oft unerfreuliche Auseinandersetzungen gibt.

3. Bergung eines Bewußtlosen aus einem Kraftfahrzeug oder aus einer Gefahrenzone: Der Helfer stellt sich mit gespreizten Beinen hinter den Verletzten, der Oberkörper des Verletzten wird nach vorne gebeugt, die Arme des Helfers fassen unter den Achseln des Verletzten hindurch, wobei sie einen der rechtwinklig vor der Brust abgewinkelten Arme des Verletzten fassen (Rautek-Griff). Dann wird der Verletzte so hochgezogen, daß der Helfer das Gewicht des Verletzten durch Beugung nach hinten über die eigenen Knie hebelt (Abb. **30a–c**). Auf diese Weise kann eine verletzte Person schnell aus der Gefahrenzone gebracht werden.

4. Alle Knochenbrüche müssen besonders sorgfältig gelagert, geschient und transportiert werden. Bei bewußtlosen Patienten können Knochenbrüche häufig nicht sofort erkannt werden. Hier kann bei fehlender Behutsamkeit leicht ein einfacher Bruch in einen schwierigen Bruch verwandelt werden.

5. Lagerung. Bewußtlose Verletzte werden auf die Seite gelagert, dabei wird das nach unten liegende Bein gebeugt, so daß es den bauchwärts gedrehten Körper abstützt. Das Gesicht des Patienten wird dabei in einem Winkel von etwa 45 Grad zur Unterlage gedreht. Auf diese Weise kann Erbrochenes herausfließen. Ein evtl. vorhandenes Gebiß wird herausgenommen und aufbewahrt.

6. Bewußtlose Patienten sollten nach Möglichkeit auf die Seite gelagert werden, damit es im Falle des Erbrechens nicht zur Aspiration, zum Eindringen von Erbrochenem in die Luftwege und damit zum Ersticken kommt.

7. Verletzte, die bei Bewußtsein sind, bei denen aber Schockgefahr besteht, sollten so gelagert werden, daß die Füße höher als der Kopf liegen. Auch müssen solche Verletzte mit Decken warmgehalten werden (Abb. **31**). Auf keinen Fall soll aber versucht werden, Verletzte aufzuwärmen.

8. Lagerung des Verletzten auf die Trage. Bei der Lagerung von Verletzten auf eine Trage muß, besonders wenn Wirbelverletzungen oder

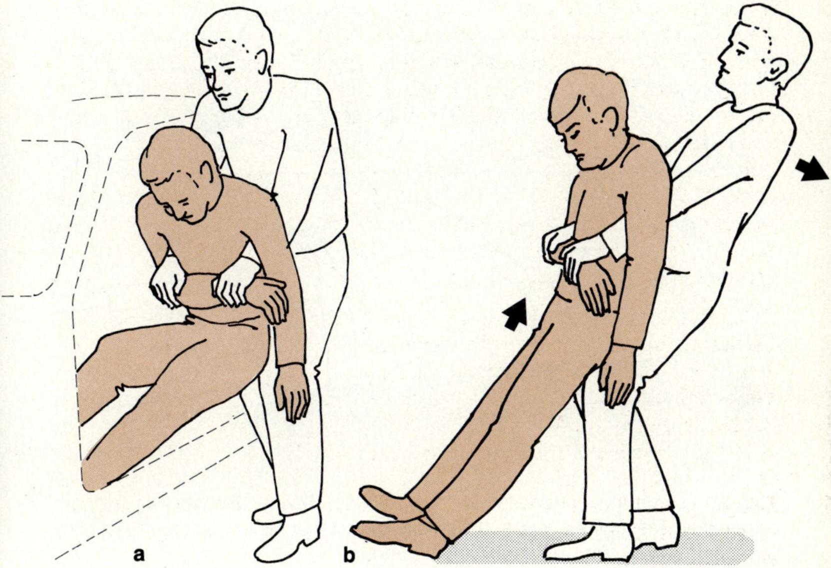

a b

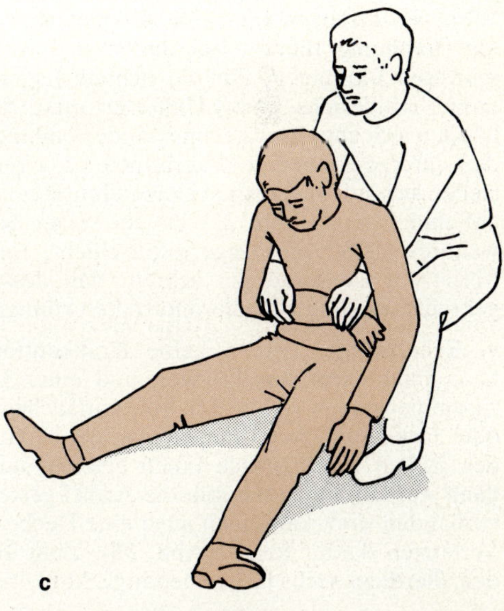

c

Abb. **30** Rautek-Griff: Bergen eines Verletzten aus einem Kraftwagen.
a Der Helfer tritt hinter den Verletzten und faßt unter der Achsel hindurch, wobei der Arm auf der Innenseite des Kraftwagens vor dem Oberkörper angewinkelt und vom Helfer gefaßt wird.
b Herausheben des Verletzten aus dem Kraftwagen über die eigenen Knie durch Nachhintenbeugen des Helfers.
c Bergen eines Verletzten von der Fahrbahn. Anheben und Wegziehen wie bei **b**

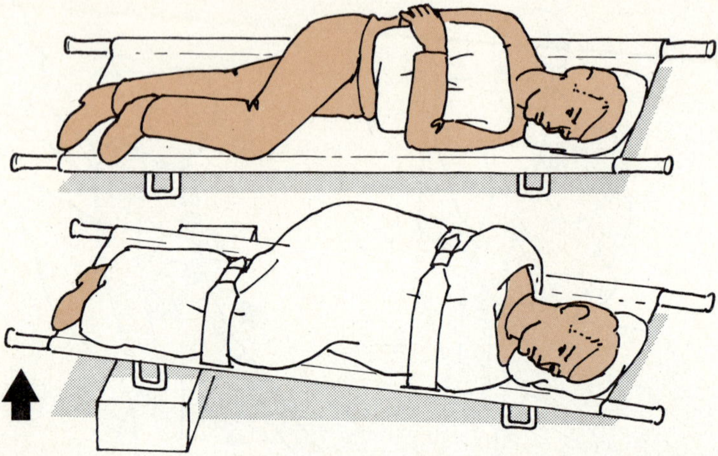

Abb. **31** Lagerung eines Patienten, der zwar bei Bewußtsein, aber im Schockzustand ist. Der Patient wird auf die Seite gelegt, mit einer Decke eingewickelt und das Fußende der Unterlage wird angehoben

innere Verletzungen angenommen werden, mit größter Vorsicht vorgegangen werden, damit beim Heben keine Abknickung erfolgt. Bei Wirbelverletzungen kann eine Abknickung zu Rückenmarkschädigung und Lähmung führen, bei Patienten mit inneren Verletzungen zu schweren Blutungen. Für die richtige Lagerung auf einer Trage sind immer mindestens 3 bis 4 Helfer erforderlich. (Abb. **32a** u. **b**). Diese können sich entweder nebeneinander hinknien und den Verletzten auf den untergeschobenen Unterarmen aufheben und umlagern, oder sie stellen sich mit gespreizten Beinen hintereinander über den Verletzten auf und heben (Abb. **33**) ihn an seiner Kleidung hoch, wobei ein weiterer Helfer die Trage unterschiebt. Bei jedem Aufheben eines Verletzten ist darauf zu achten, daß dessen Arme auf der Brust gekreuzt sind und nicht herunterfallen können.

9. Behelfstragen. Wenn keine Krankentrage zur Verfügung steht, kann man leicht aus Stangen und einer Decke eine Stangentrage zusammenstellen (Abb. **34**). Im Notfall kann man auch mit Mänteln oder Jacken und zwei Stangen eine Behelfstrage herstellen. Die Ärmel der Jacken werden nach innen gestülpt und die Jacke zugeknöpft, dann werden Stangen durch die Ärmel gesteckt. Wenn keine Stangen vorhanden sind, kann man auch eine Decke zusammenfalten und den Verletzten darauf rollen (Abb. **35**). Zum Tragen in der Decke werden allerdings sechs Helfer benötigt. Muß über längere Strecken getra-

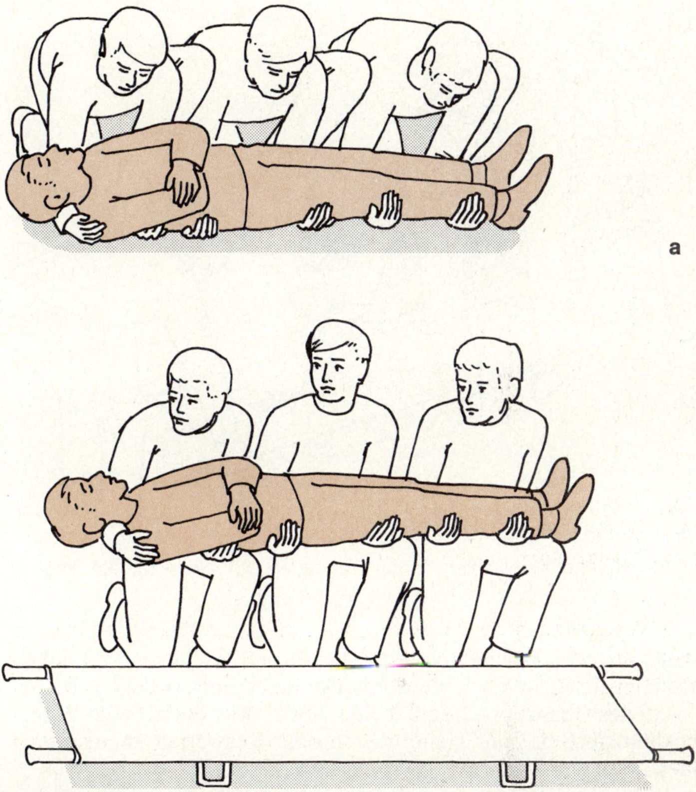

a

b

Abb. **32a** u. **b** Lagerung eines Verletzten auf einer Krankentrage, ohne daß dabei der Körper des Verletzten abgeknickt wird. Eine Hand eines Helfers muß dabei den Nacken fassen, damit der Kopf des Verletzten beim Aufheben nicht nach hinten fällt. Die Trage sollte von einem vierten Helfer untergeschoben werden

gen werden, so empfiehlt es sich, dazu die Füße mit einem Handtuch oder Halstuch in Achtertour zusammenzubinden, um das Herunterfallen eines Beines zu verhindern.

10. Tragen ohne Krankentrage. Wenn es auch behelfsmäßig nicht möglich ist, eine Trage herzustellen, können bewußtlose Patienten von mehreren Helfern behutsam in der Weise getragen werden, daß sie, wie bei der Lagerung auf eine Trage aufgehoben, von den Helfern dann aber an den eigenen Brustkorb gedrückt und so kürzere Strecken getragen werden. Dabei muß darauf geachtet werden, daß keine

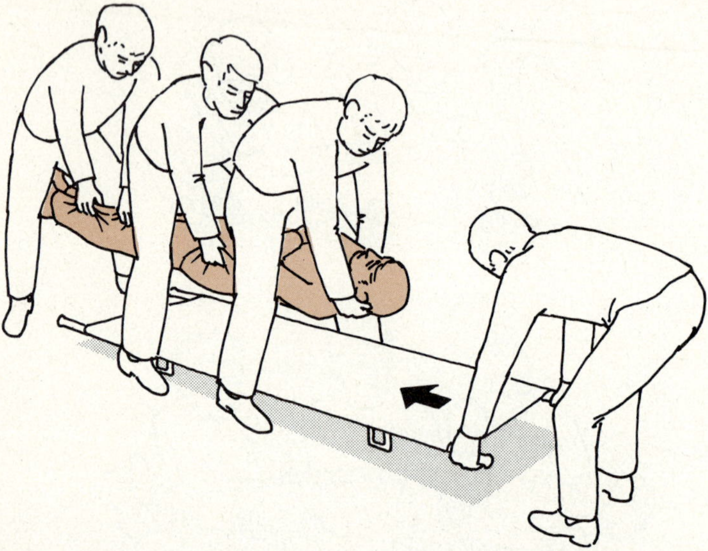

Abb. **33** Zweite Möglichkeit, einen Verletzten auf einer Krankentrage zu lagern

Abknickung der Wirbelsäule erfolgt und daß Nacken und Kopf des Verletzten sicher in der Unterarmbeuge eines Helfers liegen. Bei dieser Art des Transportes sind beide Füße, wie auch beide Hände, zweckmäßigerweise mit Handtüchern oder Krawatten aneinanderzubinden.

11. Im allgemeinen besteht keinerlei Anlaß zu übertriebener Eile, wenn zunächst eine sachgemäße Erste Hilfe durchgeführt wurde. Es ist besser, auf einen Krankenwagen (Abb. **36**) zu warten, als einen Patienten in einem Personenwagen (Abb. **37**) zu pferchen. Sehr viele Verletzungen werden verschlimmert, weil nicht auf ein geeignetes Transportfahrzeug gewartet wird.

12. Die Art des Transportes hängt von der Verletzung ab, wie auch von der Notwendigkeit zur Eile (drohende weitere Explosionen u. dgl.) und den vorhandenen Transportmitteln (z. B. Hubschrauber).

13. Es ist völlig sinnlos und falsch, wenn die Krankenwagen einen Schwerverletzten mit Blaulicht und Höchstgeschwindigkeit in das nächste Krankenhaus bringen. Die Erschütterungen, die diese Fahrweise mit sich bringt, haben schon oft die tödliche innere Blutung erst ausgelöst, der man zuvorkommen wollte. Ganz abgesehen von der Gefahr eines neuen Verkehrsunfalls!

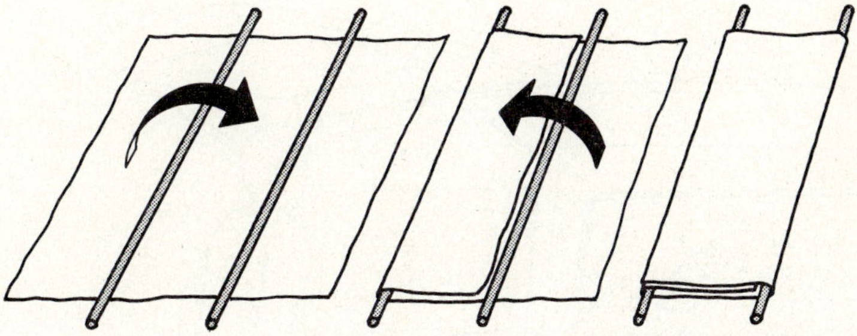

Abb. **34** Herstellung einer Behelfstrage aus einer Decke und zwei Stangen

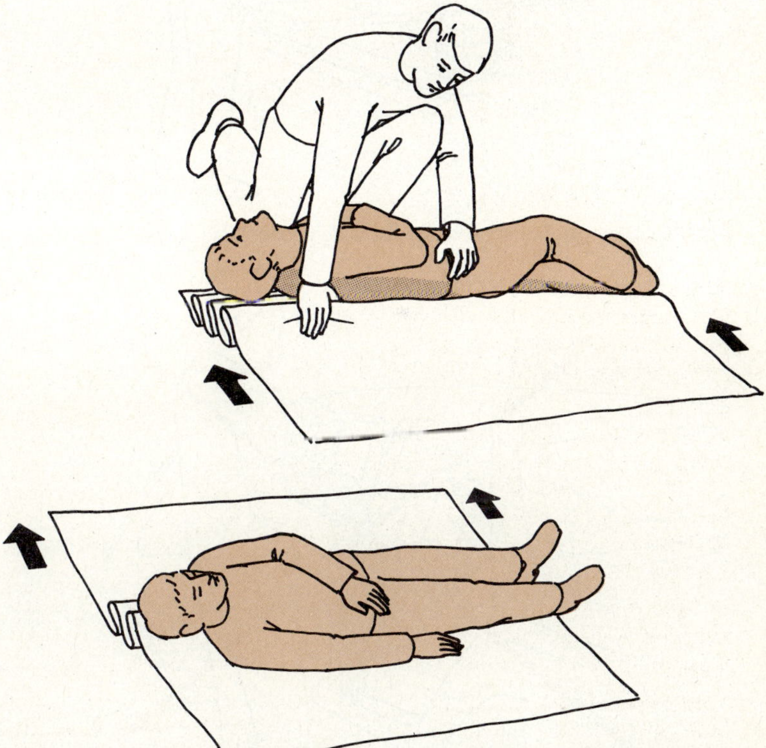

Abb. **35** Lagerung eines Verunglückten auf einer Decke, ohne den Verletzten aufzuheben

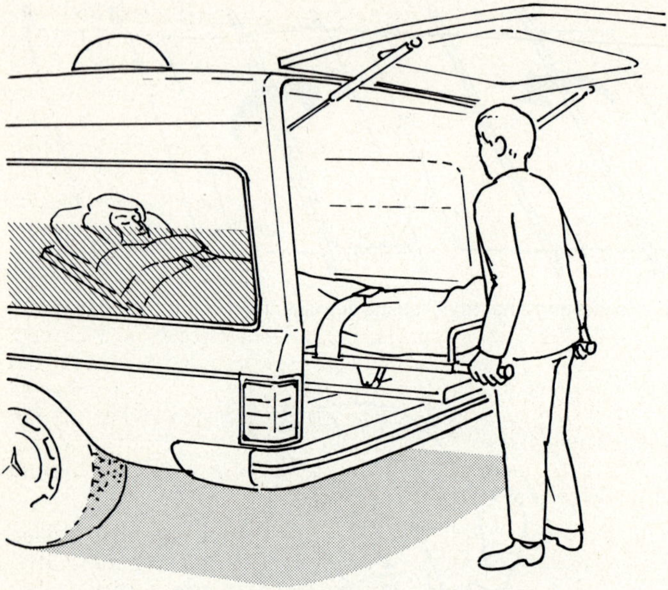

Abb. **36** Richtiger Transport im Krankenwagen oder Lieferwagen

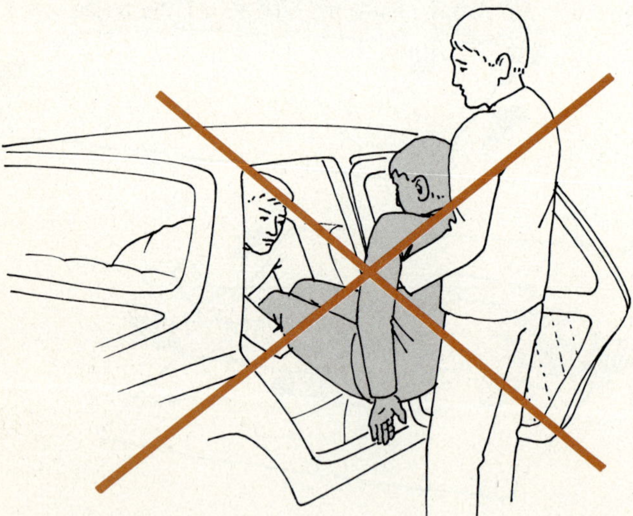

Abb. **37** Falscher Transport im Personenwagen. Bei einem solchen Transport können innere Verletzungen verschlimmert werden

14. Die Schwerverletzten müssen auf einer Trage, oder jedenfalls liegend, transportiert werden. Sind nur zwei Helfer verfügbar, so können sie einen Verletzten auch so tragen, daß ein Helfer von hinten unter den Achseln des Verletzten hindurchfaßt und seine Hände vor der Brust des Verletzten verschränkt. Der Kopf des Verletzten ruht dabei an der Schulter des Helfers. Ein weiterer Helfer trägt die Beine des Verletzten (Abb. **38**). Ist der Verletzte nicht allzu schwer verletzt und bei Bewußtsein, so können zwei Helfer in der Weise einen Sitz für den Verletzten bilden, daß sie sich gegenseitig, wenn sie einander gegenüberstehen, die eine Hand auf die Schultern legen und mit der anderen Hand das Handgelenk des anderen Helfers ergreifen (Abb. **39a** u. **b**). In dieser Stellung ermüden allerdings die Arme der Helfer schnell und ein Transport ist nur über kurze Entfernungen möglich. Besser geht das, wenn sie einen Tragring (Abb. **40**) haben und diesen anstelle des Unterarmes des anderen Helfers fassen. Ist ein Haus in der Nähe, so setzt man den Verletzten einfach auf einen Stuhl, ein Helfer ergreift die Lehne des Stuhles und der andere die Vorderbeine unterhalb der Sitzfläche. Ein nicht bewußtloser Verletzter kann so über längere Strecken ohne größere Anstrengung getragen werden (Abb. **41**).

Als letztes seien noch die Möglichkeiten erwähnt, wie man alleine einen Verletzten tragen kann. Der Rautek-Griff zur schnellen Bergung aus der Gefahrenzone wurde schon erwähnt (Abb. **30a–c**). Ein Bewußtloser kann entweder über der Schulter getragen werden, wobei man sich den Verletzten so auf die Schulter lädt, daß die Beine vorne

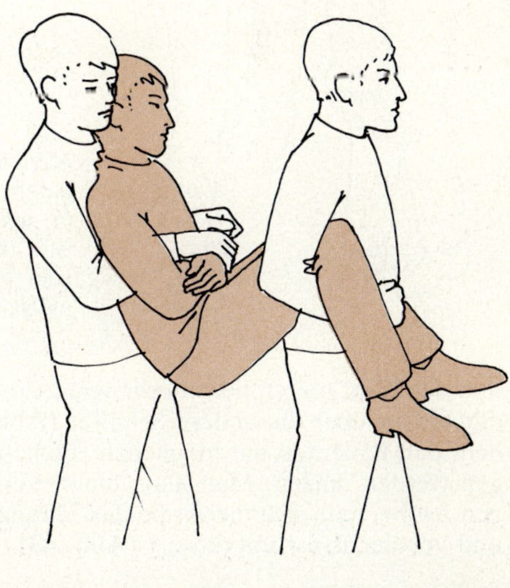

Abb. **38** Zwei Helfer tragen einen nicht bewußtlosen Verletzten, von dem sicher ist, daß er keine Verletzungen im Bereich des Bauches oder der Wirbelsäule hat

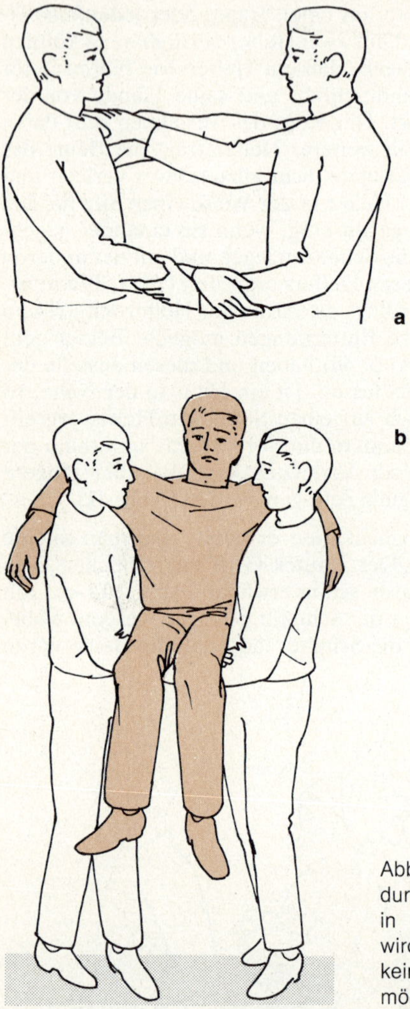

Abb. **39a** u. **b** Zwei Helfer bilden durch Kreuzen der Arme einen Sitz, in den der Verletzte hineingesetzt wird (**b**). Auf diese Weise ist jedoch kein Transport über längere Strecken möglich

und der Kopf hinten herunterhängen. Einen Arm des Verletzten zieht der Helfer über die andere Schulter (Abb. **42**). Es ist selbstverständlich, daß Patienten mit möglichen Rückenverletzungen nicht so getragen werden dürfen. Man kann einen Verletzten auch huckepack tragen, wobei man sich die Arme des Verletzten über die Schultern zieht und vor der Brust überkreuzt (Abb. **43**). Durch Neigung des eigenen

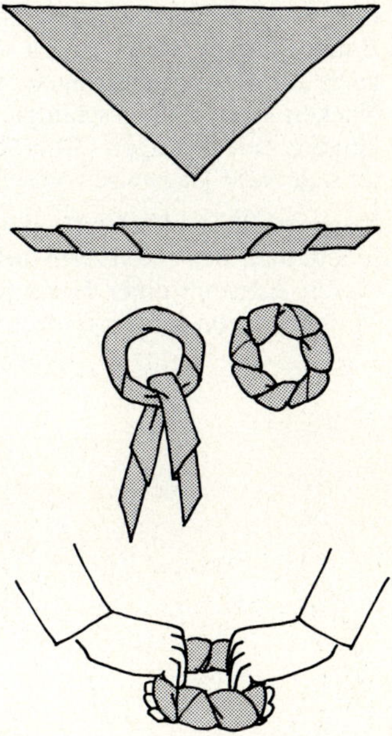

Abb. **40** Ein Tragring läßt sich auf einfache Weise aus einem Dreieckstuch herstellen, das zunächst zusammengedreht wird und dessen übereinandergeschlagene Enden dann so oft um die entstandene kreisförmige Schlinge gewickelt werden, bis ein Ring entsteht

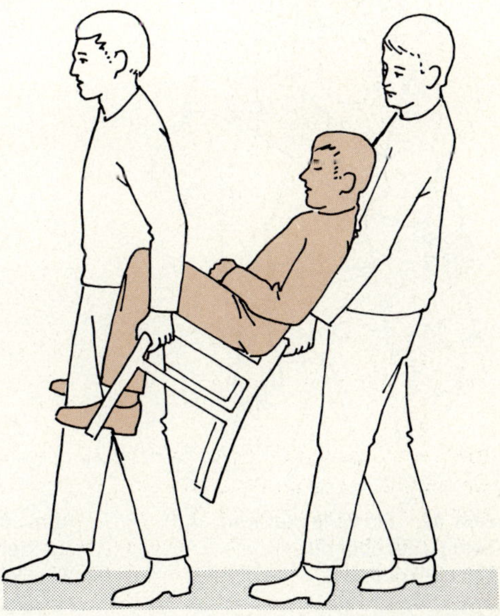

Abb. **41** Tragen eines leichter Verletzten mit Hilfe eines Stuhles

Oberkörpers nach vorne kann der Helfer so den Verletzten vom Boden emporhebeln. Einen nicht bewußtlosen Verletzten kann man auch auf den Armen tragen, wobei der Verletzte einen Arm um den Nacken des Helfers schlingt. Es ist leicht, Kinder auf diese Weise längere Zeit zu tragen (Abb. **44**). Bei sehr schweren Verletzten verbietet sich diese Tragweise von selbst.

Noch gehfähige Verletzte, die nur etwas benommen sind, führt man, indem man sich einen Arm des Verletzten um den Nacken schlingt und diesen Arm mit einer Hand festhält, während die andere Hand, den Verletzten von hinten umfassend, diesem unter der Achsel hindurch-

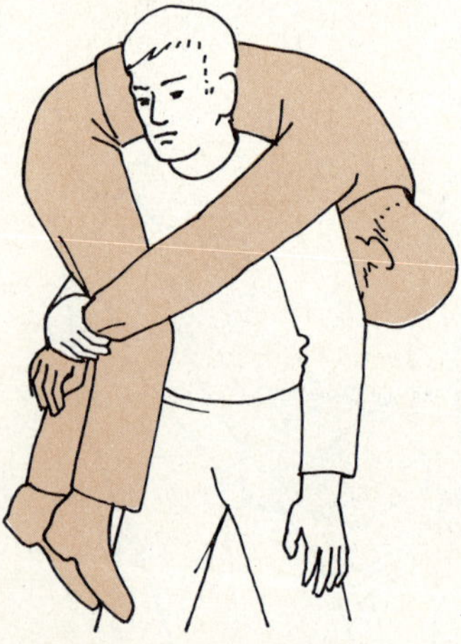

Abb. **42** Ein Verletzter wird vom Helfer über der Schulter getragen

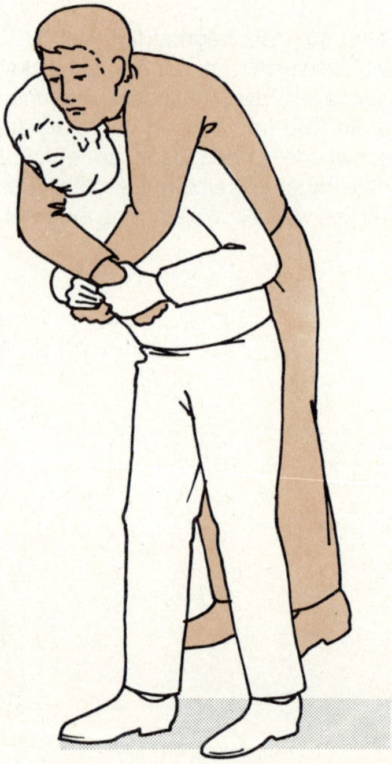

Abb. **43** Tragen eines Verletzten auf dem Rücken, wobei die Arme des Verletzten vor der Brust des Helfers gekreuzt werden

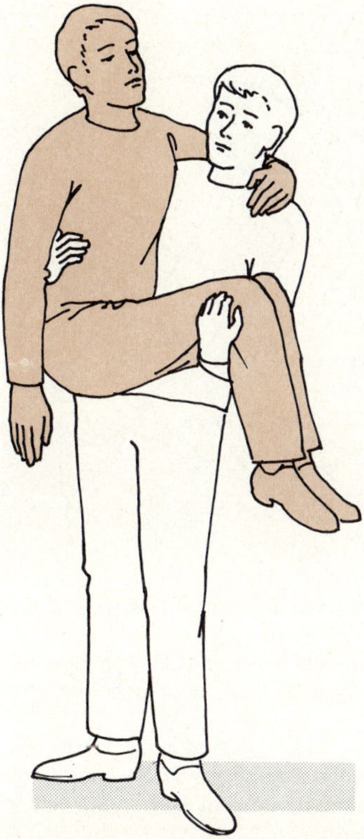

Abb. **44** Tragen eines Verletzten auf den Armen kann nur bei leichtgewichtigen Personen versucht werden

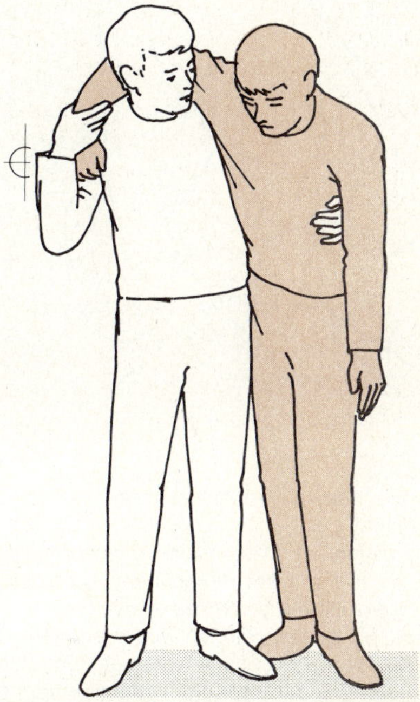

Abb. **45** Diese Art des Führens eines noch gehfähigen Verletzten ermöglicht es, ihn bei plötzlich einsetzender Bewußtlosigkeit langsam abgleiten zu lassen

greift. So kann man vermeiden, daß der Verletzte bei einem plötzlichen Kollaps zu Boden fällt. Man kann ihn jederzeit langsam und kontrolliert abgleiten lassen (Abb. **45**).

Helmabnahme bei Zweiradfahrern

Nachdem inzwischen alle Benützer von motorisierten Zweirädern Schutzhelme tragen müssen, erhebt sich bei Unfällen immer die Frage, ob der Helm abgenommen werden soll oder nicht. Die Helfer haben

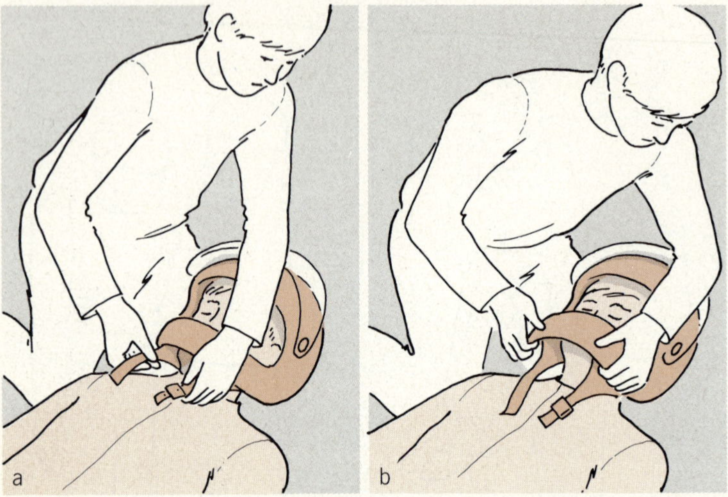

Abb. **46a–d** Lösen des Helms bei verunglückten Zweiradfahrern (nach Offermann)

a Kinnriemen des Helms öffnen, Visier öffnen und eventuell Brille abnehmen. Der Helfer kniet neben dem Kopf des liegenden Verletzten und lehnt den Oberschenkel als Stütze an den Helm

b Mit beiden Händen wird der untere Rand des Helms gespreizt. Dann wird der Helm, leicht nach hinten gekippt, vorsichtig abgezogen. Dabei werden der Helm und der Kopf des Verletzten vom Oberarm und vom Körper des Helfers gestützt

meist Angst vor eventuell vorhandenen Halswirbelverletzungen. Der Helm sollte nach einem Unfall auf jeden Fall noch an der Unfallstelle abgenommen werden (Abb. **46a–d**). Eine sachgemäße Hilfe bei aufgesetztem Helm ist nicht möglich, besonders nicht bei Bewußtlosigkeit und Atemstillstand. Es gibt zwei Methoden, den Helm sachgerecht abzunehmen, je nachdem, ob einer oder zwei Helfer zur Stelle sind. Bei beiden Methoden wird zuerst der Kinnriemen geöffnet, dann das Visier aufgeklappt, eine eventuell getragene Brille entfernt und dann der Helm in Längsrichtung, parallel zur Halswirbelsäule, abgezogen. Der Helfer kniet als Rechtshänder auf der rechten Körperseite in Kopfhöhe des Verunglückten.

Wenn ein zweiter Helfer vorhanden ist, so faßt dieser den jeweils seitlichen Helmrand mit beiden Händen, zieht den Helmrand soweit als möglich nach außen, kippt den Helm leicht nach hinten und zieht

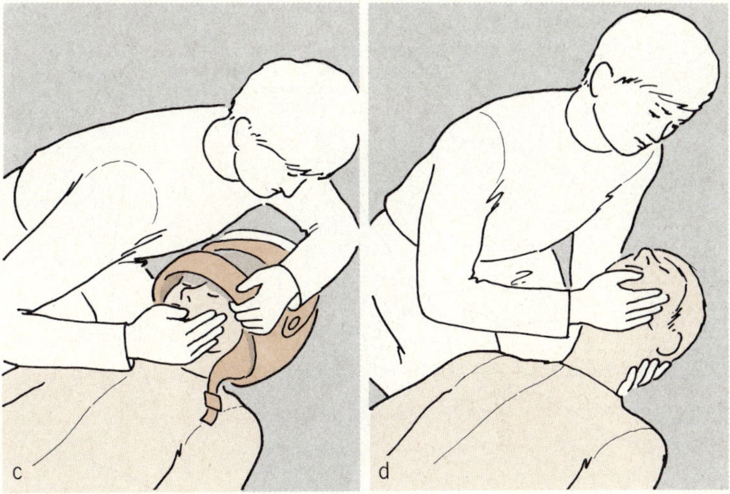

Abb. **46c** Man erkennt, wenn die Backenpolsterung und dann der Integralrand des Helms den größten Umfang des Kopfes (Nasenbereich) überschritten haben. Eine Hand greift jetzt ans Kinn, wobei der ganze Unterkiefer umschlossen werden sollte, und führt den Kopf vorsichtig nach hinten (Überstreckung), während der Helm mit der anderen Hand, unterstützt durch Arm und Brust, ganz abgezogen wird

d Während die erste Hand weiterhin das Kinn umfaßt, wird nun mit der anderen Hand der Kopf von hinten gesichert. Die Erste Hilfe kann beginnen

ihn langsam ab. Gleichzeitig faßt der erste Helfer in Längsrichtung ziehend mit der linken Hand, mit Daumen und Zeigefinger haltend, den Hinterkopf, der dann in seine Hohlhand gleitet. Die rechte Hand faßt das Kinn, mitziehend und so weit hochrutschend, daß das Kinn ebenfalls in die Hohlhand zu liegen kommt. Daumen und Zeigefinger sind dann frei, um im Falle einer Atemspende den Mund des Verletzten sicher verschließen zu können. Dieser Zangengriff des ersten Helfers gewährleistet sowohl die Längsstreckung der Halswirbelsäule wie die Rückneigung des Kopfes, die für die Atemspende nötig ist (Abb. **47**). Mit dieser Methode läßt sich der Helm in jeder Körperlage abnehmen. Wenn keine zwei Helfer vorhanden sind, muß im Prinzip genauso verfahren werden, nur kann der Zangengriff erst nach dem Abziehen des Helmes ausgeführt werden.

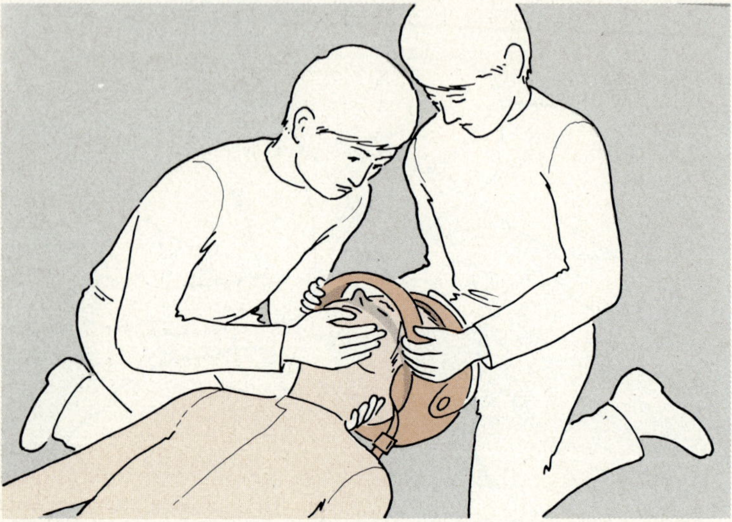

Abb. **47** Helmabnahme durch zwei Helfer

Der bewußtlose Patient

Unfähigkeit, die Umwelt wahrzunehmen, erloschene Schutzreflexe bei tiefer Bewußtlosigkeit – Atmung freihalten, stabile Seitenlage (Aspirationsgefahr), bei ungenügender Atmung Atemspende, bei Herzstillstand äußere Herzmassage und Atemspende, Schutz vor Unterkühlung, schonender Transport

Die Bewußtlosigkeit ist charakterisiert durch die Unfähigkeit des Kranken oder Verletzten, die Umwelt wahrzunehmen und geordnete Bewegungen durchzuführen. Die Muskulatur ist entweder erschlafft oder es bestehen Krämpfe der Gesichts- bzw. Bein- oder Armmuskulatur. Lebenswichtige Schutzreflexe, wie der Husten-, Nies- oder Würgereflex sind gestört oder erloschen.

Auch der Begriff **Koma** bezeichnet einen bewußtlosen Zustand, wenn Entgleisungen des Stoffwechsels zur Bewußtlosigkeit geführt haben, z. B. diabetisches Koma bei der Zuckerkrankheit (Diabetes mellitus) oder urämisches Koma bei Nierenkrankheiten.

Der bewußtlose Patient stellt den Helfer vor schwierige Aufgaben, da die Ursachen, die zur Bewußtlosigkeit geführt haben, oft schwer zu erkennen sind. Daher ist es wichtig, daß die richtige Diagnose sobald als möglich gestellt wird, um eine sinnvolle Therapie einleiten zu können. Angaben von Angehörigen oder Augenzeugen oder auch die äußeren Umstände, die zur Bewußtlosigkeit geführt haben, können die Diagnose erleichtern.

Ursachen der Bewußtlosigkeit

Die Ohnmacht („orthostatischer Kollaps") ist vom Schock durch Volumenmangel (S. 26) scharf zu trennen. Dieses Ereignis tritt fast nur im Stehen ein. Kurz vor der Ohnmacht tritt oft Brechreiz oder Erbrechen auf. Häufiger besteht ein Schwindel- und Kältegefühl. Das Gesicht ist weiß verfärbt und mit Schweiß bedeckt. Kurz bevor der Patient bewußtlos zu Boden stürzt, dreht sich alles vor seinen Augen. Während der Ohnmacht ist der Puls langsam, die Atmung ist beschleunigt und setzt manchmal sogar kurz aus. Die Dauer einer Ohnmacht schwankt zwischen wenigen Sekunden und mehreren Minuten. Das Bewußtsein kehrt langsam zurück, der Patient kann sich gewöhnlich nicht an den Ohnmachtsanfall erinnern. Die Ursache der Ohnmacht ist eine Blutverteilungsstörung: Das Blut sackt in die unteren Körperregionen ab und fließt nur langsam zum Herzen zurück. Durch den Sauerstoffmangel im Gehirn kommt es zur Bewußtlosigkeit.

Sofortmaßnahmen:

Flachlagerung mit Hochlagerung der Beine bringt rasche Hilfe. Die Verabreichung von gefäßverengenden Mitteln ist meist unnötig und darf außerdem nur durch einen Arzt erfolgen. Kehrt das Bewußtsein nicht zurück, muß der Patient in Seitenlage gelagert werden.

Schädel-Hirn-Verletzungen

Schädel-Hirn-Verletzungen sind immer als schwere Verletzung zu betrachten und kommen sehr häufig vor: In der Bundesrepublik Deutschland erleiden jährlich etwa 150000–200000 Menschen eine Schädel-Hirn-Verletzung, davon 30000–50000 eine schwere. Etwa 14000 sterben. Der Anteil der Kopfverletzungen bei tödlichen Verkehrsunfällen beträgt 70%.

Aus systematischen und praktischen Gründen unterscheidet man zwischen **Primär- und Sekundärschaden.**

Der **Primärschaden** entsteht entweder durch direkte Gewalteinwirkung am Kopf, mit den Zeichen einer äußeren Verletzung – Schürfungen, Prellmarken und Weichteilverletzungen –, oder durch indirekte Gewalteinwirkung, wie positive oder negative Beschleunigung. Hier fehlen häufig äußerlich sichtbare oder tastbare Verletzungen; trotzdem können schwerste und ausgedehnte Schädigungen der Hirnsubstanz vorliegen.

Die wichtigsten **Ursachen der Sekundärschäden** sind eine ungenügende Sauerstoffversorgung des Gehirns als Folge einer peripheren oder zentralen Atem- oder Kreislaufstörung, Blutungen in das Schädelinnere und eine Volumenzunahme des Gehirns durch Hirnschwellung (Hirnödem).

Durch die unverzügliche Einleitung der Sofortmaßnahmen können die Sekundärschäden vermindert und die Überlebenschancen verbessert werden.

Sofortmaßnahmen:

Atmung freihalten, bei ungenügender Atmung Atemspende, Oberkörper leicht hochlagern (etwa 30 Grad), bei Bewußtlosen stabile Seitenlage, sobald als möglich Sauerstoffzufuhr.

Ärztliche Maßnahmen: Bei unökonomischer Atmung und bei Bewußtlosen Intubation und Beatmung mit sauerstoffangereicherter Luft. Kreislaufstabilisation. Hirnödemprophylaxe mit 20–40 mg Dexamethason (Fortecortin) i.v.(?).

Herzkrankheiten

Ursachen, Symptome und Sofortmaßnahmen: s. Kapitel „Kardiovaskuläre Notfälle“ (S. 175).

Schock

Ursachen, Symptome und Sofortmaßnahmen: s. Kapitel „Schock“ (S. 25ff.).

Diabetisches Koma

Eine nicht bekannte oder ungenügend behandelte Zuckerkrankheit (Diabetes mellitus) kann zum Koma und damit zur Bewußtlosigkeit führen. Das Coma diabeticum ist die schwerste akute Komplikation des Diabetes mellitus. Ursache ist eine chronische Erkrankung der Bauchspeicheldrüse (Pankreas). Hierdurch kommt es zu einer mangelhaften Verwertung des Zuckers und damit zu einem erhöhten Blutzuckergehalt. Durch den gleichzeitig gestörten Fettstoffwechsel – durch unvollständigen Abbau des Fettes werden Säuren, wie β-Oxybuttersäure und Azet-Essigsäure gebildet – kommt es zur Ansäuerung (Azidose) des Gewebes. Diese führt wiederum zur sogenannten Kußmaul-Atmung: Diese Atmung ist vertieft, die Pause, die normalerweise auf die Ausatmung folgt, ist aufgehoben, auf die Ausatmung erfolgt sofort wieder die Einatmung.

Vorboten der Bewußtlosigkeit sind Müdigkeit, Schlappheit und Appetitlosigkeit. Im Koma ist die Haut trocken, warm und meist gerötet, die Temperatur und der Blutdruck sind erniedrigt, die Atemluft riecht wegen des Azetongehaltes nach Obst.

Sofortmaßnahmen:

Freihaltung der Atemwege, Verständigung des Arztes und Transport ins Krankenhaus.

Hypoglykämisches Koma

Dieses kann bei Zuckerkranken auftreten, wenn der Blutzuckergehalt erniedrigt ist. Angst, Schweißausbruch, Herzklopfen, Hungergefühl und mitunter anhaltende Bewußtlosigkeit sind charakteristisch. Beim hypoglykämischen Koma kann es zu ernsten Störungen der Hirntätigkeit mit Lähmungen und Krämpfen kommen. Im Gegensatz zum diabetischen Koma ist die Haut feucht und die Atmung normal. Die Atemluft riecht nicht nach Obst.

Sofortmaßnahmen:

Durch Zuckergaben kann dieser Zustand rasch behoben werden.

Urämisches Koma

Dies kann als Folge von Nierenkrankheiten auftreten. Solche Kranke wird man nicht auf der Straße finden, sondern wohl immer in ihren Wohnungen. Angehörige oder Nachbarn berichten möglicherweise, daß der Kranke vorher über Sehstörungen und Kopfschmerzen geklagt hat und manchmal auch etwas verwirrt war. Die Atmung ist vertieft und beschleunigt. Die Atemluft riecht nach Urin. Die Zunge ist trokken, die Haut kalt und trocken. Der Puls ist kräftig, der Blutdruck ist erhöht.

Sofortmaßnahmen:

Den Kranken warmhalten und baldmöglichst ins Krankenhaus transportieren.

Atemstillstand

Ursachen, Symptome und Sofortmaßnahmen: s. Kapitel „Wiederbelebung“ (S. 29).

Epilepsie

Die Epilepsie oder Fallsucht – auch Grand mal genannt – ist eine Krankheit, die in etwa ein Drittel der Fälle ererbt ist und in etwa zwei Drittel der Fälle als Folge von Erkrankungen des Gehirns auftritt, z. B. Enzephalitis, Schädel-Hirn-Trauma, Gehirntumoren, Gehirnarteriensklerose sowie Intoxikationen. Aber auch fieberhafte Infekte, Alkohol- oder Medikamentenentzug können auslösende Faktoren sein.

Häufig gehen dem Anfall eine depressive Verstimmung, Reizbarkeit, Kopfschmerzen, Schlaflosigkeit und optische oder akustische Mißempfindungen voraus (Prodromalzeichen).

Man unterscheidet den einzelnen generalisierten Anfall – **Grand mal** – und gehäufte generalisierte Anfälle – **Status epilepticus.** Beim Status epilepticus, der Stunden andauern kann, erfolgen die Anfälle so rasch, daß der Patient zwischenzeitlich das Bewußtsein nicht oder nur unvollständig erlangt. Der Status epilepticus stellt eine lebensbedrohliche Notfallsituation dar. Die Sterblichkeit (Letalität) beträgt auch bei optimaler Therapie 10%. Gefährdung durch: Hirnödem, Atemlähmung und Herzstillstand und hohe Körpertemperaturen (Hyperthermie).

Symptome: Plötzliches Hinstürzen (daher Fallsucht) und Initialschrei, generalisierter Krampf mit Atemstillstand (Dauer 10–30 Sekunden) und bläulicher Verfärbung der Haut (Zyanose), anschließend Muskelzuckungen von etwa 1–3 Minuten Dauer, kurzer oder längerer Nachschlaf, weite und lichtstarre Pupillen, Zungenbiß (gelegentlich), Schaum vor dem Mund (gelegentlich) und mitunter Abgang von Urin (Spontanmiktion) und Stuhlabgang (Spontandefäkation).

Sofortmaßnahmen:

Atemwege freihalten, Kopfseitenlage oder Halbseitenlagerung (Aspirationsgefahr), Kleider lockern (Erstickungsgefahr), weichen Gegenstand – Taschentuch oder Gummikeil – ohne Gewaltanwendung zwischen die Zähne (Vermeidung von Zungenbiß oder Mundschleimhautverletzung).

Ärztliche Maßnahmen: 10 mg Diazepam (Valium) oder 250 mg Diphenylhydantoin (Epanutin) langsam i. v.; wenn erforderlich Intubation und Beatmung, bei Herzstillstand äußere Herzmassage. Rascher Transport in die Klinik. In der Klinik: 750 mg Epanutin als Dauerinfusion über 24 Stunden; bei ungenügender Wirkung 0,5 mg Thiopental als Dauerinfusion, vorher 0,5 mg Atropin s. c.; evtl. maschinelle Beatmung. Die weitere Therapie richtet sich nach dem Verlauf.

Schlaganfall

Unter einem Schlaganfall oder apoplektischen Insult – auch zerebrovaskulärer Insult genannt – versteht man plötzlich auftretende neurologische Ausfallserscheinungen, die durch eine Durchblutungsstörung (Zirkulationsstörung) des Gehirns hervorgerufen werden. Die wichtigsten Ursachen zerebrovaskulärer Insulte sind Thrombosen (60%) und Embolien (20%) der Hirngefäße oder Blutungen (20%) bei Arteriosklerose. Häufig sind Begleiterkrankungen wie Diabetes mellitus oder arterielle Hypertonie (Bluthochdruck) bekannt.

Vorboten (Prodromalzeichen) wie Kopfschmerzen, Schwindel und eine kurzanhaltende Sprachlähmung (Aphasie) können dem akuten Ereignis vorausgehen.

Symptome: Beim schweren apoplektischen Insult tritt sofort Bewußtlosigkeit ein. Es entwickelt sich rasch eine Halbseitenlähmung (Hemiplegie), d. h., der Patient kann nur Arm und Bein einer Seite bewegen.

Eine Lähmung beider Seiten (Tetraplegie ist selten, sie tritt bei einem Insult im Hirnstammbereich auf. Außerdem entwickelt sich eine halbseitige Gesichtslähmung: der Mund steht offen, ein Mundwinkel hängt nach unten, ein Auge kann nicht ganz geschlossen werden. Es kommt zu einer Änderung der Blickrichtung („Der Patient schaut den Herd an").

Der schwere Insult erfordert sofortige und oft lebensrettende Maßnahmen im Anfangsstadium. Eine Kenntnis der auslösenden Ursache ist für die Einleitung der Ersten Hilfe nicht erforderlich.

Sofortmaßnahmen:

Atemwege freihalten, Halbseitenlage wegen Aspirationsgefahr, bei ungenügender Atmung Atemspende und sofortiger und schonender Transport in die Klinik.

Ärztliche Maßnahmen:
Die Therapie richtet sich nach der auslösenden Ursache, den Begleiterkrankungen und der klinischen Symptomatik.

Vergiftungen

Atmung freihalten, stabile Seitenlage (Aspirationsgefahr), bei ungenügender Atmung Atemspende, bei Herzstillstand Herzmassage kombiniert mit Atemspende, wenn möglich Giftentfernung, schonender Transport.

Unter einem Gift versteht man einen festen, flüssigen oder gasförmigen Stoff, der – wenn er in entsprechend großer Menge ein- bzw. aufgenommen wird – durch seine physikalischen oder chemischen Eigenschaften im Körper zu schädlichen Wirkungen und sogar zum Tode führen kann, wenn nicht rechtzeitig mit Erster Hilfe und ärztlicher Versorgung begonnen wird.

Die Aufnahme des Giftes kann durch Schlucken, durch Einatmung in die Lungen und Aufnahme durch die Haut erfolgen.

Das Ziel der Ersten Hilfe ist also die Erhaltung des Lebens durch Allgemeinmaßnahmen:

1. Wegbringen der Vergifteten aus dem Gefahrenbereich bei Vergiftungen durch Gase und Dämpfe,
2. Einleitung der Elementarhilfe,
3. Giftentfernung aus dem Körper,
4. Überführung in ärztliche Behandlung,
5. Sicherstellung der vermuteten giftigen Substanz (Tablettenröhrchen usw.).

Die rasche Wahl und die gezielte Durchführung der ersten Hilfsmaßnahmen ist bei den akuten Vergiftungen entscheidend. Ist keine spezifische Therapie möglich, so muß neben der Giftentfernung mit der Elementarhilfe begonnen werden.

Wegbringen des Vergifteten aus dem Gefahrenbereich bei Vergiftungen durch Gase und Dämpfe

Bei Vergiftungen dieser Art muß der Vergiftete baldmöglichst aus der Gefahrenzone, unter Rücksichtnahme auf die eigene Sicherheit, geborgen werden. Zur eigenen Sicherheit dienen Gasmasken, aber auch die Beachtung von Explosionsgefahr.

Weitere Sofortmaßnahmen:
- Elementarhilfe,
- sobald als möglich Sauerstoffzufuhr,
- Schutz vor Wärmeverlust,
- Transport in die Klinik.

Elementarhilfe

Hier gilt die ABC-Regel der Wiederbelebung:

A Atmung freihalten:
Seiten- oder Rückenlage mit überstrecktem Kopf,
evtl. Einlegen eines Rachentubus,

B Beatmung (Atemspende bei ungenügender Atmung oder Atemstillstand);

C Zirkulation (Kreislauf) und Herztätigkeit erhalten:
bei Schockzuständen Flachlagerung und evtl. Beinhochlagerung,
bei Herzstillstand äußere Herzmassage, kombiniert mit Atemspende.

Giftentfernung

Im Frühstadium, bis etwa 3–4 Stunden nach der Giftaufnahme, soll eine möglichst rasche und vollständige Giftentfernung aus dem Körper angestrebt werden. Bei Giftaufnahme durch Schlucken (orale Giftaufnahme) sollte so schnell wie möglich der Magen entleert werden, um wenigstens die Resorption noch im Magen befindlicher Giftstoffe zu verhindern. Dies kann beim **nicht bewußtlosen** Vergifteten durch folgende Maßnahmen erreicht werden:

Erbrechen

Salzwassermethode. Man läßt den Vergifteten schnell etwa ½ l warmes Salzwasser trinken. Man gibt hierzu auf ein Mundglas 1–2 Eßlöffel Salz. Dann wird die Rachenhinterwand mit dem Finger oder einem Löffelstiel gereizt, bis der Vergiftete erbricht. Das Trinken von war-

mem Salzwasser muß so lange wiederholt werden, bis klare Flüssigkeit erbrochen wird.
Kleinkinder und Kinder läßt man viel Himbeersaft trinken. Dann legt man das Kind mit dem Kopf nach unten quer über das Knie des sitzenden Helfers, so daß der Bauch komprimiert wird. Nun wird mit dem Finger oder einem Löffel die Rachenhinterwand bis zum Eintreten des Erbrechens gereizt.

Merke:
Die Kochsalzmethode darf bei Benzin- und Petrolvergiftungen nicht angewendet werden, ebenso auch nicht bei Säure- und Laugenvergiftungen.

Ärztliche Maßnahmen:

Provoziertes Erbrechen durch Apomorphin: 0,1 mg/kg KG s.c. Wegen der reflektorischen Gefäßerweiterung mit Kollapsgefahr ist es zweckmäßig, Apomorphin zusammen mit 0,1 mg/kg KG Novadral s.c. zu geben. Zur Beendigung des Erbrechens und bei Auftreten von Atemstörungen kann die Apomorphinwirkung durch 0,005 mg/kg KG Narcanti i. v. aufgehoben werden.
Bei Kleinkindern ist das provozierte Erbrechen wegen größerer Kollapsgefahr und Atemdepression nicht zu empfehlen.

Magenspülung

Sie darf nur vom Arzt oder Notarzt durchgeführt werden. Beim bewußtlosen Patienten muß zur Vermeidung einer Aspiration vorher intubiert werden.

Nach Einführung eines Magenschlauches – allein der Versuch des Einführens führt schon häufig zum gewünschten Erbrechen – wird mehrmals die Spülung des Magens mit jeweils ca. 300–400 ml warmem Wasser durchgeführt. Das erste Spülwasser soll zur Giftbestimmung aufgehoben werden (Abb. 48).

Zur raschen Bindung (Adsorption) der Gifte ist es zweckmäßig, Tierkohle zuzufügen: Jeder Spülung etwa 8 g, der letzten Spülung etwa 30–40 g.

Magenausheberung

Zur Ausheberung des Magens führt man einen dünneren Schlauch am besten durch die Nase in den Magen ein und läßt den Mageninhalt durch einfache Heberwirkung ablaufen. Durch die Magenausheberung wird eine beschleunigte Entleerung von Mageninhalt in den Darm vermieden. Aufbewahrung des Mageninhaltes zur chemischen Untersuchung.

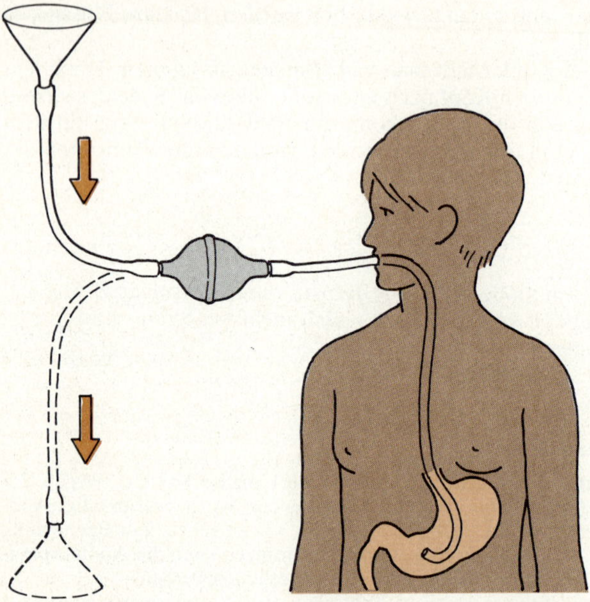

Abb. **48** Magenspülung. Der Magenschlauch liegt im Magen, die Spülflüssigkeit läuft aus dem angehobenen Trichter ein. Vorher wird der Schlauch mit Hilfe des zwischengeschalteten Gummiballons luftleer gemacht. Bevor alle Flüssigkeit aus dem Trichter eingelaufen ist, wird er gesenkt. Nach dem Heberprinzip läuft dann die Flüssigkeit mit dem Mageninhalt wieder zurück. Dies wird so oft wiederholt, bis nur klares Wasser zurückkommt

Merke:

Keine Magenspülung und keine Giftentfernung durch Erbrechen bei

- bewußtlosen Vergifteten,
- Verätzungen durch Trinken von Säuren und Laugen und
- Vergifteten, bei denen die Giftaufnahme schon länger als 3 bis 4 Stunden zurückliegt (Punkt 3 gilt nur für den Laien!).

Giftentfernung aus dem Darm

Außer der Giftentfernung aus dem Magen besteht die Möglichkeit, das Gift auf dem Wege über den Darm aus dem Körper zu entfernen. Zu diesem Zweck gibt man in die letzte Spülung zusätzlich zu der

Tierkohle noch etwa 30 g Glaubersalz (Natriumsulfat), um den Transport des an die Kohle gebundenen Giftes aus dem Darm zu beschleunigen. Die letzte Spülung muß also im Magen belassen werden.

Giftentfernung aus dem Auge

Säure- oder Laugenspritzer, die ins Auge gelangen, können zu völliger Erblindung führen, wenn nicht sofort eine Spülung mit Wasser, die etwa 10–15 Minuten lang durchgeführt werden soll, eingeleitet wird. Am zweckmäßigsten geschieht dies, wenn ein Helfer den zur Seite des geätzten Auges gedrehten Kopf hält und ein zweiter Helfer die Lider spreizt. Der Wasserstrahl soll ohne größeren Druck direkt in den inneren, nasennahen Winkel des geätzten Auges einfließen. Technisch einfacher und für den Verletzten angenehmer ist die Spülung des Auges mit Wasser aus etwa 10 cm Höhe beim liegenden Patienten mit zurückgeneigtem Kopf. Auf keinen Fall darf zur Neutralisation von Lauge Säure und zur Neutralisation von Säure Lauge ins Auge gegeben werden, da es hierdurch zu noch schwereren Schäden kommen kann.

Giftentfernung bei Aufnahme durch die Haut

Fettlösliche Mittel, z. B. Anilin und Chlorkohlenwasserstoffe, können bei Einwirkung auf die Haut tödliche Vergiftungen hervorrufen. Sorgsames Waschen der Haut mit warmem Wasser und reichlich Seife ist erforderlich. Bei Verätzungen der Haut mit Laugen und Säuren oder Einwirkung von Pflanzenschutzmitteln, z. B. E 605, genügt eine sorgsame Spülung mit viel Wasser, mindestens 30 Minuten lang, z. B. unter der Dusche.

Überführung in ärztliche Behandlung

Der Transport soll rasch, aber nicht überstürzt erfolgen. Auf Freihaltung der Atemwege und Vermeidung von Aspiration ist zu achten. Bei Atemstillstand muß die Atemspende und bei Herzstillstand die äußere Herzmassage, kombiniert mit Atemspende, auch während des Transportes durchgeführt werden. Auskühlung und Überwärmung sollen vermieden werden.

Die wichtigsten Vergiftungen und Verätzungen

Im Rahmen dieses Buches für Erste Hilfe können nur die häufigsten und wichtigsten Vergiftungen kurz besprochen werden. Die rasche Wahl und die gezielte Durchführung der ersten Hilfsmaßnahmen ist bei den akuten Vergiftungen entscheidend. Ist keine spezifische Therapie möglich, so muß neben der Giftentfernung mit der Elementarhilfe begonnen werden.

Zur besseren Übersicht und zum besseren Verständnis kann man die Vergiftungen in sechs Gruppen einteilen:

1. **Arzneimittelvergiftungen,**
   hierzu gehören u. a.
   Vergiftungen mit Schlaf- und Beruhigungsmitteln, Morphiumvergiftung.
2. **Lebensmittel- und Genußmittelvergiftungen,**
   Staphylokokken-Toxin-Vergiftung,
   Botulinus-Toxin-Vergiftung,
   Salmonelleninfektion,
   Pilzvergiftungen,
   Alkoholvergiftung.
3. **Vergiftungen mit tierischen Giften,**
   Insektenstiche,
   Schlangenbisse.
4. **Vergiftungen mit Pflanzenschutzmitteln.**
5. **Vergiftungen durch Dämpfe und Gase,**
   Kohlenmonoxidvergiftungen,
   Blausäurevergiftungen.
6. **Säure- und Laugenvergiftungen.**

Arzneimittelvergiftung

Bewußtseinstrübung bis Bewußtlosigkeit – Atmung freihalten, evtl. Atemspende, bei Herzstillstand Atemspende und Herzmassage, schonender Transport in die Klinik

Schlafmittel

Sie sind am häufigsten und können bei entsprechend eingenommenen hohen Dosen zu bedrohlichen Atemstörungen und auch zum Atemstillstand führen. Oft wird die Einnahme der Schlaftabletten mit alkoholischen Getränken kombiniert. Die Folge ist, daß eine Schlafmittelvergiftung durch den Alkoholgeruch der Atemluft leicht mit einem Alkoholrausch bzw. einer Alkoholvergiftung verwechselt werden kann. Auch die Unterscheidung von anderen Vergiftungen und Erkrankungen wie z. B. Schlaganfall (Apoplexie) ist zuweilen schwierig. In der Umgebung aufgefundene leere Medikamentenpackungen, Tablettenröhrchen und Arzneiflaschen können die Diagnose erleichtern und sichern helfen, führen aber auch nicht selten auf eine falsche Spur. Wird der Vergiftete erst spät aufgefunden, d. h. mehrere Stunden nach der Giftaufnahme, so bietet er durch die inzwischen meist eingetretene tiefe Bewußtlosigkeit, den Schockzustand, die häufig auch vorhandene Unterkühlung und die Blauverfärbung der Haut, die Folge einer ungenügenden Spontanatmung ist, ein sehr schweres Krankheitsbild. Die Pupillen werden erst weit, wenn die eingeschränkte Atmung in die Atemlähmung übergeht.

Symptome:

- Bewußtseinstrübung bis Bewußtlosigkeit,
- ungenügende Atmung bis Atemstillstand,
- Schockzustand (niedriger Blutdruck),
- bläuliche Verfärbung der Haut infolge eingeschränkter Atmung und niedrigem Herzzeitvolumen,
- verringerte bis aufgehobene Schmerzempfindlichkeit,
- erloschene Schutzreflexe.

Sofortmaßnahmen:

Wiederbelebung nach dem ABC-Schema, wenn möglich Giftentfernung, Schutz vor Wärmeverlusten, schonender Transport.

Ärztliche Maßnahmen:

Ziel der ärztlichen Maßnahmen ist die Erhaltung bzw. Wiederherstellung einer normalen Atmung und die Stabilisierung des Kreislaufs: Intubation und Beatmung mit sauerstoffangereicherter Luft, Volumensubstitution.

In der Klinik wird, wenn nötig, eine maschinelle Beatmung durchgeführt. Der Schock wird mit Plasma und Plasmaersatzmittel bekämpft, der Säure-Basen-Haushalt korrigiert und schließlich wird durch Erhöhung des Harnflusses (Diurese) oder Hämoperfusion eine raschere Giftausscheidung erreicht.

Beruhigungsmittel

Viele Beruhigungsmittel enthalten Atropin oder Belladonna. Auch in den Tollkirschen, im Bilsenkraut und im Stechapfelsamen ist diese

Substanz enthalten. Beim Kinde können schon wenige Tollkirschen und beim Erwachsenen etwa 15–20 Tollkirschen tödlich wirken. Vergiftungen mit *Atropin* sind wegen ihrer eindrucksvollen Symptome leicht zu erkennen.

Symptome:

- Schläfrigkeit bis Benommenheit,
- weite und lichtstarre Pupillen,
- rotverfärbtes Gesicht,
- rote, heiße und trockene Haut,
- trockene Mundschleimhäute und Zunge.

Bei Aufnahme größerer Mengen treten Erregungszustände, Krämpfe, Herzjagen und Bewußtlosigkeit auf.

Sofortmaßnahmen und ärztliche Maßnahmen wie unter der folgenden Morphinvergiftung.

Morphinvergiftung

Vergiftungen mit Morphin und Morphinabkömmlingen sind wegen ihrer lähmenden Wirkung auf das Atemzentrum sehr gefährlich, besonders bei Kindern, die auch schon geringe Dosen schlecht vertragen. Atemstörungen stehen im Vordergrund. Kombinationsvergiftungen von Morphin mit Schlafmitteln verlaufen besonders schwer.

Symptome:

- Übelkeit und Erbrechen,
- enge und lichtstarre Pupillen,
- langsamer und kleiner Puls,
- verlangsamte Spontanatmung,
- in schweren Fällen Atemlähmung,
- Blauverfärbung der Haut,
- Bewußtseinstrübung bis Bewußtlosigkeit.

Sofortmaßnahmen:

Wiederbelebung nach dem ABC-Schema, wenn möglich Giftentfernung, Schutz vor Unterkühlung, schonender Transport.

Ärztliche Maßnahmen:

Normalisierung der Atmung und des Kreislaufs. Als spezifisches Gegengift wird bei Atropinvergiftungen Prostigmin oder Mestinon und bei Morphinvergiftungen Lorfan verabreicht. Durchschnittliche Lorfan-Dosierung: 1–2 mg (1–2 ml) i. v. Nach 5–10 Minuten können nochmals 0,5 mg und nach etwa einer Stunde 1–2 mg i. m. gegeben werden.

Lebensmittel- und Genußmittelvergiftungen

Erbrechen, Durchfälle, Schockgefahr – Sicherstellung von Atmung und Kreislauf (ABC-Regel), Krankenhaus

Abgesehen von den Pilzvergiftungen und den Fällen, wo ein Gift absichtlich oder unabsichtlich den Lebensmitteln zugefügt wird, beruhen die Vergiftungen dieser Gruppe auf dem Bakterienbefall von Lebensmitteln. Am häufigsten sind Fleisch, Käse, Fische, Obst und Konserven durch Bakterien und deren Toxine verdorben, wobei insbesondere die Toxine zu Vergiftungen führen.

Von Bedeutung und deshalb zu beachten ist die **Latenzzeit,** das ist die Zeit, die zwischen Nahrungsaufnahme und dem Auftreten der ersten Symptome vergangen ist. Diese treten meist 3–6 Stunden nach Einnahme der betreffenden Nahrungsmittel auf. Meist erkranken mehrere Personen zugleich, man spricht dann von einer Gruppenvergiftung.

Die wichtigsten Nahrungsmittelvergiftungen sind:

- Staphylokokken-Toxin-Vergiftung,
- Botulinus-Toxin-Vergiftung,
- Salmonelleninfektion,
- Pilzvergiftungen

  und als Genußmittelvergiftung die
- Alkoholvergiftung.

Staphylokokken-Toxin-Vergiftung

Das Staphylokokken-Toxin ist ein hitzebeständiges Toxin. Deshalb kann diese Vergiftung auch nach Genuß von gekochten Speisen auftreten.

Symptome: Heftiges Erbrechen und Durchfälle etwa drei Stunden nach Nahrungsaufnahme, später Entwicklung eines Schockzustandes wegen des starken Wasser-, Eiweiß- und Salzverlustes, und evtl. Auftreten von Wadenkrämpfen (durch Salzverluste).

Maßnahmen siehe unter Salmonelleninfektion.

Botulinus-Toxin-Vergiftung

Sie tritt besonders nach Genuß von infizierten Fleisch-, Käse- oder Gemüsekonserven auf. Beim Wachstum des Botulinus-Bazillus kommt es zur Gasentwicklung und dadurch zu einer Auftreibung der Büchsendeckel bzw. -böden. Beim Öffnen der Büchsen entweicht Luft. Derartige Konserven sollten nicht gegessen werden.

Das Botulinus-Toxin ist ein starkes Nervengift. Die ersten Symptome treten nach 12–36 Stunden auf.

Symptome. Schwindel, Sehstörungen (Doppelsehen), Heiserkeit und Speichelfluß, Herabsinken der Augenlider und Schielstellung der Augen, enge Pupillen, Schluck- und später Atemlähmung. Bewußtlosigkeit tritt erst kurz vor dem Tode ein.

Salmonelleninfektion

Es handelt sich hier um eine Infektion und nicht um eine Vergiftung. Die Latenzzeit ist deshalb länger und beträgt etwa 12 Stunden.

Symptome: Erbrechen und Durchfälle, Fieber, Kopfschmerzen, später Schockzustand und evtl. Wadenkrämpfe.

Sofortmaßnahmen:

Bei den oben genannten drei Vergiftungen beschränkt sich die Erste Hilfe auf Allgemeinmaßnahmen wie Elementarhilfe und Überführung in ärztliche Behandlung.

Ärztliche Maßnahmen:

Magenspülung mit Kaliumpermanganat-Lösung, Schockbehandlung und Ausgleich des Salz-, Eiweiß- und Flüssigkeitsverlustes.

Infektionsprophylaxe mit Antibiotika.

Bei der Botulinus-Toxin-Vergiftung zusätzlich Botulinus-Antitoxin-Serum, evtl. Austauschtransfusion und, wenn erforderlich, künstliche Beatmung.

Pilzvergiftungen

Sofort Klinikeinweisung

Als Leitsatz gilt, daß alle Pilzvergiftungen, bei denen die Vergiftungserscheinungen nach einer Latenzzeit von mehr als 5 Stunden auftreten, unbedingt in die Klinik eingewiesen werden müssen.

Die Pilzvergiftungen lassen sich nach den Symptomen in vier Gruppen einteilen:

1. Gruppe (gastrointestinales Syndrom), Latenzzeit 1–3 Stunden. Nach Ablauf dieser Zeit treten heftiges Erbrechen und gehäufte Durchfälle auf. Durch den Salz-, Wasser- und Eiweißverlust kommt es auch hier zum Schockzustand. Außerdem können als Folge des Salzverlustes Wadenkrämpfe auftreten.

2. Gruppe (Muskarin-Syndrom), Latenzzeit ¼–1 Stunde. Nach dieser Zeit treten Schweißausbruch, Speichelfluß, Erbrechen, Durchfälle und ein langsamer Puls auf.

3. Gruppe (Pantherina-Syndrom), Latenzzeit 1–2 Stunden. In diese Gruppe gehört der Fliegenpilz. Es kommt hier zu Erregungszuständen mit dem Bild einer Atropin- oder Belladonna-Vergiftung. Mitunter treten auch hier vorübergehend Erbrechen und Durchfälle auf. In schweren Fällen kommt es zur Atemlähmung.

Sofortmaßnahmen (für 1.–3. Gruppe):

Allgemeinmaßnahmen wie Elementarhilfe (ABC-Regel), Schockbekämpfung und Überführung in ärztliche Behandlung.

Ärztliche Maßnahmen:

Schockbekämpfung und Ausgleich des Wasser-, Salz- und Eiweißverlustes,
beim Muskarin-Syndrom (2. Gruppe): 2 mg Atropin i. v. oder i. m.,
beim Pantherina-Syndrom (3. Gruppe): Prostigmin oder Mestinon (wirkt länger) i. v., evtl. künstliche Beatmung.

4. Gruppe (Phalloides-Syndrom), Latenzzeit 10–20 Stunden. In diese Gruppe gehört auch die gefürchtete Vergiftung mit Knollenblätterpilzen.

Symptome: Nach Ablauf der Latenzzeit setzen plötzlich starke kolikartige Leibschmerzen ein. Es kommt zu heftigem Erbrechen und wäßrigen Durchfällen und dadurch zu einem Schockzustand und evtl. Wadenkrämpfen. Später treten zentrale Krämpfe und Atemlähmung auf.

Sofortmaßnahmen:

Aufrechterhaltung von Atmung und Kreislauf und Überführung in ärztliche Behandlung. Giftentfernung ist nicht erforderlich, da ohnehin heftiges Erbrechen und Durchfälle bestehen und meist bereits ein Schockzustand vorliegt.

Ärztliche Maßnahmen:

Evtl. Giftadsorption durch Verabreichung von Tierkohle (durch die Magensonde), Schockbekämpfung und Ausgleich des Wasser-, Salz- und Eiweißverlustes; der Flüssigkeitsbedarf kann hier mehrere Liter pro Tag betragen. Leberschutztherapie, wenn nötig, künstliche Beatmung und schließlich Serumbehandlung (120 ml Serum Antiphalloidien vom Pasteur-Institut, Paris).

Alkoholvergiftung

Sauerstoff geben

Sicherstellung von Atmung und Kreislauf (ABC-Regel der Wiederbelebung) – Krankenhauseinweisung

Die Alkoholvergiftung, hervorgerufen durch übermäßigen Alkoholgenuß, teilt man üblicherweise in vier Stadien ein:

Exzitationsstadium (Erregungsstadium),

hypnotisches Stadium (Dämmerstadium),

narkotisches Stadium (Schlafstadium, nicht erweckbar),

asphyktisches Stadium (Stadium der Atemlähmung).

In kleinen Dosen erzeugt Alkohol ein Gefühl geistigen und körperlichen Wohlbefindens. Wird die Alkoholmenge erhöht, kommt man in eine animierte Stimmung: Man ist lebhafter, freier, ungezügelter und erregter, der Kopf ist gerötet, der Puls beschleunigt. Es erfolgen nun bald unüberlegte Handlungen. Das jetzt erhöhte Selbstgefühl ist wohl überhaupt der stärkste Anreiz zum Alkoholgenuß.

Wird der Alkoholgenuß weiter fortgesetzt, so entwickelt sich rasch der Rausch oder die akute Alkoholvergiftung: Der Gang wird schwankend, die Zunge schwer und die frühere Munterkeit weicht der Müdigkeit. Übelkeit und Erbrechen treten auf, das Gesicht wird blaß. Wird noch mehr getrunken, so treten Bewußtlosigkeit, Muskelerschlaffung, Temperaturabfall, schnarchende Atmung, Zyanose und schließlich Atemlähmung und Tod ein. Die beiden letzten Stadien mit Bewußtlosigkeit und unzureichender Atmung oder gar Atemlähmung bedürfen schnellstens Erster Hilfe und ärztlicher Behandlung.

An der Rötung der Augenbindehaut und dem Alkoholgeruch der Ausatemluft kann man die Diagnose relativ leicht stellen.

Sofortmaßnahmen:

Atemwege freihalten, bei eingeschränkter Atmung Atemspende, Schutz vor Unterkühlung, Schockbekämpfung und Transport ins Krankenhaus.

Ärztliche Maßnahmen:

Magenspülung bzw. Magenausheberung, Schockbekämpfung und Aufrechterhaltung bzw. Normalisierung der Atmung, wenn erforderlich, künstliche Beatmung. Mit größter Eindringlichkeit muß vor „sedierenden Injektionen" von Barbituraten und besonders von Dolantin und SEE bei erregten Alkoholikern gewarnt werden, da diese Mittel die Alkoholwirkung potenzieren und dadurch eine Atemlähmung eintreten kann.

Vergiftungen mit tierischen Giften

Vergiftungen und Körperschäden durch tierische Gifte entstehen vorzugsweise durch Stiche von Insekten (Bienen, Wespen und Hornissen) und durch Schlangenbisse. In Deutschland kommt als giftige Schlange wohl ausschließlich die Kreuzotter in Frage.

Insektenstiche

Bei Insektenstichen soll der Stachel möglichst entfernt werden. Durch einen Umschlag mit kaltem Wasser oder Kortison- und Antihistaminsalben kann in den meisten Fällen eine entzündliche Schwellung vermieden werden. Bei stärkerer Schwellung ist ärztliche Behandlung erforderlich. Bei **Insektenstichen im Bereich des Mund- und Rachenraumes** muß unbedingt die Krankenhauseinweisung erfolgen, da durch eine möglicherweise entstehende Schwellung (Larynxödem) **Erstikkungsgefahr** besteht. Im Krankenhaus wird Kortison verabreicht und, wenn nötig, die Intubation oder sogar die Tracheotomie durchgeführt.

Schlangenbisse

In Deutschland sind Schlangenbisse recht selten. Als Giftschlange kommt vor allem die Kreuzotter in Frage (dunkelbraune, gezackte Rückenlinie). Bei den meisten bekannten Giftschlangen wird das Gift durch die Eckzähne ausgespritzt. Die Bißstelle zeigt zwei kleine, punktförmige Wunden direkt nebeneinander.

Sofort nach einem Schlangenbiß treten starke Schmerzen und Schwellung auf. Wenn nicht schnelle Hilfe erfolgt, treten Schwächegefühl, Atemnot, Schwindelgefühl, Herzjagen, Erbrechen, Bewußtseinsverlust und Sehstörungen auf. Wie schnell diese Symptome sich entwikkeln, hängt davon ab, wie schnell das Gift in die Blutbahn gelangt.

Sofortmaßnahmen:

Absolute Ruhe, damit die Giftaufnahme nicht durch Bewegungen beschleunigt wird. Stauung an der Extremität anlegen, bis die Venen gestaut sind, aber nicht bis zur Pulslosigkeit. Ein Kreuzschnitt durch die Bißstelle sollte sobald als möglich von einem Arzt ausgeführt werden. Aussaugen der Wunde mit einer Saugflasche. Eine Saugflasche stellt man her, indem man eine Flasche in heißem Wasser erhitzt und dann sofort mit der Flaschenöffnung auf die Wunde aufdrückt, die sich abkühlende Luft in der Flasche zieht sich zusammen und bewirkt so die Dauersaugung. Wenn die Schwellung über die Abbindung hinaus fortschreitet, muß die Abbindung weiter herzwärts angelegt werden und der Arzt muß später herzwärts der Schwellung weitere tiefe Hautschnitte in ringförmiger Anordnung legen. Ein Arzt sollte dann so schnell wie möglich Schlangenserum verabreichen und auch die Umgebung der Wunde damit umspritzen.

Vergiftungen mit Pflanzenschutzmitteln

Übererregbarkeit, Krämpfe, Zuckungen, Bewußtlosigkeit, Gefahr des Atem- und Herzstillstandes – bei oraler Giftaufnahme Giftentfernung durch Erbrechen (Patient muß voll wach sein), bei Atem- und Herzstillstand Atemspende und Herzmassage

In diese Gruppe gehören das wohl jedem Laien bekannte DDT, ein chlorierter Kohlenwasserstoff, und das E 605, ein Alkylphosphat und sogenannter Cholinesteraseblocker.

DDT (**D**ichlor**d**iphenyl**t**richloräthan)

Die tödliche Dosis beträgt bei Aufnahme durch Schlucken (orale Giftaufnahme) etwa 3 g.

Symptome. Übererregbarkeit und Schreckhaftigkeit, Zuckungen der Augenlider und später des ganzen Körpers, Krämpfe und weite Pupillen (Mydriasis). Atemlähmung oder Herzstillstand führen schließlich zum Tode.

E 605 (Cholinesteraseblocker)

Es ist chemisch ein Alkylphosphat und führt durch Blockierung der sogenannten Cholinesterase und Anstieg des sogenannten Azetylcholins zu typischen Vergiftungserscheinungen. Die Giftaufnahme kann durch Schlucken erfolgen. Die ersten Vergiftungserscheinungen treten dann bereits nach 5–10 Minuten auf. Bei Aufnahme durch die Haut treten die ersten Vergiftungserscheinungen nach Ablauf von Stunden auf. Die tödliche Dosis bei oraler Giftaufnahme beträgt 0,3 bis 0,5 g. Besonders gefährdet sind Gärtner, die mit ungenügenden Schutzvorkehrungen spritzen.

Symptome. Augenzwinkern, Erbrechen und Bauchkrämpfe, enge Pupillen, starker Speichelfluß und starke Schweißsekretion, Muskelzuckungen und später Krämpfe, langsamer Puls (Bradykardie), Blauverfärbung der Haut (Zyanose) und Bewußtlosigkeit.

Blauverfärbung von Erbrochenem und ein eigenartig stechender Geruch erleichtern die Diagnose.

Sofortmaßnahmen:

Aufrechterhaltung von Atmung und Kreislauf nach dem ABC-Schema der Wiederbelebung; bei Giftaufnahme über die Haut Entfernung der Kleider und gründliche Waschung des Körpers. Zum eigenen Schutz sollte der Helfer Handschuhe tragen. Rascher Transport ins Krankenhaus ist anzustreben.

Merke:

Bei oraler Giftaufnahme darf die Giftentfernung durch Erbrechen nur durchgeführt werden, wenn der Patient noch voll wach ist. Bei erforderlicher Atemspende muß durch ein dazwischengelegtes Taschentuch eine direkte Hautberührung mit dem Vergifteten vermieden werden.

Ärztliche Maßnahmen:

Normalisierung der Atmung und Stabilisierung des Kreislaufs: Intubation und Beatmung, Volumensubstitution und wiederholte hohe Dosen von Atropin i. v. und evtl. einmalige Gabe von 250 mg Toxogonin. Magenspülung und Zugabe von je etwa 30 g Tierkohle und Glaubersalz.

Bei DDT-Vergiftung Kalzium gluk. i. v.

Vergiftungen durch Dämpfe und Gase

Kopfschmerzen, Schwindel, schneller Puls, ungenügende Atmung bis Atemstillstand, Bewußtlosigkeit – Atemspende, Sauerstoffzufuhr, Schutz vor Unterkühlung, schneller Transport

Die Giftaufnahme erfolgt über die Lunge. Die Wirkung tritt ein durch direkte Reizung der Atemwege oder nach Übertritt der Gase ins Blut. Von den Rauchvergiftungen bis zu den Vergiftungen mit Kampfgasen sind die Übergänge fließend.

Kohlenmonoxidvergiftung

Diese kommt bei den Gasvergiftungen wohl am häufigsten vor. Kohlenmonoxid ist enthalten in Leuchtgas, in den Auspuffgasen von Motoren, in den Abgasen von Kohleöfen und auch in Explosionsgasen. Leuchtgas enthält z. B. 7% Kohlenmonoxid, die Auspuffgase 4–7% und Explosionsgase bis zu 60%. Die Einatmung von Kohlenmonoxid kann innerhalb weniger Minuten zu Bewußtlosigkeit und zum Tode führen. Kohlenmonoxid geht mit dem roten Blutfarbstoff (Hämoglobin) eine 300mal stärkere Bindung ein als Sauerstoff und verhindert so die Bindung von Sauerstoff an den roten Blutfarbstoff. Dadurch kommt es zu einer Sauerstoffverarmung des Körpers und zu einem Abfall des Kohlensäuregehaltes im Blut.

Symptome:

Anfangsstadium: Kopfschmerzen (Stirn und Schläfe), Herzklopfen und Kurzatmigkeit, Übelkeit, Schwindel und mitunter Erbrechen, Ohrensausen und Flimmern vor den Augen und Rausch- und Erregungszustände durch zunehmende Vergiftung des Zentralnervensystems.

Lähmungsstadium: *Hellrote Gesichtsfarbe,* wechselnde Pupillenweite, Blutdruckabfall und Pulsbeschleunigung, Bewußtlosigkeit und Lungenödem und schließlich Übergang der Atemstörungen in Atemlähmung.

Sofortmaßnahmen:

Entfernung aus der Gefahrenzone, wenn erforderlich Atemspende, Schutz vor Wärmeverlust, sobald als möglich Sauerstoffzufuhr und Überführung ins Krankenhaus.

Ärztliche Maßnahmen:

Aufrechterhaltung bzw. Normalisierung von Atmung und Kreislauf, Sauerstoffatmung mit Zusatz von 5–10% Kohlendioxid (CO_2), Sauerstoffüberdruckbeatmung beim Lungenödem (dadurch wird die Versorgung des Herzens und Gehirns mit Sauerstoff wiederhergestellt). Korrektur der metabolischen Azidose. Eventuell Aderlaß mit anschließender Bluttransfusion, Bekämpfung der Hirnschwellung (Hirnödem) mit entsprechenden Infusionen und Medikamenten, z. B. Dexamethason (20–40 mg), Rheo-Sorbit und Lasix.

Blausäurevergiftung

Sie ist besonders gefährlich, da schon geringe Dosen und der schnelle Wirkungseintritt sehr rasch zum Tode führen. Die Giftaufnahme kann durch Schlucken oder durch Einatmen erfolgen. Beim Kinde können schon 5–10 bittere Mandeln, beim Erwachsenen etwa 60 tödlich wirken. Vom echten Bittermandelöl können bei Kindern schon wenige Tropfen zum Tode führen.

Blausäure blockiert die Zellatmung. Es kommt so zu einer Erstickung, obwohl der Sauerstofftransport im Blut im Gegensatz zur Kohlenmonoxidvergiftung nicht beeinträchtigt ist.

Symptome:

- Rosige Hautfarbe, später sind das Gesicht grau, die Lippen blaß,
- die Atemluft riecht nach bitteren Mandeln,
- Reizung der Atemwege und Atemnot,
- Übelkeit und Erbrechen,
- Angst- und Erstickungsgefühl,
- Bewußtlosigkeit und Krämpfe und schließlich
- Herz- und Atemstillstand.

Sofortmaßnahmen:

Allgemeinmaßnahmen wie Elementarhilfe (nach der ABC-Regel der Reanimation), Giftentfernung durch Magenspülung (der Spülmenge werden jeweils 2–3 Körnchen Kaliumpermanganat beigegeben) und möglichst rasche Überführung ins Krankenhaus.

Ärztliche Maßnahmen:

Zur Neutralisation des an den roten Blutfarbstoff gebundenen Gifts läßt man die Dämpfe von Amylnitrit einatmen und spritzt Natriumnitrit und Natriumthiosulfat intravenös. Als weiteres spezifisches Gegengift (Antidot) wird EDTA-CO_2 verabreicht. Maschinelle Beatmung und, wenn möglich, Sauerstoffüberdruckbeatmung.

Säure- und Laugenverätzungen

Reichlich Wasser oder Milch trinken – Transport in die Klinik

Säure- und Laugenverätzungen verlaufen in mehr als der Hälfte der Fälle tödlich. Die Schwere der Schädigung ist abhängig von der Menge und Konzentration des eingenommenen Mittels, vom Füllungszustand des Magens und der Zeitspanne, die zwischen Einnahme des Mittels und den ersten Hilfsmaßnahmen vergangen ist.

Bei den **Säureverätzungen** bzw. -vergiftungen stehen an erster Stelle die Verätzungen mit Schwefelsäure (schwarze Schorfbildung an den Lippen und Mundschleimhäuten), Salzsäure (weiße Schorfbildung), Salpetersäure (gelbe Schorfbildung) und Essigsäure.

Die **Laugenverätzungen** sind im allgemeinen gefährlicher als Säureverätzungen. Hier stehen Natronlauge (Ätznatron, Brezellauge) und Kalilauge (Ätzkali) an erster Stelle. Die Mundschleimhäute sind beim Trinken von Lauge häufig glasig geschwollen und stark schmerzhaft.

Die meisten Vergiftungen beruhen entweder auf Verwechslungen, da Säuren und Laugen häufig in Bierflaschen oder ähnlichen Flaschen aufbewahrt werden, oder auf Einnahme in selbstmörderischer Absicht (Suizidversuch).

Symptome:

- Heftige Schmerzen im Bereich des Mundes, Rachens und Magens,
- sofort nach Giftaufnahme unstillbares, oft blutiges Erbrechen,
- gelegentlich Bewußtlosigkeit,
- ängstlicher Gesichtsausdruck,
- Schockzustand,

- Blauverfärbung der Beine und Arme,
- Krämpfe und Atemnot.

Schock, Krämpfe und Atemnot führen oft innerhalb der ersten 24 Stunden zum Tode. Übersteht der Verletzte oder Vergiftete dieses Stadium, so beginnt infolge ausgedehnter Gewebszerstörungen ein langes und qualvolles Krankenlager.

Sofortmaßnahmen:

Ziel der Ersten Hilfe ist es,

1. die ätzende Wirkung abzuschwächen und zu neutralisieren,
2. die Reaktion des Organismus auf die schweren Gewebsschädigungen zu beseitigen.

Verdünnung oder Neutralisation wird erreicht:

- **bei Laugenverätzungen** durch
  Trinken von Wasser oder
  Milch mit rohen Eiern (Milch wirkt wegen ihres Eiweißgehaltes neutralisierend) oder
  verdünnten Essig (100 ml verdünnt mit 400 ml Wasser).

- **bei Säureverätzungen** durch
  Trinken von Wasser, Milch, Eiereiweiß und Natriumbikarbonat.

Bei Einwirkung von Säuren oder Laugen auf die Haut oder die Augen muß sofort eine ausreichende Spülung mit Wasser vorgenommen werden. Der Transport ins Krankenhaus soll rasch, aber nicht überstürzt erfolgen.

- **bei Atemnot** Sauerstoffgabe.

Merke:

Bei Säure- oder Laugenverätzungen darf vom Helfer keine Magenspülung durchgeführt werden, vom Arzt nur, wenn höchstens 10 bis 15 Minuten seit der Giftaufnahme vergangen sind. Vor allen Maßnahmen, die zum Erbrechen führen sollen, ist zu warnen.

Ärztliche Maßnahmen:

Bei ungenügender Atmung Intubation und Beatmung.
Schockbekämpfung, Ausgleich von Wasser-, Salz- und Eiweißverlusten, Verhütung von Entzündungen durch Antibiotika (z. B. Penicillin) und Verhinderung von Verengerungen (Stenose) der Speiseröhre.

Chemische Verätzungen der Haut

Dauerspülung

Im Industriebetrieb, aber auch durch unvorsichtige Aufbewahrung im Haushalt kommt es häufig zu Verätzungen mit Salzsäure, Schwefelsäure, Salpetersäure, Laugen, Ätzkali, Ätznatron oder Seifenlauge.

Sofortmaßnahmen:

Sofortige Verdünnung der ätzenden Flüssigkeit, damit gar nicht erst tiefe Wunden entstehen können. Zur Dauerspülung wird entweder Leitungswasser verwendet oder, wenn es sich mit Sicherheit um Säure gehandelt hat, auch abgekochte Milch. Die Dauerberieselung der verätzten Stelle sollte möglichst auch während des Transportes in das Krankenhaus nicht unterbrochen werden. Man kann sich helfen, indem man für die Dauer des Transportes triefnasse Tücher auflegt. Bei den häufigen Kalkspritzerverätzungen am Auge gilt im Grunde dasselbe, nur wird das Auge nicht unter der Wasserleitung gespült, sondern indem man aus etwa 10 cm Höhe bei zurückgeneigtem Kopf und liegendem Patienten vorsichtig Wasser in das Auge gießt, wobei Ober- und Unterlid auseinandergehalten werden. Noch besser als Leitungswasser ist Borwasser.

Erste Hilfe bei Verletzungen durch Chemikalien

Kleider vorsichtig entfernen, mit Wasser über längere Zeit abspülen

Bei solchen Verletzungen ist die Erste Hilfe von besonderer Bedeutung, da die Schädigung der Gewebe nach der Einwirkung fortdauert. Die Wunde wird tiefer und die Absorption des chemischen Stoffes kann einen generellen toxischen Effekt ausüben. Dabei ist ausschlaggebend:

- die Konzentration und Menge der Chemikalien,
- die Zeit der Einwirkung,
- die Art des Effektes,
- die Besonderheiten der betroffenen Gewebe.

Um herauszufinden, um welchen Stoff es sich handelt, sind Anamnese, Aussehen der Wunde und die Allgemeinsymptome von Bedeutung. Schwefelsäure z. B. färbt grau bis schwarz, Salpetersäure gelb bis braun, Phenol, Wasserstoffchlorid und konzentrierte Essigsäure färben weiß, Flußsäure grauweiß.

Die erste Hilfsmaßnahme besteht in der Entfernung der von der Chemikalie durchtränkten Kleider. Dann tupft man den sichtbaren Rest des chemischen Stoffes ab, spült die Wunde mindestens 10 Minuten lang mit Wasser aus und appliziert ein neutralisierendes Mittel. Manche Stoffe wie Benzin und Dieselöl verursachen erst nach längerer Einwirkung Hautschäden. Zur ersten Hilfe gehört auch die Schmerzstillung. Symptome eines generellen toxischen Effektes sind sehr ernst zu beurteilen. Sind mehr als 15% der Körperoberfläche betroffen, dann ist Volumenersatz nötig. Besonders auf die Atmungsorgane ist zu achten, da durch Inhalation Komplikationen entstehen können. Erst wenn die Atmung sichergestellt ist und größere Blutungen gestillt sind, können die übrigen Maßnahmen der Ersten Hilfe in der genannten Reihenfolge durchgeführt werden.

Absauggeräte am Unfallort sind bedenklich, denn ohne Intubation dürfen die gebräuchlichen Absaugsonden nicht tiefer als im Mund-Rachen-Raum angewandt werden. Dort aber ist die digitale Ausräumung rascher und sicherer. In einer Notfallsituation ist es nicht möglich, festzustellen, wieviel und wie tief aspiriert wurde. Ohne Intubation können Verstopfungen im trachealen und bronchialen Bereich nicht beseitigt werden. Das kleine Lumen einer Sonde kann nur Flüssigkeiten aufnehmen, nicht aber zähflüssigen Schleim oder Erbrochenes.

Es bedarf daher einer Methode, die es auch Laienhelfern ermöglicht, sofort und sicher jede Aspiration zu beseitigen und freie Atemwege zu schaffen. Bedenkt man, daß auch die Lunge eines Scheintoten noch ein erhebliches Volumen an Residualluft enthält, dann bietet sich das folgende Verfahren an:

Der Helfer wendet den Verunglückten in die Bauchlage mit angelegten Armen und beugt dessen Kopf nackenwärts. Dann umfaßt er, gegrätscht über ihm kniend, mit beiden gespreizten Händen links und rechts die unteren Rippenbögen und vollführt einige kurze flache Stöße gegen den Brustkorbrand. Dabei wird jedesmal die Residualluft im Lungenraum unter Druck gesetzt. Das bewirkt ein dem Husten ähnliches stoßweises Hinausbefördern der in die Luftwege geratenen Partikel in Richtung Rachenhöhle und Mund. Von dort kann man sie leicht digital entfernen. Danach beatmet man unverzüglich in der Rükken- oder Seitenlage.

Übersicht über die wichtigsten Vergiftungen

Symptome	*Substanz*	*Vorkommen*
Amaurose (Erblindung)	Chinin u. Chinidin	Malaria- und Herzmittel
	Methylalkohol	Holzgeist, Karbinol, vergällter Alkohol, Lösungsmittel
	Oleum chenopodii	Wurmmittel
Ataxie (Störung d. Bewegung)	Thallium	Mäuse- und Rattengift
	Alkohol	Bier (2–7%), Wein (6–22%), Likör und Schnaps (30–60%), Kosmetika, Brennspiritus, Lösungsmittel
	Antihistaminika	Hautsalben u. Mittel gegen Allergie
	Barbiturate	Beruhigungs- und Schlafmittel
	DDT	Pflanzenschutzmittel
	Kohlenmonoxid	Leuchtgas (1%–7%) Auspuffgase (4%–7%) Explosionsgase (bis 60%)
Atemlähmung	Alkohol	s. oben!
	Anilin	Farben
	Äther	Waschäther, Riechmittel
	Barbiturate	Beruhigungs- und Schlafmittel
	Botulinus-Toxin	infizierte Fleisch-, Käse- u. Gemüsekonserven
	E 605	Pflanzenschutzmittel
	Kohlenmonoxid	Leuchtgas, Auspuff- und Explosionsgase; ungenügende Verbrennung im Kohleofen
	Morphium u. Opiate	Schmerzmittel u. ä.
Augenmuskellähmung	Botulinus	infizierte Fleisch-, Käse- und Gemüsekonserven
Bewußtlosigkeit	Alkohol	Bier u. a. alkohol. Getränke
	Äther	Waschäther, Riechmittel
	Barbiturate	Beruhigungs- und Schlafmittel
	Kohlenmonoxid	Leuchtgas, Auspuff- und Explosionsgase; ungenügende Verbrennung im Kohleofen
	Morphium u. Opiate	Schmerzmittel u. a.
	Phenole	Karbolsäure. Kresol, Lysol, Sagrotan, Lösungsmittel für Zellulose Schmiermittel

Symptome	*Substanz*	*Vorkommen*
Erbrechen		bei den meisten Vergiftungen
	Alkohol Benzin Benzol	Treibstoffe, Lösungsmittel, Reinigungsmittel
	Zytisin	Goldregen
	Laugen	Ätznatron, Brezellauge
	Säuren	z. B. Schwefel-, Salz-, Salpeter- u. Essigsäure
Erregungszustände	Alkohol	Bier, Wein, Schnaps u. ä.
	Atropin	Beruhigungsmittel
	Benzin u. Benzol	s. oben
	Chinin u. Chinidin	Chinarinde, Malariamittel, Herbstzeitlose, Nieswurz
	Koffein	Kaffee, Tee, Kolanuß
	Trichloräthylen	Reinigungs- und Lösungsmittel
	Weckamine	Aufputschmittel
Krämpfe	Azidum azetylosalizylikum	Medikamente
	E 605	Pflanzenschutzmittel
	Anilin	Farben, Tintenstifte
	Antihistaminika	Hautsalben, Mittel gegen Allergie
	Atropin	Beruhigungsmittel
	Zytisin	Goldregen (Pflanze)
	DDT	Pflanzenschutzmittel
	Methylalkohol	Holzgeist, Karbinol, vergällter Alkohol
	Nikotin	Tabakwaren aller Art
	Strychnin	Brechnüsse, Ignaziusbohnen
Miosis (enge Pupillen)	E 605	Pflanzenschutzmittel
	Barbiturate	Schlaf- und Beruhigungsmittel
	Morphium	Schmerzmittel
	Opiate	Schmerzmittel
Mydriasis (weite Pupillen)	Atropin	Beruhigungsmittel
	Belladonna	Beruhigungsmittel
	Blausäure	bittere Mandeln
	Botulinus-Toxin	infizierte Fleisch-, Käse und Gemüsekonserven
	DDT	Pflanzenschutzmittel
	Skopolamin	Schmerzmittel
Salivation (Speichelfluß)	E 605	Pflanzenschutzmittel
	Botulinus-Toxin	infizierte Fleisch-, Käse- und Gemüsekonserven
	Zytisin	Goldregen

Symptome	*Substanz*	*Vorkommen*
	Laugen	Ätznatron, Brezellauge
	Muskarin	Pilze
	Nikotin	Tabakwaren aller Art
	Quecksilber	Meßgeräte, Industrie
Trockenheit des Mundes	Antihistaminika Atropin Belladonna	Hautsalben Beruhigungsmittel
Verätzungen	Säuren u. Laugen	chemische Industrie, Haushalt
Zyanose (Blaufärbung der Haut)	Anilin u. Anilin-Abkömmlinge	bei den meisten Vergiftungen Farben, Tintenstifte
	Benzol	Lösungsmittel, Brennstoffgemische, Gummiklebemittel, Bodenreinigungsmittel
	Nitrate u. Nitrite	Düngemittelindustrie, Farbenherstellung

Informationszentren bei Vergiftungen

Berlin (K)

Beratungsstelle für Vergiftungserscheinungen und Embryonaltoxikologie. Pulsstr. 3–7, 1000 Berlin 19, Telefon 030/3023022, Fernschreiber 183191 bgi d

Berlin (I)

Reanimationszentrum im Universitätsklinikum Rudolf Virchow, Standort Charlottenburg. Spandauer Damm 130, 1000 Berlin 19, Telefon 030/3035-3466, -2215, -3436

Berlin

Zentraler Toxikologischer Auskunftsdienst. Große Seestr. 4, 1120 Berlin-Weißensee, Telefon 00372/3669418 und 3653353

Bonn (K)

Zentrum für Kinderheilkunde der Rhein. Friedrich-Wilhelms-Univ. Bonn. Informationszentrale gegen Vergiftungen. Adenauerallee 119, 5300 Bonn 1, Telefon 0228/2873211 und 2873333, Fernschreiber 8869546 klbo d, Telefax 0228/2873314

Braunschweig (I)

Medizinische Klinik II des Städtischen Klinikums. Salzdahlumer Str. 90, 3300 Braunschweig, Telefon 0531/62290, Zentrale 6880

Bremen (I)

Kliniken der Freien Hansestadt Bremen. Zentralkrankenhaus St.-Jürgen-Straße, Klinikum für Innere Medizin – Intensivstation. St.-Jürgen-Straße, 2800 Bremen 1, Telefon 0421/4975268, 4973688

Freiburg (K)

Universitäts-Kinderklinik, Freiburg. Informationszentrale für Vergiftungen. Mathildenstr. 1, 7800 Freiburg, Telefon 0761/2704361, 2704300, -1, Zentrale 270-1

Göttingen (K)

Georg-August-Universität Göttingen. Kinderklinik und Poliklinik. Robert-Koch-Str. 40, 3400 Göttingen, Telefon 0551/396239 (Vermittlung an den diensthabenden Arzt), Zentrale 396210, Fernschreiber unigö 96703

Hamburg (I)

Giftinformationszentrale Hamburg. I. Medizinische Abteilung des Krankenhauses Barmbeck. Rübenkamp 148, 2000 Hamburg 60, Telefon 040/6385-3345, -3346

Homburg/Saar (K)

Universitätskliniken, Klinik für Kinder- und Jugendmedizin. 6650 Homburg/Saar, Telefon 06841/162257, 162846, Zentrale 16-0

Kiel (I)

Zentralstelle zur Beratung bei Vergiftungsfällen an der I. Medizinischen Universitätsklinik Kiel. Schittenhelmstr. 12, 2300 Kiel, Telefon 0431/5974268, Zentrale 597-0, Pförtner 597-1393, -1394, Telefax 0431/597-1470

Koblenz (I)

Städtisches Krankenhaus, Kemperhof, Koblenz. I. Medizinische Klinik. Koblenzer Straße 115, 5400 Koblenz, Telefon 0261/499648 Vergiftung bei Erwachsenen, Telefon 0261/499676 Vergiftung bei Kindern, Fernschreiber Berufsfeuerwehr 862414 feuerd, Telex Berufsfeuerwehr 0261/44660

Ludwigshafen (I)

Klinikum der Stadt Ludwigshafen. Entgiftungszentrale Medizinische Klinik C. Bremserstr. 79, 6700 Ludwigshafen am Rhein, Telefon 0621/503-431, Zentrale 503-0, Telefax 0621/503-2002, Fernschreibanschluß der Städtischen Berufsfeuerwehr 464861 stlu d

Mainz (I)

Beratungsstelle bei Vergiftungen, II. Medizinische Klinik und Poliklinik der Universität. Langenbeckstr. 1, 6500 Mainz, Telefon 06131/232466, Zentrale 17-1, Telefax 232469

München (I)

Giftnotruf München. Toxikologische Abteilung der II. Medizinischen Klinik rechts der Isar der Technischen Universität München. Ismaninger Str. 22, 8000 München 80, Telefon 089/41402211, Fernschreiber 524404 klire d, Telefax 089/41402467

Münster (I)

Medizinische Klinik und Poliklinik der Westfälischen Wilhelms-Universität. Albert-Schweitzer-Str. 33, 4400 Münster, Telefon 0251/836245, 836188, Zentrale 83-1
*Spezielle toxikologische Fragen: Institut für Pharmakologie und Toxikologie der Westfälischen Wilhelms-Universität, Domagkstr. 12, Telefon 0251/835510

Nürnberg (I)

II. Medizinische Klinik des Städtischen Klinikums. Toxikologische Intensivstation. Flurstr. 17, 8500 Nürnberg 90, Telefon 0911/3982451, Telefax 0911/3982999

Papenburg (K*)

Marienhospital, Kinderabteilung. Hauptkanal rechts 75, 2990 Papenburg, Telefon 04961, Zentrale 83-0 (Vermittlung an den diensthabenden Arzt)

K = Kinderklinik I = Medizinische Klinik * = kein 24-Stunden-Dienst

Wunden

Als Wunden bezeichnen wir nur Verletzungen, die die Haut durchdringen. Es ist niemals Aufgabe der Ersten Hilfe, Tiefe und Ausdehnung einer Wunde festzustellen. Grundprinzip jeder ersten Wundversorgung ist, die Wunde und deren Umgebung niemals zu betasten oder zu berühren. Man soll nicht über eine Wunde gebeugt sprechen, da jede zusätzliche Infektion einer Wunde vermieden werden muß.

Nach der Art der Wunde unterscheidet man (Abb. **49a–d**):

Schürfwunden

Offen lassen oder Gel ohne Verband

Nur die obersten Schichten der Haut sind verletzt. Durch Eröffnung feinster Blutgefäße in der Haut sehen diese Wunden oft gefährlicher aus als sie sind, durch Schädigung zahlreicher feinster Nervenendigungen sind sie sehr schmerzhaft.

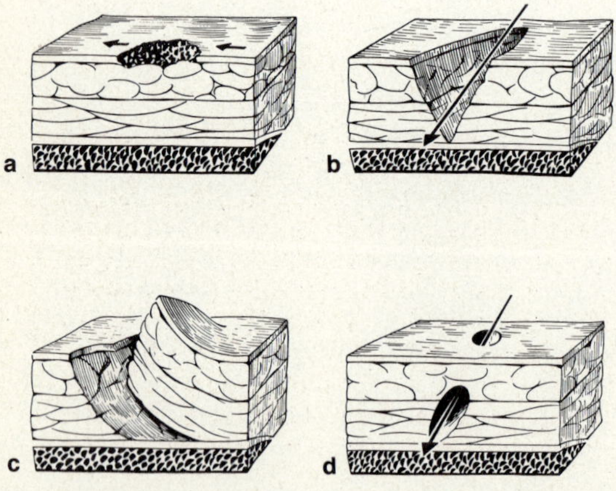

Abb. **49a–d** Querschnitte durch die menschliche Haut.
a Oberflächliche Schürfwunde, nur die Epidermis ist verletzt.
b Glatte Schnittwunde.
c Riß- oder Quetschwunde.
d Stichwunde

Sofortmaßnahmen:

Entweder offen lassen und den Patienten in die Klinik bringen (da Verbände leicht ankleben), oder Verwendung selbsttrocknender Gele, die man einfach aufstreicht (Aristamid-Gel, Gantrisin-Gel oder dgl.) oder Sprühverbände. Wo sich Verbände nicht vermeiden lassen, Verwendung steriler Verbandspäckchen, falls solche nicht zur Verfügung stehen, frisch gebügelte Taschentücher oder dgl.

Schnittwunden (Messer, Glas)

Steril abdecken

Ränder scharf, glatt. Wegen der glatten Durchtrennung bleiben die Blutgefäße länger offen, Schnittwunden bluten daher stärker, eingedrungene Keime werden leichter ausgeschwemmt. Bei schrägen Schnitten entstehen Lappenwunden.

Sofortmaßnahmen:

Sterile Wundbedeckung, bei stärkerer Blutung Druckverband.

Stichwunden und Fremdkörperverletzungen

(Dolche, Nägel, Drahtspitzen)

Fremdkörper belassen, ruhigstellen !

Besonders gefährlich sind diese Wunden in der Umgebung von Gelenken oder Körperhöhlen, hier können sie häufig schwere innere Verletzungen hervorrufen.

Sofortmaßnahmen:

Als Grundregel muß man sich merken, daß aus der Wunde herausragende Fremdkörper niemals entfernt werden dürfen; oft werden nämlich erst dabei bis dahin noch abgedrückte große Blutgefäße eröffnet, aus denen die häufig tödliche Blutung erfolgt. Die Umgebung von in den Körper eingedrungenen Fremdkörpern wird sorgfältig steril abgedeckt und umpolstert, dann erfolgt mit liegendem, vom Helfer vor Verschiebung geschütztem Fremdkörper der Transport in die Klinik, wo die operative Entfernung durchgeführt wird. Sehr große Fremdkörper, wie Baumäste, Ladebäume und dergleichen, müssen vorsichtig abgesägt werden, damit der im Körper befindliche Teil nicht herausgezogen werden muß (Abb. **50**).

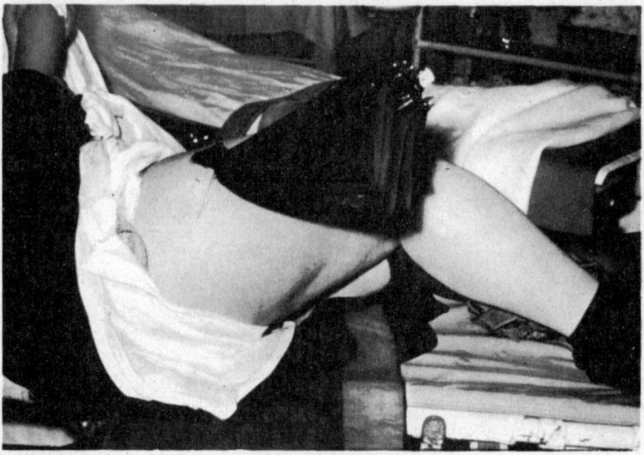

Abb. **50** Durchstichverletzung am Oberschenkel mit einem Regenschirm

Bei Schnitt- oder Stichverletzungen im Bereich der Hände oder der Füße, aber auch an anderen Stellen der Extremitäten kann es neben der Verletzung von Gefäßen und Nerven auch zur Durchtrennung von Sehnen kommen. Dadurch wird eine mehr oder weniger ernste Funktionsbehinderung hervorgerufen. Bei genauer Untersuchung läßt sich die Stelle der Sehnendurchtrennung lokalisieren und zuordnen.

Für die Behandlung im Krankenhaus ist das Aufsuchen der Stumpfenden und eine subtile Naht notwendig.

Im Rahmen der ersten Hilfe sollte bei einer solchen Verletzung die Extremität in Mittelstellung ruhiggestellt werden, bis eine endgültige Wundversorgung mit Sehnennaht durchgeführt werden kann.

Platz-, Quetsch- und Rißwunden

Diese sind die am häufigsten vorkommenden Wunden. In der Regel ist die Blutung mäßig, da die Blutgefäße zerrissen und gequetscht, nicht aber glatt durchtrennt werden. Wegen der Zerstörung von Gewebe, der Einschleppung von Schmutz und der geringen Blutung ist die Infektionsgefahr groß. Solche Wunden müssen immer vom Chirurgen ausgeschnitten werden.

Sofortmaßnahmen:

Zur Ersten Hilfe wird lediglich ein Notverband angelegt.

Schußwunden

Krankenhausbehandlung

Es muß nach Ein- und Ausschuß gesucht werden. Der Einschuß ist klein mit glatten Rändern, bei Schüssen mit aufgesetzter Waffe weist der Wundrand eine dunkle Verfärbung, den sogenannten Pulverschmauch, auf. Die Ausschußöffnung ist größer als die Einschußöffnung. Fehlt der Ausschuß, befindet sich das Geschoß also noch im Körper.

Sofortmaßnahmen:

Der Verletzte muß möglichst schnell in ein Krankenhaus gebracht werden. Streifschüsse sind wie Rißwunden zu behandeln.

Kratz- und Bißwunden

Auswaschen

Diese Wunden sind besonders infektionsgefährdet, da sich an den Zähnen immer viele Keime, häufig solche, die ohne Sauerstoff wachsen können, befinden. Die Keime werden dann beim Biß tief in die Wunden verschleppt.

Ärztliche Maßnahmen:

Diese Wunden sollten sofort von einem Arzt ausgewaschen werden, am besten mit 3%iger Wasserstoffsuperoxydlösung, wenn nicht vorhanden, mit Wasser und Seife, anschließend gut ausspülen mit klarem Wasser. Wegen der Keimeinschleppung in die Tiefe des Gewebes ist es häufig auch dem Arzt unmöglich, solche Wunden auszuschneiden und zu nähen, sondern er muß sie offen behandeln. Eine Ausnahme bilden Verletzungen im Gesicht (Hundebiß an der Lippe) wegen der hier vorhandenen besonders guten Durchblutung. Die Gefahr des Auftretens von Wundstarrkrampf, Gasbrand und Tollwut ist nach diesen Verletzungen besonders groß.

Seltene Wundinfektionen

In jede offene Wunde können Keime eindringen, die dann entweder eine örtliche Entzündung hervorrufen, oder, wenn sie weiterwandern, zunächst eine Entzündung der Lymphbahnen (die gefürchteten roten Streifen in der Haut) oder später eine Blutvergiftung bewirken. Gegen fast alle diese Keime gibt es heute sehr wirksame, keimtötende Medikamente. Nun gibt es aber einige Krankheitserreger, die auch heute noch sehr schwer zu bekämpfen sind.

Wundstarrkrampf (Tetanus)

Diese Keime sind Sporenbildner, die auch ohne Sauerstoff leben können. Sie finden sich vor allem in der Erde und in altem Holz. In den Körper dringen sie durch winzige Schrunden und Risse ein, vermehren sich schnell und sondern ein Gift ab, das, nachdem es in die motorischen Kerne des Rückenmarks eindringt, krampfauslösend wirkt. Das erste Zeichen des Wundstarrkrampfes ist meist ein Krampf der Kaumuskulatur. Die Kiefer können nicht mehr richtig bewegt werden, das Gesicht verzieht sich zu einem eigenartig ausdruckslosen Grinsen. Sobald diese Zeichen auftreten, ist der Patient sofort in ein Krankenhaus zu bringen. Später krampft in absteigender Reihe die Nackenmuskulatur, es tritt Nackensteife auf, dann die Rückenmuskulatur (Wirbelbrüche) und die Bauchmuskulatur (bretthharter Bauch). Schließlich treten zuckende Streckkrämpfe der Extremitäten auf, und durch Krämpfe der Zwischenrippenmuskeln und des Zwerchfelles versagt schließlich die Atmung. Auch heute müssen noch etwa ⅓ der an Tetanus Erkrankten sterben. Die einzig wirklich wirkungsvolle Behandlung ist die Vorbeugung durch Schutzimpfung. Es ist dringend zu fordern, daß die gesamte Bevölkerung schutzgeimpft wird, wie das in manchen Ländern bereits gesetzlich vorgeschrieben ist. Wegen der großen Gefahr der Tetanusinfektion wird heute von den meisten Ärzten auch bei kleinen Verletzungen gleich eine Tetanusschutzimpfung eingeleitet oder eine Auffrischungsimpfung durchgeführt. Besonders gefährdete Berufsgruppen wie Landwirte, Gärtner, Tierzüchter und ähnliche sollten sich in jedem Fall der freiwilligen Impfung unterziehen.

Bei ausgebrochenem Wundstarrkrampf wird im Krankenhaus mit Antitoxin, künstlicher Muskellähmung und künstlicher Beatmung behandelt.

Tollwut

Die Tollwut, die nur durch den Biß tollwütiger Tiere (Hunde, Katzen, Füchse, Rehe, Ratten u. a.) übertragen wird, tritt bei Tieren immer wieder gehäuft auf. Infektionen von Menschen sind in Deutschland relativ selten. Bei Verdacht auf Biß durch ein tollwütiges Tier ist eine sofortige Schutzimpfung angezeigt. Das Tier sollte, wenn möglich, nicht getötet, sondern lebend dem Amtsarzt gebracht werden, weil der Nachweis der Tollwuterreger nur ganz kurze Zeit nach der Tötung in der Hirnsubstanz des Tieres möglich ist. Nur so läßt sich feststellen, ob es tatsächlich an Tollwut erkrankt war. Dies ist natürlich nur möglich, wenn dadurch nicht weitere Personen durch Bisse gefährdet werden. In diesem Falle ist das getötete Tier schnellstens zur Untersuchung zu bringen. In jüngster Zeit wurde ein Augentest entwickelt, der es erlaubt, die Tollwut auch beim lebenden Tier festzustellen, er wird bisher aber nur in Veterinäruntersuchungsanstalten durchgeführt.

Beratung über Tollwutschutz

Beratend tätig sind die Landesimpfanstalten, die meisten Universitätskliniken und Hygieneinstitute, z. B. das Landesinstitut fur Tropenmedizin, U-Bahnhof Kaiserdamm, Ecke Knobelsdorffstraße 32, 1000 Berlin 19, Telefon 030/30320.

Tollwutdiagnostik beim Tier

Auskunft geben die regionalen Veterinäruntersuchungsämter.

Gasbrand

Die Gasbranderreger gehören zu den gefürchtetsten Erregern überhaupt. Gasbrandinfektionen nehmen besonders in Kriegszeiten überhand. Die Gasbranderreger vermehren sich ohne Sauerstoffzutritt in der Tiefe einer Wunde (deshalb bei Schußwunden häufig). Der Verdacht auf Gasbrand muß sofort gestellt werden, wenn die Umgebung einer Wunde eigenartig aufgetrieben erscheint und wenn man beim Betasten dieser Stellen ein Knistern fühlt, das durch die Verschiebung der von den Bakterien gebildeten Gasbläschen verursacht wird. Hier ist höchste Eile vonnöten, die Patienten müssen sofort ins Krankenhaus gebracht werden. Die Behandlung ist schwierig und häufig nur mit modernen Sauerstoffüberdruckkammern möglich, außerdem müssen die Wunden und deren Umgebung breit eröffnet werden.

Blutstillung

Druckverband, selten Abbindung

Zusammenfassend ist zu sagen, daß der oberste Grundsatz bei der Erstbehandlung fast aller Wunden der möglichst steril angelegte Verband ist. Die Behandlung älterer Wunden, die bereits Infektionszeichen zeigen, wie Fieber, Rötung und Schwellung oder gar Eiterung, ist *alleinige* Aufgabe des Arztes. Eine Ausnahme von dieser Regel ist nur das Bestehen einer stärkeren arteriellen Blutung. Eine arterielle Blutung erkennt man an der hellroten Farbe des Blutes und am rhythmisch pulsierenden Ausstoß des Blutes. Bei größeren Wunden sind allerdings meist Venen und Arterien gleichzeitig verletzt, so daß die Farbe des Blutes nicht leicht unterschieden werden kann. Sehr schwierig ist die Schätzung der Blutmenge, die ein Verletzter verloren hat. Es sei nochmals daran erinnert, daß ein Erwachsener schon bei Verlust von 1 l Blut in einen Schockzustand kommen kann, der bei Verlust von 2 l Blut tödlich sein kann. Bei kleineren Blutungen wird über den ersten sterilen Verband ein Druckverband angelegt (Abb. **51** und **52 a, b**). Als Druckpolster kann ein Verbandspäckchen, mehrere aufeinandergelegte Taschentücher oder dgl. verwendet werden. Der Druck darf

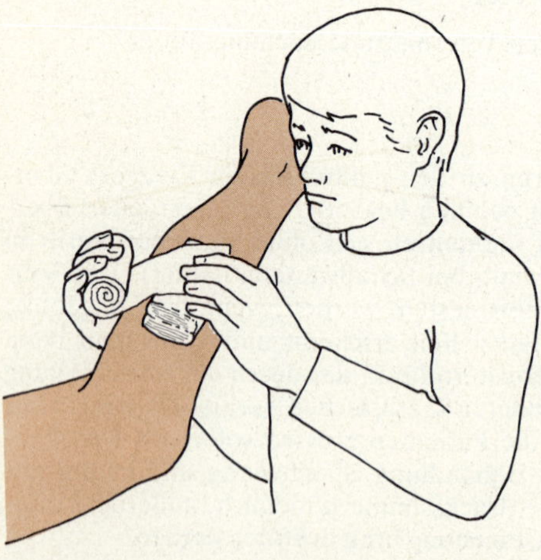

Abb. **51** Anwickeln eines Druckverbandes bei erhobener Extremität. Der Druck wird durch Auflegen eines nicht geöffneten Verbandspäckchens oder mehrer aufeinandergelegter zusammengefalteter Taschentücher erreicht. Die Binde wird so angewickelt, daß der Helfer von oben zwischen Binde und Bindenkopf hineinsieht

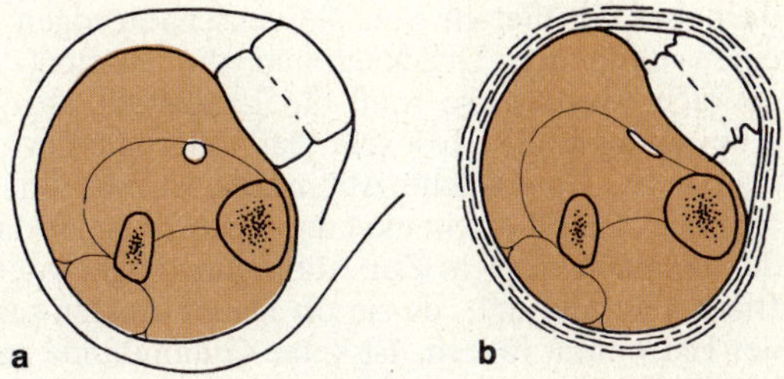

Abb. **52 a** u. **b** Wirkung eines Druckverbandes, dargestellt am Unterschenkelquerschnitt

nicht so stark sein, daß unterhalb des Verbandes eine Venenstauung entsteht. Wenn nach Anlegen eines Druckverbandes nach kurzer Zeit eine stärkere Blutung auftritt, liegt eine Stauung vor, der Verband muß dann wieder gelöst und erneuert werden. Druckverbände und Abbindungen dürfen nicht angelegt werden: direkt oberhalb des Handgelenkes, am Ellenbogen und direkt unterhalb des Kniegelenkes,

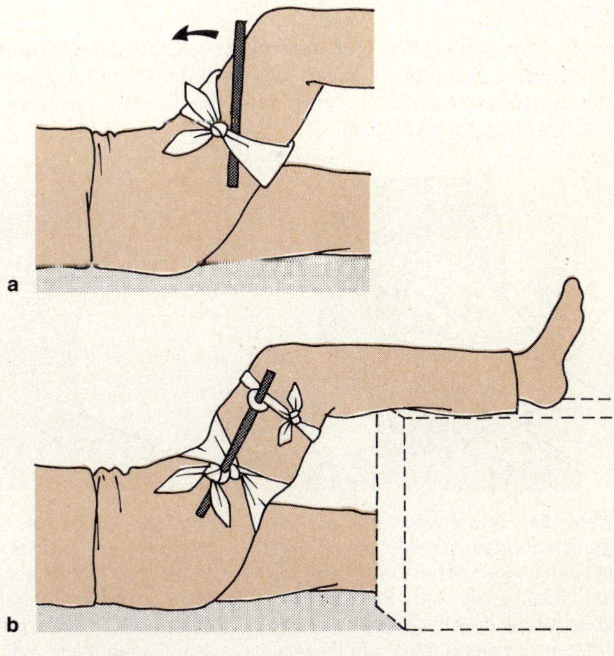

Abb. **53 a** u. **b** Anlegen eines Quengelverbandes am Oberschenkel

da dabei die Gefahr von Nervenschädigungen besteht. Kann durch einen einfachen Druckverband die Blutung nicht zum Stillstand gebracht werden, so muß die Extremität abgebunden werden. Die Abbindung muß so fest sein, daß unterhalb davon der Puls nicht mehr tastbar ist. Eine solche Abbindung ist zweckmäßigerweise am Oberarm oder am Oberschenkel durchzuführen, sie darf höchstens 1½ Stunden belassen werden. Zur Abbindung ungeeignet sind Stricke, Gürtel, Bindfaden und dgl., da sie oft Dauerschäden setzen, die zum Verlust der Extremität führen. Ist keine Gummibinde zum Abbinden vorhanden, wird am besten ein Quengelverband oder Knebelverband mit einem zusammengelegten Handtuch, einem auseinandergerissenen Hemd oder dgl. angelegt. Die abgebundene Extremität wird hochgelagert (Abb. **53a** u. **b**). Der Zeitpunkt der Abbindung wird am besten schriftlich vermerkt. Die Abbindung sollte erst vom Arzt, am besten im Krankenhaus, wieder geöffnet werden.

Nun gibt es aber Blutungen, bei denen infolge ihrer Lage weder durch Druckverband noch durch Abbinden die Möglichkeit gegeben ist, sie zum Stehen zu bringen. Bei diesen Fällen kann die Blutstillung nur durch Abdrücken der Arterien erreicht werden, deren Lage man kennen muß:

1. *Schläfenschlagader,* vor dem oberen Rand der Ohrmuschel, leicht zu tasten. Abdrücken gegen das Schläfenbein bei Gegendruck der anderen Hand auf der anderen Seite des Kopfes, bei Blutungen in der Schläfengegend (Abb. **54**).

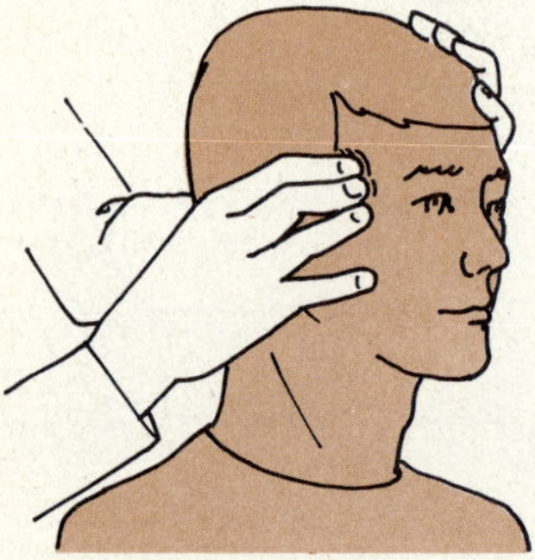

Abb. **54** Abdrücken der großen Schläfenschlagader (A. temporalis) mit den Fingerspitzen einer Hand vor dem Ohr gegen den Schläfenknochen, wobei die andere Hand auf der Gegenseite des Kopfes den Gegendruck ausübt

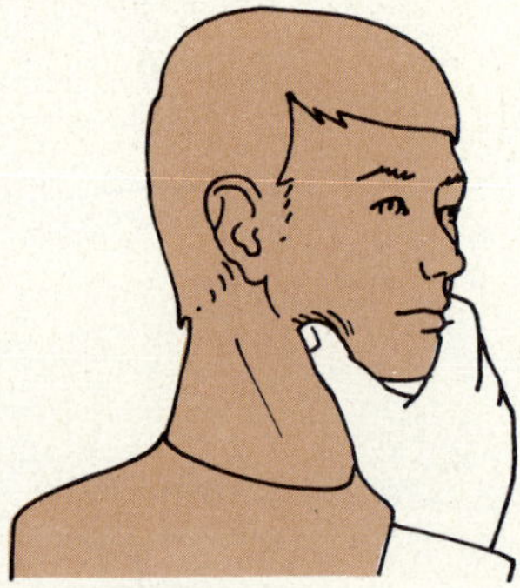

Abb. **55** Abdrücken der Gesichtsschlagader (A. facialis). Der Daumen drückt die Arterie vor dem Ansatz des Kaumuskels gegen den Unterkiefer ab. Die anderen Finger üben den Gegendruck auf der anderen Seite des Kiefers aus

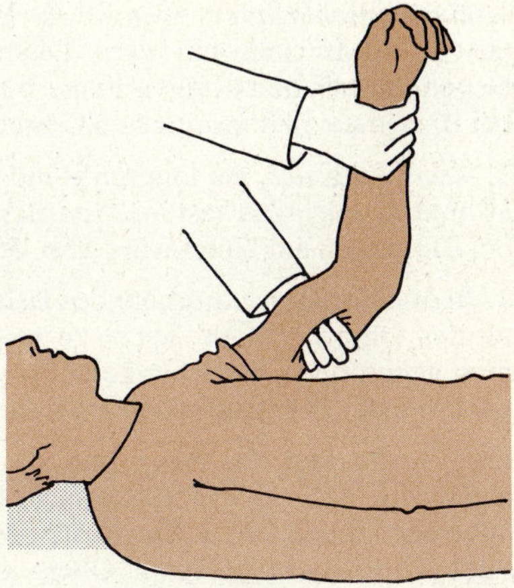

Abb. **56** Abdrücken der Oberarmschlagader (A. brachialis) auf der Innenseite des Bizepsmuskels gegen den Oberarmknochen

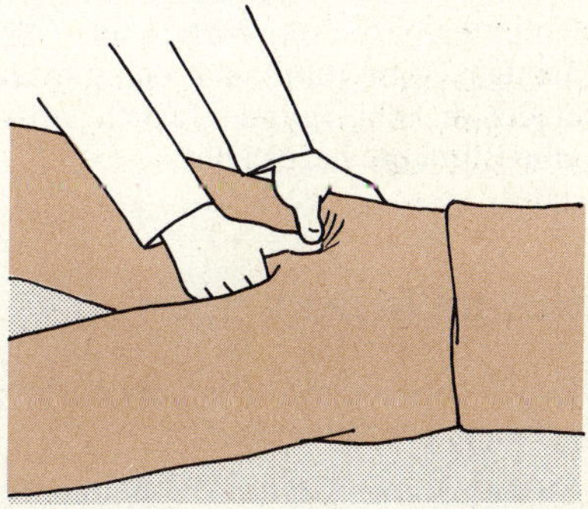

Abb. **57** Abdrücken der Beinschlagader (A. femoralis) mit beiden Daumen unter dem inneren Drittelpunkt des Leistenbandes, wobei die Finger beider Hände den Gegendruck auf der Hinterseite des Oberschenkels ausüben

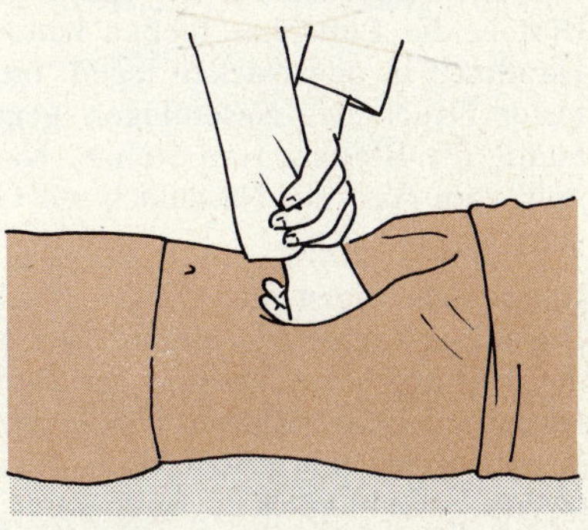

Abb. **58** Abdrücken der großen Bauchschlagader (Aorta) von oben in der Mitte zwischen Nabel und Schwertfortsatz des Brustbeines gegen die Wirbelsäule

2. *Gesichtsschlagader,* etwa in der Mitte des Unterkiefers, schwer zu tasten, Abdrücken mit dem Daumen gegen den Unterkiefer bei Gegenhalt mit den übrigen Fingern auf der anderen Seite des Kiefers, bei Blutungen in der seitlichen Gesichtsgegend (Abb. **55**).

3. *Armschlagader,* am inneren Rand des Bizepsmuskels, etwa in Oberarmmitte, leicht zu tasten, Abdrücken gegen den Oberarmknochen, bei Blutungen am Unterarm (Abb. **56**).

4. *Beinschlagader,* unterhalb des Leistenbandes, etwa im inneren Drittel des Oberschenkels, leicht zu tasten, Abdrücken mit beiden Daumen gegen den Oberschenkelkopf, wobei die Hände den Oberschenkel umfassen, bei Blutungen am Bein (Abb. **57**).

Das Abdrücken der Arm- und Beinschlagadern kann man auch so erreichen, daß man in Ellenbeuge oder Kniekehle eine Bindenrolle oder dgl. einlegt, den Arm oder das Bein maximal beugt und Ober- oder Unterschenkel bzw. Ober- oder Unterarm zusammenbindet (Adelmann).

5. *Große Bauchschlagader,* in der Mitte des Bauches, bei mageren Personen leicht zu fühlen. Abdrücken mit der Faust beim liegenden Patienten gegen die Wirbelsäule (Abb. **58**), bei Blutungen im Beckenbereich. Man kann auch den ganzen Leib oberhalb des Beckens mit einem dicken Gummischlauch umschnüren, dies wird als Momburgsche Blutleere bezeichnet.

Spezielle Blutungen

Es gibt noch einige Blutungen, die sich mit den beschriebenen Maßnahmen nicht stillen lassen.

Nasenbluten: Kopf nach hinten neigen, am besten bei liegendem Patienten (Ausnahme: alte Leute mit hohem Blutdruck), damit kein Blut in die Luftröhre fließen kann; Eispackung oder nasses, kaltes Handtuch in den Nacken legen, meist blutet es nur aus einer Seite, fester Druck des Nasenflügels gegen die Nasenscheidewand bringt häufig die Blutung zum Stehen. Kann dies nicht erreicht werden, so muß vom Arzt das Nasenloch mit Gaze austamponiert werden (nicht ganz ungefährlich).

Innere Blutungen aus Lunge (Bluthusten), Magen (Bluterbrechen), Darm (schwarzer oder dunkelroter bis hellroter flüssiger Stuhl, wobei die Färbung vom Abstand der Blutungsquelle vom After abhängt), Niere und Blase (Blut im Urin), müssen so schnell wie möglich in ein Krankenhaus gebracht werden. Patienten flach lagern, warm halten, so wenig wie möglich bewegen.

Hellrotes Blut im Stuhlgang stammt meist aus Hämorrhoiden, seltener Mastdarmerkrankungen. Verbandstoff vorlegen, zum Arzt bringen, fast nie lebensgefährlich.

Krampfaderblutungen: Bein anheben, Druckverband.

Größere Mengen verlorenen Blutes müssen durch Bluttransfusion ersetzt werden. Sogenannte „Blutersatzstoffe" (Macrodex, Dextran, Periston, Salzlösungen) können vorübergehend Hilfe bringen, ihre Anwendung ist alleinige Sache des Arztes.

Verbrennungen, Erfrierungen, elektrische Verletzungen

Verbrennungen

Sofortige Kaltwasseranwendung, Kleidung vorsichtig entfernen, **keine** Salben, Verbände usw.

Schädigungen, die durch Hitze entstehen, nennt man Verbrennungen. Eine Verbrennung, die durch heiße Flüssigkeit oder heißen Dampf hervorgerufen wird, bezeichnet man auch als Verbrühung.

Man teilt die Verbrennungen ganz allgemein in drei Schweregrade ein. Sind nur die allerobersten Schichten der Haut verbrannt, so ist das eine Verbrennung I. Grades. Äußerlich sieht man lediglich eine Hautrötung wie bei einem schweren Sonnenbrand. Durch die Reizung der oberflächlichen Hautnerven sind Verbrennungen I. Grades sehr schmerzhaft.

Bei der Verbrennung II. Grades sind schon tiefere Schichten der Haut mitbetroffen, Haarbälge und Talgdrüsen in der Tiefe der Haut sind jedoch nicht beschädigt. Dies ist insofern von Bedeutung, als die Verbrennungswunde nach Abstoßung des toten Gewebes von den Haarbälgen und Talgdrüsen aus wieder mit neuer Haut überwachsen wird. Eine Verbrennung II. Grades heilt von selbst wieder. Die Erkennung einer Verbrennung II. Grades bzw. ihre Unterscheidung von der Verbrennung III. Grades ist auch dem Fachmann zum Zeitpunkt des Unfalls noch nicht möglich. Häufig bilden sich bei der Verbrennung II. Grades Brandblasen durch Absonderung von Gewebeflüssigkeit zwischen Ober- und Unterhaut. Solche Brandblasen entstehen aber gewöhnlich auch bei Verbrennungen III. Grades und sind daher kein verläßliches Zeichen. Da bei der Verbrennung II. Grades aber viele Hautnerven noch erhalten bleiben, sind diese Verbrennungen im Gegensatz zur Verbrennung III. Grades sehr schmerzhaft.

Bei der Verbrennung III. Grades sind alle Schichten der Haut, die Haare, Drüsen, Nervenendigungen, häufig sogar die darunterliegenden Muskeln verbrannt. Solche Wunden schmerzen wegen der völligen Zerstörung der Hautnerven nicht mehr. Das verbrannte Gewebe sieht manchmal schneeweiß und manchmal bräunlich-schwarz aus. Da der Grad der Hitzeeinwirkung bei Verbrennungen nicht überall gleichmäßig ist, finden sich meist alle drei Verbrennungsstadien beim gleichen Verletzten nebeneinander, stark schmerzende neben nicht schmerzenden Brandwunden, umgeben von geröteten Partien. Verbrennungen III. Grades sind sehr schwere Verletzungen, sie können nur noch durch Hautübertragung von nicht verbrannten Körperteilen geheilt werden.

Jede Verbrennung II. oder III. Grades muß von einem Arzt behandelt werden, sehr häufig ist Krankenhausbehandlung erforderlich. Wegen der bei Verbrennungen III. Grades immer auftretenden Verbrennungskrankheit sind diese Verbrennungen vor allem bei Kindern oft schon dann lebensgefährlich, wenn nur 15% der Körperoberfläche verbrannt sind (Abb. **59**). Verletzte mit Brandwunden sind besonders vom Wundstarrkrampf bedroht.

Erste Hilfe: Bei allen Verbrennungen, die sich nicht im Kopf- und Gesichtsbereich befinden und die starke Schmerzen hervorrufen, also keine drittgradigen Verbrennungen sind, sollte der Helfer, wenn er innerhalb der ersten halben Stunde nach der Verbrennung gerufen wird, sofort Kälte anwenden. Am besten in Form von kaltem Lei-

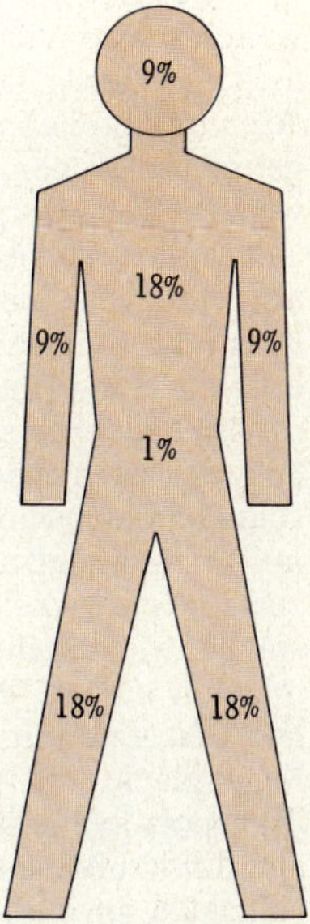

Abb. **59** Zur raschen Berechnung der prozentualen Verbrennung dient die sog. Neuner-Regel. Die angegebenen Prozentwerte gelten jeweils für Vorder- und Rückseite, am Stamm jeweils für Vorder- *oder* Rückseite

tungswasser (20°C). Das Wasser muß unbedingt *sauber* sein, damit keine Keime in die Brandwunden eingeschleppt werden. Stehende Gewässer, verschmutzte Brunnen und Bäche sind ungeeignet. Am besten ist kaltes Wasser in der Badewanne. Das kalte Wasser läßt man so lange einwirken, bis die Schmerzen nachlassen, meist etwa 15–20 Minuten. Selbstverständlich darf die Kaltwasseranwendung nicht an bekleideten Körperstellen erfolgen. Belassene feuchte Kleidung führt durch die entstehende Verdunstungskälte zur Auskühlung. Die Anwendung von Eis oder Eiswasser ist ungeeignet, der Kältereiz ist zu stark und kann eine weitere Schädigung der Haut bewirken. Bei Kleinkindern und Säuglingen muß man mit der Kälteanwendung vorsichtig sein, da bei ihnen eine zu lange Kühlung leicht zu einer irreversiblen Senkung der Kerntemperatur führt. Durch sofortige Kälteanwendung nach einer Verbrennung gelingt es häufig, das Auftreten der so gefürchteten Verbrennungskrankheit zu verhindern. *Auf keinen Fall* dürfen Brandwunden mit Öl, Fett, Brandsalben oder Mehl bestrichen oder gar mit Brandbinden umwickelt werden. Alle diese sogenannten Volksmittel verhindern den Sauerstoffzutritt zu der geschädigten Haut und verschlimmern dadurch die Verbrennung, außerdem sind diese Mittel selten keimfrei. Brandblasen dürfen niemals eröffnet werden, im Krankenhaus werden sie vorsichtig steril abpunktiert.

Verbrennungen I. Grades, wenn also nur eine Hautrötung besteht, können von einem Arzt mit Gelverbänden (Aristamid-Gel, Gantrisin-Gel) bestrichen werden, die an der Luft fest antrocknen und keinen weiteren Verband erfordern. Alle übrigen Verbrennungen werden nur locker in sterile Tücher (frisch gebügelte Handtücher oder Leintücher, Aluminiumfolie) eingeschlagen und der Patient in ein Krankenhaus gebracht. Wegen der Schmerzen dürfen Schmerztabletten gegeben werden, auch dürfen die Verletzten, die meist ein starkes Durstgefühl bekommen, solange sie noch nicht im Schock sind, ruhig schluckweise, aber reichlich trinken, vorausgesetzt, es liegt keine Inhalationsverbrennung mit Anschwellung der Rachenschleimhäute vor. Diese erkennt man oft an Brandstreifen in der Haut unter der Nase, die auf die Nasenlöcher zu zielen. Am wirkungsvollsten zur Verhütung eines Schocks ist hierbei salzhaltige Flüssigkeit, wie Bier, Mineralwasser (ohne Kohlensäure), Milch oder Salzwasser, kein Tee! Der Helfer muß wissen, daß sich nach Verbrennungen oft sehr schnell ein Schockzustand entwickelt, der nur verhindert werden kann, wenn ein Arzt sobald wie möglich nach dem Unfall eine intravenöse Dauertropfinfusion anlegt. Wegen der drohenden Schockgefahr sind Brandverletzte liegend mit leicht erhöhtem Fußende zu transportieren. Ist der Verunglückte in sterile Tücher eingeschlagen, so muß er für den Transport locker mit einer Decke bedeckt werden, um dem Schockzustand vorzubeugen. Menschen, deren Kleider in Brand geraten sind, rollt man am besten in eine Decke ein und übergießt sie mit Wasser, um die Flammen zu ersticken. Ist das aus technischen Gründen nicht möglich, muß versucht werden, die Flammen durch Rollen des Brennenden auf dem Boden zu ersticken. Bei der Verbrennung am Körper angeklebte Kleidungsstücke dürfen nicht abgerissen werden, da sonst große Wundflächen eröffnet werden. Die sterilen Tücher werden einfach über die nicht entfernbaren Kleidungsreste gewickelt.

Erfrierungen

Erwärmung durch Reiben und Wechselbäder

Erfrierungen, durch örtlich umschriebene Kälteeinwirkung hervorgerufen, sehen ganz ähnlich aus wie Verbrennungen und können in dieselben Stadien wie die Verbrennungen eingeteilt werden. Die Kälteeinwirkung erfolgt meist langsam und unmerklich und nicht schnell wie bei der Verbrennung. Vorwiegend werden ungeschützte Körperstellen betroffen (Ohren, Nase, Finger, Zehen) sowie Körperteile, in denen die Blutzirkulation infolge unzweckmäßiger Kleidung (zu enge Strumpfbänder, Schuhe, Handschuhe) herabgesetzt ist. Alte und geschwächte Menschen und Leute, die unter Alkohol stehen, sind besonders gefährdet.

Behandlung. Bei Erfrierungen I. Grades Erwärmung des erfrorenen Körperteils durch Reiben, um die Zirkulation wieder in Gang zu bringen, dazwischen selbständige Bewegungen der Glieder. Wenn möglich, können Wechselbäder mit warmem Wasser (25–30° C, 3–4 Minuten) und kaltem Wasser (10–15° C, ½ Minute) durchgeführt werden. Nach der Wiedererwärmung wird der erfrorene Körperabschnitt mit einem warmen, gut gepolsterten Verband bedeckt. Bei Erfrierungen II. bis III. Grades beschränkt man sich lediglich auf die Auflegung eines gut gepolsterten Verbandes. Die Wiedererwärmung erfolgt im Überwärmungsbad unter Aufsicht eines Arztes. Ist es zu einer Auskühlung des ganzen Körpers gekommen, wobei die Temperatur bis zu 20 Grad absinken kann, so sind die Kleider in einem trockenen, nicht zu warmen Raum zu entfernen, wobei man die Kleidungsstücke am besten aufschneidet. Die anschließende Erwärmung in einem überwarmen Bad darf nur in Gegenwart eines Arztes durchgeführt werden. Hinsichtlich der meist notwendigen Wiederbelebung wird auf das Kapitel Wiederbelebung verwiesen.

Elektrische Verletzungen

Strom abschalten, Herzmassage bei Herzstillstand

Diese Verletzungen entstehen dadurch, daß der Körper durch Berührung mit einem stromgeladenen Gegenstand (Gleichstrom oder Wechselstrom, meist defekte elektrische Leitung) in einen Stromkreis gerät. Meist hinterläßt der Strom an der Eintrittsstelle in den Körper eine Eintrittsmarke und an der Berührungsstelle mit der Erde, wo er den Körper wieder verläßt, eine Austrittsmarke. Diese Strommarken sehen wie Verbrennungen I. bis III. Grades aus. Der Schaden am menschlichen Körper ist um so geringer, je größer der Widerstand ist, den der Körper dem Strom entgegensetzt. Feuchte Haut ist ein weit besserer elektrischer Leiter als trockene Haut. Im Badezimmer sind daher Verletzungen mit Haushaltsstrom nicht selten tödlich. Unglücklicherweise erlaubt die Größe der Strommarken keinen Rückschluß auf die Verbrennungsschäden im Körper, die oft sehr erheblich sein können. Niederspannungsverletzungen mit Haushaltsstrom führen besonders häufig zu Herzkammerflimmern, während eine Hochspannungsverletzung meist den Tod durch sofortigen Herzstillstand zur Folge hat. Alle Hochspannungsleitungen sind durch einen Blitzpfeil gekennzeichnet. Es ist daher meist einfach, festzustellen, ob es sich um eine Hochspannungs- oder Niederspannungsverletzung handelt. Bei den durch die elektrische Verletzung entstehenden Verbrennungen muß man die äußeren, durch den Flammenbogen verursachten Verbrennungen und die Verkochung des Gewebes in der Tiefe, die häufig äußerlich gar nicht zu sehen ist, unterscheiden. Die Verbrennungen in der Tiefe kommen durch Entwicklung der sogenannten Joule-Wärme bei Durchtritt von Strom durch Gewebe zustande. Bei jedem elektrischen Unfall muß, auch wenn er noch so geringfügig erscheint, eine Herz- und Nervenuntersuchung durch den Arzt vorgenommen werden. Das Herz ist mehr gefährdet, wenn der Strom **senkrecht** durch den Körper fließt (Hand → Fuß), als wenn er **waagerecht** fließt (z. B. rechte/linke Hand → elektrisches Gerät → rechte/linke Hand → Wasserleitung).

Die **Behandlung** von elektrischen Verbrennungen unterscheidet sich im übrigen nicht von der bei gewöhnlichen Brandwunden. Der Helfer sollte bei elektrischen Unfällen immer für die Abschaltung des Stromes sorgen, um weitere Unfälle und eine Selbstgefährdung zu vermeiden. Besonders wichtig ist, daß bei Hochspannungsunfällen sofort das Elektrizitätswerk verständigt wird. Verletzungen durch Blitzstrahl entsprechen in Wirkung und Behandlung den Hochspannungsverletzungen.

Wichtig ist die richtige Lagerung des Verletzten (s. Kapitel Lagerung). Der häufig bestehende Kreislaufstillstand kann durch Herzkammerflimmern oder Herzstillstand hervorgerufen sein. Nur eine Untersuchung mit Elektrokardiogramm in der Klinik kann entscheiden, was wirklich vorliegt. Es ist daher in jedem Fall mit äußerer Herzmassage und Atemspende zu beginnen (s. Kapitel Wiederbelebung). Die Wiederbelebungsversuche sind während des Transportes ins Krankenhaus forzusetzen. Die Atemspende kann bei den häufig vorliegenden schweren Gesichtsverbrennungen schwierig sein. Kann sie gar nicht durchgeführt werden, so sollte, bis ein Arzt einen Schlauch in die Luftröhre einführt, eine künstliche Beatmung versucht werden. Der oberhalb des Kopfes am liegenden Patienten kniende Helfer hebt dessen Arme, bis sie oben neben dem Kopf liegen, und dehnt dadurch den Brustkorb des Patienten, wobei er die Einatmung nachahmt. Anschließend bringt man die Arme wieder nach unten, wobei die Unterarme über der Brust gekreuzt werden. Dadurch wird der Brustkorb zusammengedrückt und die Ausatmung nachgeahmt.

Das Herzkammerflimmern kann von einem Notarzt oder dem Arzt im Krankenhaus mit einem Defibrillator durch starke Stromstöße wieder zum Verschwinden gebracht werden. Es ist daher sehr wichtig, daß die Fahrer der Krankenwagen wissen, in welchem Krankenhaus ein Defibrillator zur Verfügung steht, um unnützes Hin- und Hertransportieren zu vermeiden. Wichtigste Voraussetzung für den Erfolg einer späteren Defibrillation ist die Fortsetzung der Wiederbelebungsmaßnahmen während des Transportes.

Strahlenschäden

Nun noch ganz kurz einige Worte zum Strahlenschaden durch Atombomben und Reaktorexplosionen. Alle unbedeckten Körperteile sind besonders gefährdet, helle, weite Kleidung schützt besser als dunkle, eng anliegende. Bei Atomexplosionen im Freien sofort Deckung suchen, flach hinlegen, Kopf vom Explosionsherd wegwenden, Gesicht gegen die Erde zu kehren, Hände unter dem Körper verstekken. Neben Brandwunden und Verletzungen durch herumfliegende Splitter und Steine wird häufig ein Strahlenschaden gesetzt, der zunächst nicht auffällt und erst nach langer Zeit, manchmal erst nach Jahren, zum Vorschein kommt. Besonders zu fürchten sind die Vererbungsschäden, die erst in kommenden Generationen auftreten.

Die Sofortstrahlung nach einer Atomexplosion ist eine Gamma-Strahlung, ähnlich den Röntgenstrahlen, sie hält höchstens zwei Minuten an. Gefährlicher ist die Strahlung aus radioaktivem Staub, der sich kilometerweit verteilt und alles verseucht. Deswegen werden alle Nahrungsmittel in einer radioaktiv verseuchten Gegend sofort unbrauchbar. Auch die Eßbestecke und Teller dürfen nicht mehr verwendet werden, ebensowenig das Wasser. Vor Einatmung radioaktiver Staubteilchen schützt eine ABC-Maske. Als Nothilfe kann ein vor Mund und Nase gehaltenes feuchtes Taschentuch dienen. Als wichtigste Maßnahme der Ersten Hilfe bei Strahlenschäden gilt es demnach, zu verhindern, daß mit der Nahrung oder der Einatmungsluft weitere radioaktive Substanzen in den Körper eindringen.

Unterkühlung

Häufig in Seenot, im Gebirge bei Lawinenverschüttung und bei Betrunkenen, die im Freien bei niedriger Temperatur einschlafen. Kommt allerdings auch bei Unfällen vor, wenn Bewußtlose längere Zeit im Freien liegen. Der Organismus versucht zunächst durch Steigerung des Energieumsatzes (Kältezittern) der Auskühlung entgegenzuwirken. Der Gesamtsauerstoffverbrauch und auch das Herzzeitvolumen steigen erheblich über die Normalwerte an. Sinkt die Kerntemperatur auf 32–34° C, tritt Kältezittern auf, Sauerstoffverbrauch und Herzzeitvolumen sinken unter den Ausgangswert.

Abhängig vom zeitlichen Verlauf unterscheidet man zwischen akuter, subakuter und chronischer Unterkühlung. Ursachen akuter Unterkühlung: Lawinenverschüttung, Eintauchen in kaltes Wasser. Die Symptome bilden sich innerhalb von 6 Stunden aus. Subakute Unterkühlungen entstehen in 6–24 Stunden, z. B. bei Bergsteigern, Selbstmördern, Alkoholvergifteten oder bei längerem Aufenthalt in 15–18° C warmem Wasser.

Chronische Unterkühlungen: Sie lösen erst nach 24 Stunden Symptome aus, z. B. mäßige Kälteexposition älterer Menschen, bestimmte Stoffwechselerkrankungen (Überfunktion der Schilddrüse, bestimmte Arzneimittel). Tiefe Hypothermie, unter 29° C, kann den Tod des Unterkühlten vortäuschen, wenn eine schwere Bradykardie, ausgeprägte Atemdepression, Pupillenerweiterung, Bewußtlosigkeit kaum oder nicht meßbarer Blutdruck, blasse kalte Haut und schlaffe Extremitäten bestehen.

Die akute Unterkühlung löst im Gegensatz zur chronischen seltener eine Gegenregulation mit Elektrolytverschiebungen, Dehydrierung und Hypoglykämie aus. Das Eintauchen in kaltes Wasser führt, in Abhängigkeit von der Wassertemperatur, mit Sicherheit zum Tode. Bei 12,5° C in 6 Stunden, bei 10° in 4 Stunden, bei 7,5° in 2 Stunden, bei 5° in 90 Minuten, bei 0° in 30 Minuten (Untersuchungen der US-Army).

Man unterscheidet verschiedene Unterkühlungsgrade.

1. Grad: Körpertemperatur 36,5–34° C:
   Symptome: Bewußtseinsklar, Kältezittern, Schmerzen in

Extremitäten und Genitalien, Puls und Blutdruck erhöht oder normal.

2. Grad: Körpertemperatur 34–27° C:
Stufenweiser Bewußtseinsverlust, kein Kältezittern, keine Schmerzen, evtl. zerebrale Krämpfe oder abgeschwächte Reflexe.

3. Grad: Körpertemperatur unter 27° C:
Tief bewußtlos, Bradykardie, geringe Atembewegungen, kein peripherer Kreislauf mehr.

Todesursache meist Herzversagen durch Kammerflimmern. Bewußtlosigkeit mit Verlegung der Atemwege. Atemstillstand bei 16–20° C Kerntemperatur.

Sofortmaßnahmen:

1. Grad: Flachlagerung, Schutz vor weiterem Wärmeverlust, Entfernen nasser Kleidung, Abtrocknen, Isolierung mit warmen Dekken, Wärmeschutzfolie, Biwacksack. Spontane Erwärmung 0,5 bis 1° pro Stunde, heiße, gezuckerte Getränke.

2. Grad: Viel gefährlicher wegen Gefahr des Kammerflimmerns, schonende Bergung in liegender Position, Erwärmung mit Hibler-Packung (Leintuch, 5mal gefaltet, mit heißem Wasser aus Thermosflasche innen befeuchtet). Die Packung wird auf Brust und Oberbauch auf der Unterwäsche aufgelegt, die Kleidung wird darüber geschlossen, dann Einwickeln in mehrere Decken und Biwacksack oder dergleichen, warmes Wasser alle 30 Minuten erneuern, nicht zu heiß, Verbrühungsgefahr!

Ärztliche Maßnahmen:

Kardiopulmonale Wiederbelebung, Intubation, Beatmung, Azidosekorrektur.

Im Krankenhaus eventuell Erwärmung mit warmem Atemgas, Risiko der Wiedererwärmung, immer i.v. Zugang legen, da Wiedererwärmungsschock droht, bedingt durch Gefäßerweiterung in der Peripherie bei noch vermindertem Herzzeitvolumen. Kammerflimmern und Wiedererwärmungsschock sind auch als „Bergungstod“ bekannt. Im Krankenhaus Wiedererwärmung eventuell mit Spülung der Bauchhöhle und des eröffneten Brustkorbes mit warmer Kochsalzlösung sowie mit dem Wärmeaustauscher der Herz-Lungen-Maschine.

Unterkühlung 3. Grades: Es gilt dasselbe wie bei der Unterkühlung 2. Grades.

Hitzeschäden

In kühle Umgebung bringen, flach lagern, kühle Umschläge, Atemwege freihalten, bei Atemstillstand Atemspende, Transport in die Klinik

Verbrennungsvorgänge im Organismus erzeugen Wärme und halten so die Körpertemperatur über der Außentemperatur. Solange Wärmeentstehung und Wärmeabgabe gleich groß sind, tritt keine Änderung der Körpertemperatur ein. Sie beträgt normalerweise 36–37° C. Ist die Wärmeabgabe größer als die Wärmeentstehung, so sinkt die Körpertemperatur ab, bis als Gegenregulation eine höhere Wärmeproduktion eintritt, mit dem Ziel, den Wärmeverlust auszugleichen. Diese Gegenregulation ist nur begrenzt möglich und versagt z. B. bei Schiffbrüchigen, bei Verschütteten in Lawinen, bei Schlafmittelvergiftungen und ähnlichen Ereignissen. Es kommt zu der gefürchteten Unterkühlung.

Ist die Wärmeentstehung größer als die Wärmeabgabe, so steigt die Körpertemperatur an. Man bezeichnet diesen Zustand als Fieber. Nun ist es aber so, daß bei erhöhten Temperaturen die Stoffwechselvorgänge schneller ablaufen. Dic mangelhafte Wärmeabgabe führt also zu höheren Temperaturen, diese wiederum zu schnelleren Verbrennungsvorgängen und damit zur zusätzlichen Wärmeentwicklung. Dieser falsche Kreisprozeß kann nur durchbrochen werden, wenn es gelingt, die Wärmeabgabe zu steigern bzw. zu normalisieren.

Unter normalen Bedingungen wird die im Körper erzeugte Wärme (= chemische Wärmeregulation) durch den Blutkreislauf an die Körperoberfläche weitergeleitet und über die Haut (= physikalische Wärmeregulation) an die kühlere Umgebung durch sogenannte Konduktion und Konvektion abgegeben.

Unter Hitzebedingungen erfolgt die Aufrechterhaltung der normalen Körpertemperatur allein durch die physikalische Wärmeabgabe über die Haut, d. h. durch Kontakt mit der Luft (oder Wasser), durch Infrarotabstrahlung und durch Verdunsten. Die Wärmeabgabe durch Kontakt mit der Luft wird aufgehoben, wenn die Luft wärmer ist als 37° C, durch Strahlung, wenn dem Körper durch Sonne, Erdboden oder auch Hauswände mehr Wärme zugestrahlt wird, als er aufgrund seiner Hauttemperatur abstrahlen kann.

Unter Hitzebedingungen bleibt also die Wärmeabgabe durch Verdunstung das wichtigste Mittel zur Konstanterhaltung der Körpertemperatur. Bei hoher Luftfeuchtigkeit kann auch diese letzte Möglichkeit wegfallen. Die Belastung für den Organismus ist also nicht nur von der Temperatur, sondern auch von der Luftfeuchtigkeit abhängig. Eine Temperatur von 100 °C bei einer Luftfeuchtigkeit von 5 % ist z. B. für den Organismus genauso belastend wie eine Temperatur von 45 °C bei einer Luftfeuchtigkeit von 95 %. Die Verträglichkeit des Tropenklimas wird also nicht allein von der Temperatur, sondern auch von der Luftfeuchtigkeit bestimmt.

Die meisten Hitzeschäden treten auf, wenn ungünstige Umweltbedingungen – hohe Außentemperaturen, hohe Luftfeuchtigkeit und geringe Luftbewegung – mit einer gesteigerten Wärmeproduktion durch körperliche Arbeit kombiniert sind.

Folgende Krankheitsbilder werden unterschieden:

Hitzeerschöpfung

Die Hitzeerschöpfung unterscheidet sich vom Hitzschlag durch die noch normale oder leicht erhöhte Körpertemperatur und durch die großen Schweiß- und Kochsalzverluste.

Es handelt sich hier um ein akutes Versagen der Kreislaufregulation mit Ohnmachtserscheinungen. Die Hitzeerschöpfung tritt auf nach Hitzeeinwirkung und wird verursacht durch einen Flüssigkeitsmangel als Folge von starkem Schwitzen, Durchfällen und Erbrechen oder verminderter Flüssigkeitsaufnahme.

Durch Weitstellung der peripheren Blutgefäße versucht der Organismus die Wärmeabgabe zu erhöhen. Dadurch kommt es zur zentralen Minderdurchblutung.

Vorboten sind eine gerötete und feuchtwarme Haut, trockene Mundschleimhaut, starker Durst, Kopfschmerzen, Schwindel, Sehstörungen, Ohrensausen und Herzklopfen. Bei ausgeprägter Hitzeerschöpfung kommt es schließlich unter Zunahme der Herz- und Atemfrequenz zu Ohnmacht und ausgeprägter Schocksymptomatik (Pulsfrequenz über 100/min, Blutdruck unter 100 mm Hg).

Sofortmaßnahmen:

Lagerung mit leichter Kopfhochlage in kühler Umgebung, Öffnen beengender Kleidungsstücke, reichlich Trinken von salzhaltigem Wasser.

Bei Bewußtlosigkeit stabile Seitenlage und Freihaltung der Atemwege.

Ärztliche Maßnahmen:

Schocktherapie, Infusionen von 1 bis 2 l normotoner Elektrolytlösung, Einweisung in die Klinik.

Hitzekrämpfe

Sie können auftreten, wenn es durch starkes Schwitzen zu Flüssigkeits- und Salzverlusten kommt. Betroffen werden vor allem Personen, die strahlender Hitze ausgesetzt sind und dabei gleichzeitig schwere körperliche Arbeit leisten müssen. Die relative Luftfeuchtigkeit scheint zweitrangiger Natur zu sein. Die Hitzekrämpfe treten auf, wenn etwa 2–3 l Körperflüssigkeit fehlen und der Salzgehalt im Blut, insbesondere der NaCl-Gehalt (Kochsalzgehalt) unter bestimmte Werte gesunken ist. Durch diesen Salzverlust (Elektrolytstörung) wird der Mechanismus der Muskelkontraktionen bzw. die Muskelerregbarkeit beeinflußt: Es treten zuerst Muskelzuckungen und später Muskelkrämpfe auf. Sie sind im Gegensatz zum Wundstarrkrampf unsymmetrisch und betreffen die am stärksten beanspruchte Muskulatur, z. B. die Bein- und Rückenmuskulatur bei Heizern und Arbeitern am Hochofen. Wie beim Hitzschlag kann es auch hier zur Bewußtlosigkeit mit den übrigen Symptomen kommen. Durch Trinken von salzhaltigem Wasser (1%ig) oder durch Einnahme von salzhaltigen Tabletten können die Hitzekrämpfe weitgehend vermieden werden.

Sofortmaßnahmen:

Trinken von salzhaltigem Wasser, bei Temperaturerhöhung Lagerung in kühler Umgebung, bei Bewußtlosigkeit Seitenlage zur Freihaltung der Atemwege und bei Atemstillstand Atemspende.

Ärztliche Maßnahmen:

Infusionen von 0,9%iger NaCl-Lösung, es können Infusionsmengen bis zu drei und mehr Liter erforderlich sein.

Hitzekollaps (Hitzeohnmacht)

Beim Hitzekollaps steht im Vordergrund das periphere Kreislaufversagen. Der Körper versucht, die Wärme über die Haut abzugeben. Die peripheren Gefäße sind mit Blut prall gefüllt, das Blut versackt in der Peripherie und fließt nur ungenügend zum Herzen zurück. Die Blutmenge, die vom Herzen pro Minute in den Körperkreislauf gepumpt wird (Herzminutenvolumen), ist zu klein, das Gehirn wird nicht mehr genügend mit Sauerstoff versorgt. Durch die Erweiterung der Gefäße ist die Haut gerötet und durch die vermehrte Wärmeabgabe mit Schweiß bedeckt. Wegen der noch funktionierenden Wärmeabgabe ist die Körpertemperatur kaum bis mäßig erhöht. An subjektiven Beschwerden treten vor dem Kollaps Schwindel, Sehstörungen, Ohrensausen, Puls- und Atembeschleunigung auf. Es ist ein Erscheinungsbild, das dem orthastatischen Kollaps (Ohnmacht) sehr ähnlich ist. Die Entstehung des letzteren wird durch Wärmebelastung und Stehen gefördert. Der Hitzekollaps tritt meist im Stehen auf, während der Hitzschlag durch Arbeit begünstigt wird.

Sofortmaßnahmen:

Flachlagerung in kühler Umgebung, kalte Umschläge (Nacken, Stirn), Atemwege freihalten.

Hitzschlag

Beim *Hitzschlag* ist die Verhinderung bzw. Unmöglichkeit der Wärmeabgabe bei großer Wärmezufuhr von außen Voraussetzung. Die Umgebungstemperatur ist in der Regel höher als die Körpertemperatur und Wärmeabgabe nur noch durch Verdunsten möglich. Neben der hohen Umgebungstemperatur spielen Luftfeuchtigkeit und geringer Luftstrom eine Rolle. Begünstigt wird die Entstehung des Hitzschlags durch körperliche Arbeit und gesteigerte Wärmeproduktion, ferner bei alten Leuten und Alkoholikern. Vorboten des Hitzschlags sind Kopfschmerz, Schwindel, Schwäche, Ohnmachtsgefühl und evtl. Leibschmerzen und Erbrechen. Bis zu diesem Zeitpunkt ist das klinische Erscheinungsbild dem Hitzekollaps sehr ähnlich. **Erst das Aufhören der Schweißsekretion** und die dadurch rasch ansteigende Körpertemperatur bis 43° und sogar 44° C führen zur Katastrophe. Bis dahin ist die Haut rot, trocken und heiß. Nach dem Kreislaufzusammenbruch erscheint sie grau. Zeichen der Hirnschädigung, wie Bewußtseinstrübungen und Dämmerzustände, stehen im Vordergrund. Bewußtlosigkeit tritt ein, wenn die Körpertemperatur 42° C überschritten hat. Krämpfe treten auf, der Puls wird klein und schnell und schließlich können die Atemstörungen (Cheyne-Stokessche Atmung) zur Atemlähmung und zum Tode führen.

Der Hitzschlag ist ein sehr ernstes Krankheitsbild und geht oft tödlich aus. Heißes Wetter, Bewußtlosigkeit und Krämpfe sollten immer an einen Hitzschlag denken lassen.

Sofortmaßnahmen:

Der Kranke soll in eine kühlere Umgebung gebracht, flach gelagert und der Kopf leicht angehoben werden. Kalte Umschläge oder Eispackungen auf den Nacken, Stirn, Beine und Arme sollen nach Möglichkeit angewandt werden. Nach wenigen Minuten kann die Kälteapplikation unterbrochen werden. Verfärbt sich danach die Haut wieder rot, muß erneut mit der Anwendung von kalten Umschlägen begonnen werden. Baldmöglichster Transport in ein Krankenhaus ist anzustreben. Bei Fällen mit Bewußtlosigkeit muß in der üblichen Weise die Freihaltung der Atemwege gesichert werden.

Ärztliche Maßnahmen:

Die ärztliche Behandlung entspricht der eines schweren Schocks bei gleichzeitig erhöhten Temperaturen. Infusionen von salzhaltigen Lösungen, Plasma, Sauerstoffgaben und Kühlung sind erforderlich, letztere bis Temperaturen von 38° C erreicht sind.

Sonnenstich (Insolation)

Die Symptome des Sonnenstichs entstehen durch direkte und starke Sonneneinstrahlung auf den ungeschützten Kopf. Betroffen sind insbesondere Kleinkinder und ältere Personen. Durch die Wärmeempfindlichkeit des Gehirns kann Bewußtlosigkeit eintreten, bevor es zur allgemeinen Überwärmung des Körpers kommt.

Die Symptomatik des Sonnenstichs ist charakterisiert durch hochrote und heiße Gesichts- und Kopfhaut, Abgeschlagenheit, Kopfschmerzen, Schwindel, Übelkeit, Brechreiz und Herzklopfen. Als Folge der Reizung der Hirnhäute besteht Nackensteifigkeit. In schweren Fällen kommt es zur Bewußtlosigkeit und auch zu Krämpfen.

Sofortmaßnahmen:

Lagerung in kühler Umgebung, leichte Hochlagerung des Kopfes, kalte Umschläge (Kopf und Nacken), bei Bewußtlosigkeit stabile Seitenlage zur Freihaltung der Atemwege.

Ärztliche Maßnahmen:

Normalisierung von Atmung und Kreislauf. In schweren Fällen Hirnödemprophylaxe bzw. -therapie, Einweisung in die Klinik.

Besonderheiten bei der Erstversorgung von Unfällen in den Bergen

Bei Unfällen im Gebirge ist der Helfer meist völlig auf sich selbst angewiesen. Nur selten ist zufällig ein Arzt in der Nähe. Die Begleitumstände machen es dem Laien oft sehr schwer, hier richtig zu helfen. Das Überleben eines alpinen Unfallopfers kann aber ganz wesentlich von den richtigen Maßnahmen abhängen. Der Unfall in den Bergen kann nicht nur Spaziergänger, Wanderer, Bergsteiger und Skitouristen treffen, sondern heute auch zunehmend andere Personengruppen wie Paraglider, Fallschirmspringer, Mountainbike-Enthusiasten usw. Die Schwierigkeit der Rettung bei Bergunfällen liegt einmal im Faktor „alpiner Unfallort", dieser ist meist in unwegsamem, gebirgigem Terrain, wozu oft bedrohliche Umwelteinflüsse kommen (Kälte, Nebel, Regen und Schnee, schneller Einbruch der Dunkelheit). Oft liegt der Unfallort weitab von jeder zivilisatorischen Erreichbarkeit. Der Zeitfaktor spielt häufig die lebensentscheidende Rolle. Die Zeitspanne zwischen dem Unfallgeschehen bis zur Alarmierung von Helfern und Eintreffen derselben am Unfallort sowie Bergung und Abtransport sind häufig beträchtlich. Die Stoffwechsellage des Verunglückten läßt oft keinen großen Spielraum zu, da meist durch den dem Unfall vorhergegangenen intensiven Belastungsverbrauch eine starke Beanspruchung erfolgte. Die Ausgangsposition eines Verunfallten ist also weitaus problematischer als bei jeder anderen sportlichen Unfallart.

Wie den Zahlen der Bergrettungsdienste aus den letzten Jahren zu entnehmen ist, gibt es im europäischen Raum zur Zeit 20000 bis 25000 Alpinunfälle jährlich, wobei 800 bis 900 Personen nur tot geborgen werden konnten. Alle nationalen alpinen Rettungsorganisationen sind im IKAR zusammengefaßt. Im deutschsprachigen Raum ist die Bergwacht des Bayerischen Roten Kreuzes und der Österreichische Bergrettungsdienst wohl am wichtigsten.

Die Bergung gestaltet sich vor allem bei Lawinenunfällen oft sehr problematisch. Früher ereigneten sich die meisten Unfälle beim Abstieg, heute passiert beim Aufsteigen wesentlich mehr. Gut die Hälfte der Unfälle beim Klettern wird durch einen Sturz des Ersten am Seil ausgelöst, der Rest durch Steinschlag oder schlechte Standplatzverankerung. Leider besteht bei den Kletterern oft eine große Risikobereitschaft und Inkaufnahme von Stürzen. Dies zeigt sich besonders auf kurzen, gut abgesicherten Routen. Natürlich führt das zu einem erhöhten Verletzungsrisiko. Meßergebnisse des DAV-Sicherheitskreises haben gezeigt, daß nur eine Kombination von Hüft- und Brustgurt schwere Verletzungen verhindern kann. Sehr gefährlich ist der heute weit verbreitete Trend, ohne Helm und Brustgurt zu klettern. Die Probleme, die sich bei der Versorgung eines Alpinunfalles stellen, sind zunächst der Schock und die daraus resultierende Ateminsuffizienz, dann die auftretende Unterkühlung und schließlich die Erschöpfung und der Bergungstod. Der Schock ereignet sich meist als Folge von Mehrfachverletzungen und hat fast immer ein allmähliches Atemversagen zur Folge. Dies wird oft nicht rechtzeitig erkannt. Die Bedeutung einer rechtzeitigen Frühbeatmung beim alpinen Unfallopfer wird daher oft unterschätzt. Der Einfluß von Kälte, Nässe und Wind, der beim Verletzten auf eine reduzierte Stoffwechsellage trifft, beschwört die Gefahr einer allgemeinen Unterkühlung herauf. Am schlimmsten ist das natürlich bei Lawinenopfern. Diese verlieren etwa 3° C ihrer Körpertemperatur pro Stunde in der Lawine, außerhalb der Lawine 6° C pro Stunde. Bei Lawinenverschüttung kann jedoch die damit verbundene Unterkühlung einen lebenserhaltenden Faktor darstellen. Durch die Unterkühlung werden nicht nur das Atemzeitvolumen und damit der Gasaustausch in der Lunge eingeschränkt, sondern die Stärke des Hirnstoffwechsels wird in Abhängigkeit zur Temperatur entscheidend herabgesetzt. Es entsteht ein winterschlafähnlicher Zustand. Die Empfindlichkeit des Gehirns auf die Sauerstoffunterversorgung vermindert sich. Als Regel gilt, daß durch eine Senkung der Hirntemperatur um 10° C die Wiederbelebungszeit nervaler Strukturen verdoppelt wird. Für den Verschütteten ist daher das Vorhandensein einer Atemhöhle das Entscheidende, damit er nicht sofort erstickt. Wenn eine Atemhöhle vorhanden ist, wird das ausgeatmete CO_2 wieder eingeatmet und dadurch die Toleranz des Gehirns für die Sauerstoffunterversorgung zusätzlich verlängert. Deswegen ist es bei der Erstversorgung der Lawinenopfer besonders wichtig, im Freien eine weitere Abkühlung zu vermeiden, um die Wiederbelebungsmaßnahmen bis zur Wiedererwärmung fortzusetzen. Den Tod eines Lawinenopfers, das anscheinend erstickt ist, kann man erst nach erfolgter Wiedererwärmung feststellen.

Die Versorgung örtlicher Erfrierungen am Unfallort ist nicht dringlich. Nicht selten ist leider der Bergungstod aus Erschöpfung. Er erfolgt einfach durch den Aufbrauch der Reserven und damit Zusammenbruch der Schutzmechanismen eines Verletzten. Er erfolgt meist während oder unmittelbar nach erfolgtem Abtransport, wenn die Spannung nachläßt und die Willensimpulse des Geborgenen wegfallen. Hier sind extrem hohe Kortisongaben bis zu 5 g in 24 Stunden die einzige Möglichkeit, etwas zu ändern.

Sofortmaßnahmen:

Zunächst Sofortbergung aus dem Gefahrenbereich, z. B. aus einer Lawine oder einer Gletscherspalte. Maßnahmen der Ersten Hilfe auf einem gesicherten Platz. Bei lebensbedrohlichen Zuständen wie Schock, Atemstillstand, Kreislaufstillstand erfolgt Lagerung und die gleichen Maßnahmen, die in den entsprechenden Kapiteln bereits beschrieben sind. Bei Verletzungen wird bei offenen Verletzungen zunächst ein Verband angelegt. Bei geschlossenen Verletzungen erfolgt die Ruhigstellung, bei stumpfen Verletzungen des Bewegungsapparates ist lokale Kälteanwendung und Kompression angezeigt. Der Abtransport sollte erst erfolgen, wenn der Verunglückte transportfähig ist, meist per Akia, Bergrettung oder Hubschrauber. Ein überstürzter Abtransport schadet mehr, als er nützt.

Höhenkrankheit

Abgesehen von Unfällen in den Bergen kann, besonders beim Klettern in großer Höhe, die sog. Höhenkrankheit auftreten. Durch den Sauerstoffmangel in großer Höhe wird verstärkt geatmet. Dadurch entsteht eine Sauerstoffunterversorgung, die wiederum zu einer stark erhöhten Ausscheidung von Kohlendioxid und Wasser bei der Ausatmung führt. Abgesehen von der dann reduzierten körperlichen Leistungsfähigkeit wird dadurch auch die Beurteilungs- und Reaktionsfähigkeit in Gefahrensituationen negativ beeinflußt. Die auftretenden Flüssigkeitsverluste können 6–8 l betragen. Das kann nur kurzfristig toleriert werden. Die Höhenkrankheit kann nur medikamentös vom Arzt behandelt werden. Man kann ihr durch vorher genommene Medikamente etwas vorbeugen (Diamox). Die Zeichen der akuten Höhenkrankheit lassen sich durch Anreicherung der Atemluft mit Kohlendioxid rasch bessern.

Verletzungen von Knochen, Gelenken und Muskeln

Ruhigstellung, Schienen, leichter Zug bei verschobenen Brüchen

Zerrungen	=	Verletzungen von Gelenkbändern und der Gelenkkapsel.
Verrenkungen	=	vollständige und unvollständige Verschiebung von knöchernen Gelenkanteilen.
Knochenbrüche	=	geschlossene oder offene Knochenbrüche.

Sofortmaßnahmen

Ruhigstellung der Extremität einschließlich der jeweils angrenzenden Gelenke in entspannter Mittelstellung mit Hilfe von Schienenverbänden (Behelfsschienen!). Bei verschobenen und abgewinkelten Knochenbrüchen Geradstellung der Extremität unter leichtem Zug und Ruhigstellung mittels Schienenverband.

Offene Knochenbrüche und Verrenkungen erfordern frühzeitige ärztliche Behandlung!

Zerrungen („Verstauchungen")

Zerrungen sind Verletzungen, die die Gelenke betreffen. Sie sind in der Regel das Ergebnis einer plötzlich direkten oder indirekten Gewalteinwirkung auf ein Gelenk. Es handelt sich dabei um vollständige oder teilweise Zerreißung (Dehnung – Einriß – Abriß), der Haltebänder des Gelenkes, die durch Forcieren der Bewegung über das normale Bewegungsmaß hinaus zustande kommen.

Wenn als Folge einer plötzlichen gewaltsamen Dehnung etwas am Gelenk nachgeben muß, so können es der Knochen oder aber der Halteapparat (Kapsel, Bänder u. a.) sein. Kommt es zum Knochenausriß, so sind in der Regel die Bänder intakt. Sind dagegen die Bänder gerissen, so bleibt meist der Knochen erhalten. Besonders bei gewaltsamer Streckung oder Verdrehung eines Gelenkes treten sogenannte Zerrungen („Verstauchungen") auf. Dabei sind in der Regel die gleichen Gelenkanteile verletzt wie bei der Verrenkung.

Als Symptome bei der Verletzung sind besonders der Schmerz und eine möglichst bequeme Lagerung des Patienten (Entspannungshaltung). Kälteanwendung (Eis) im akuten Stadium, später Wärme in

über der Verletzungsstelle (als Folge des Blutergusses) kann über Wochen bestehen und alle „Farben“ durchlaufen.

In der Regel macht die Unterscheidung zwischen einer Zerrung und einer Verrenkung keine besonderen Schwierigkeiten. Viel schwieriger und häufig unmöglich ist dagegen die Abgrenzung von einem Gelenkbruch, da beide Verletzungen zusammen vorkommen können. In Zweifelsfällen wird man immer wie bei einem Bruch versorgen und schienen.

Erstversorgung

Hochlagern, lokal kalte Umschläge, Kompressionsverbände

Verschiedene Schweregrade der Zerrung sind zu unterscheiden. Es gibt leichte Fälle, bei denen der Verletzte nur für einige Minuten etwas hinkt und schwerste Fälle, bei denen Bänder gerissen und Wochen bis zur vollständigen Heilung notwendig sind. Das Ausmaß der Basisverletzung ist oftmals schwer zu beurteilen. Man wird daher eher einmal mehr eine ärztliche Untersuchung veranlassen. Bei schweren Fällen ist mitunter eine operative Behandlung erforderlich.

Ist der Verletzte allein oder muß er bis zur ärztlichen Versorgung eine gewisse Strecke gehen, so kann in diesen Fällen durch einen speziellen Verband eine ausreichende Festigung erzielt werden. Wenn nicht absolut notwendig, dann sollte man nach Zerrungen der Knöchelgelenke (Skilaufen u. a.) den Schuh nicht abziehen. Die Bandage bei Gelenkzerrungen dient lediglich als eine vorübergehende Stütze für das Gelenk, bis der Verletzte ärztliche Versorgung erreicht.

Bei Zerrungen im Bereich der unteren Extremität wird man in der Regel einen Transport bevorzugen, bei dem der Verletzte das Bein nicht belasten muß. Dies um so mehr, als sich nicht selten hinter einer Zerrung ein Knochenbruch verbirgt.

Hier sei auch noch die Überdehnung und Überlastung von Muskeln nach übermäßiger Anstrengung erwähnt. Besonders häufig kommt es dazu nach Heben eines Gewichtes aus ungünstiger Körperhaltung. Oft wird zusätzlich dazu noch eine abrupte Drehbewegung eingeschaltet. Als Symptome stehen Muskelschmerzen, Verspannung und Bewegungseinschränkung im Vordergrund. Die Verhärtung der Muskulatur nimmt meist im Laufe von Stunden und Tagen noch zu.

Als Erste Hilfe gilt die Ruhigstellung des verletzten Muskels durch eine möglichst bequeme Lagerung des Patienten (Entspannungshaltung). Kälteanwendung (Eis) im akuten Stadium, später Wärme in jeder Form (Einreibungen, Bäder, Massagen u. a.) mildern Schmerzen und tragen zur Entspannung der Muskulatur bei.

Verrenkungen

Einrenkung nur durch den Arzt, sonst Gefahr zusätzlicher Verletzungen, z. B. an Nerven, Arterien

Das Heraustreten eines Knochenanteils aus einem Gelenk nennt man eine Verrenkung (Abb. **60 a** u. **b**). Die Gelenke sind von einer beweg-

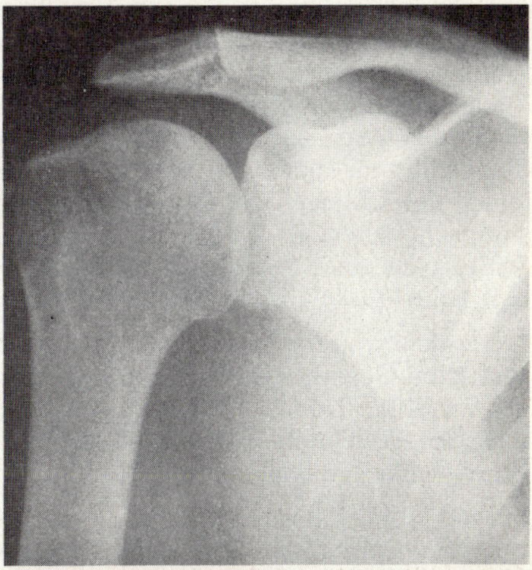

Abb. **60 a** u. **b** Röntgenbild eines Schultergelenks
a Normales Schultergelenk

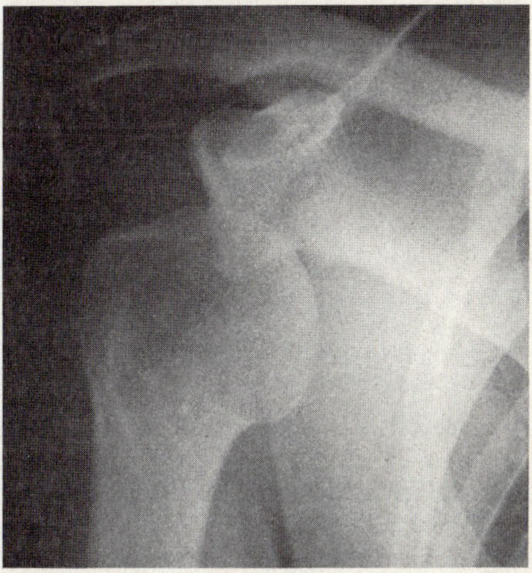

b Schultergelenksverrenkung

lichen Kapsel (Sack) umgeben und werden von Bändern geführt und zusammengehalten. Letztere sind feste Streifen aus weißem Gewebe, die sich von einem Knochen zum andern erstrecken. Kommt es nun zu einer Verrenkung, so werden diese Bänder und die lockere Kapsel teilweise oder vollständig zerrissen. Auch die knorpeligen und knöchernen Oberflächen der Gelenke können abgeschert oder gebrochen, die benachbarten Gefäße, Nerven, Sehnen und Muskeln gedehnt oder zerrissen sein.

Eine Verrenkung muß immer frühzeitig und exakt versorgt werden. Von Ausnahmen abgesehen sollte die Einrichtung einer solchen Verrenkung nur durch einen Arzt vorgenommen werden, um zusätzliche Verletzungen der Nachbargewebe (Nerven, Gefäße) zu vermeiden. Unter den Verrenkungen sind die des Schultergelenks und der Finger die häufigsten, aber auch Verrenkungen der Kniescheibe, des Hüftgelenks, des Ellbogengelenks, des Fußgelenks, des Unterkiefers u. a. sind nicht selten. In der Mehrzahl der Fälle handelt es sich um einen Schlag oder einen Sturz, doch kann eine Verrenkung auch durch eine plötzliche Muskelanspannung hervorgerufen werden.

Unter den Symptomen stehen der Schmerz und die Deformierung des verletzten Gelenkes im Vordergrund. Durch Abtasten läßt sich meist der verrenkte Knochen fühlen. Infolge Verletzung der Gelenkkapsel und der Weichteile entsteht schnell eine starke Schwellung. Die Beweglichkeit ist in der Regel vollständig aufgehoben.

Für die Erste Hilfe steht im Vordergrund die möglichst bequeme Lagerung der Extremität. Die Schienung erfordert in diesen Fällen viel Geschick und Improvisationstalent (gute Polsterung!). Ein verrenktes Schulter- oder Ellbogengelenk wird man am besten in eine Schlinge legen, doch darf diese nicht zu fest hochgezogen werden.

Besteht die Möglichkeit, so sollte – wie bereits erwähnt – jede Verrenkung durch einen Arzt eingerichtet werden. Ist dies nicht möglich und die Verrenkung weniger schwerwiegend, dann kann sie auch durch einen „erfahrenen Ersten Helfer“ versorgt, d. h. eingerenkt, werden. Anschließend ist ärztliche Kontrolle notwendig!

Verrenkungen des Unterkiefers

Besteht eine Unterkieferverrenkung, so ist in der Regel der Mund offen, verklemmt, und kann nicht geschlossen werden.

Der Helfer umwickelt seine Daumen mit einer Binde o. ä. und stellt sich vor den Verletzten. Dann legt er beide Daumen im Mund des Verletzten an die Außenseite der Zahnreihe in Höhe der Backenzähne des Unterkiefers. Die Finger beider Hände kommen unter das Kinn zu liegen. Unter stetigem Druck mit den Daumen nach unten und hinten wird mit den Fingern das Kinn nach vorne oben gezogen. Vorsicht ist geboten, daß die Daumen nicht gebissen werden. Sie können beim Zurückspringen der Verrenkung zwischen die Zahnreihe eingeklemmt werden. Am besten wird diese Einrenkung durch einen Arzt ausgeführt. Nach der Reposition sollte man einen Verband unter das Kinn und über den Kopf anlegen.

Verrenkungen von Fingern und Zehen

Die Reposition erfolgt in der Weise, daß das verrenkte Finger- oder Zehenglied fest umfaßt und mit beiden Händen in der Achsenrichtung gezogen wird. Unter deutlichem Knacken springt in der Regel das Glied zurück. Ist dies nicht der Fall, dann sollte der Erste Helfer unter keinen Umständen weitere Einrichtungsversuche machen und den Verletzten umgehend in ärztliche Behandlung schicken. Auch wenn im Bereich der Verrenkung eine Wunde vorhanden ist, sollte nie eine Reposition versucht werden. Die Wunde wird in üblicher Weise steril verbunden und der Verletzte in ärztliche Behandlung weitergeleitet.

Geschlossene und offene Brüche

Schienung mit bestmöglicher Ruhigstellung des verletzten Körperteils

Für die Maßnahmen der Ersten Hilfe ist eine Unterteilung in sogenannte offene und geschlossene Knochenbrüche wichtig. Bei geschlossenen Brüchen ist der Knochen verletzt, die Haut über der Bruchstelle aber intakt. Offene Knochenbrüche zeigen im Gegensatz dazu eine Hautwunde, die zum Knochenbruch führt. Die Wunde kann entweder durch ein spitzes Knochenende, das von innen durch die Haut stößt oder durch einen Gegenstand, der wie ein Geschoß von außen nach innen wirkt, entstehen. Offene Knochenbrüche entstehen gelegentlich auch durch unsachgemäße Handhabung geschlossener Brüche im Sinne einer Durchspießung von Weichteilen und Haut. Wegen der Gefahr einer Infektion, die von der Wundoberfläche durch das verletzte Gewebe sich in die Tiefe und um den Knochenbruch herum ausbreiten kann, stellen die offenen Knochenbrüche in der Regel schwere Verletzungen dar (Abb. **61a** u. **b**).

Knochenbrüche ereignen sich besonders bei Verkehrsunfällen; aber auch Sportunfälle, Arbeits- und häusliche Verletzungen sind nicht unwesentlich an der großen Zahl von Knochenbrüchen beteiligt.

Nicht alle typischen Symptome brauchen bei jedem Knochenbruch vorhanden zu sein. Häufig hört oder fühlt der Patient selbst beim Unfall ein deutliches „Knacken“. In Höhe der Bruchstelle bestehen

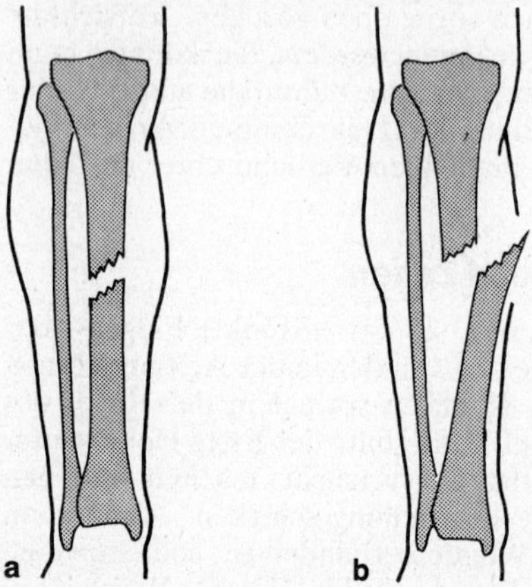

Abb. **61 a** u. **b** Geschlossener Unterschenkelbruch
b Offener Unterschenkelbruch mit Durchspießung

dann Schmerzen und Druckempfindlichkeit. Klagt der Verletzte nach einem Unfall über Schmerzen und ist er unfähig, die verletzte Extremität zu gebrauchen oder verursacht ein Versuch dazu starke Beschwerden, dann muß an einen Knochenbruch gedacht und entsprechende Vorsorge getroffen werden. Ist beispielsweise bei einem Unfall ein Mensch gestürzt und anschließend nicht in der Lage aufzustehen, zu gehen, einen verletzten Arm oder die Hand zu gebrauchen, dann handelt es sich sehr wahrscheinlich um einen Bruch der betreffenden Extremität. Es ist aber auch möglich, daß der Kranke trotz eines Bruches gehen kann, weil der Knochen lediglich angebrochen und nicht vollständig durchtrennt ist. Auch der Gebrauch z. B. der Finger ist kein sicherer Gegenbeweis für den Verdacht auf das Vorliegen eines Unterarmbruches. Obgleich der Unterarm gebrochen ist, können die Finger – gewöhnlich unter leichten Schmerzen – dennoch bewegt werden.

In den meisten Fällen wird der Verletzte auf eine entsprechende Aufforderung hin die Stelle des Knochenbruchs selbst bezeichnen und lokalisieren. Der gebrochene Teil kann geschwollen und deformiert sein. Auch die angrenzenden Gelenke können oft nicht bewegt werden. Der Verletzte vermag mitunter ein Knochenreiben zu spüren, doch sollte der Helfer infolge zu starker Schmerzen für den Patienten dieses Symptom nicht provozieren und versuchen, seinen Nachweis zu erbringen.

Bei der Untersuchung des Verletzten wird die verdächtige mit der gesunden Seite verglichen. Sie zeigt, ob eine Deformierung besteht oder nicht. Dann wird mit den Fingern vorsichtig über die verletzte

Bruchstelle gestrichen. Hier besteht in der Regel eine Druckempfindlichkeit, und häufig läßt sich auch eine unebene Kontur in Höhe des Bruches tasten. In vielen Fällen bildet sich besonders nach großen oder bei mehrfachen Knochenbrüchen infolge vermehrten Blutverlustes ein mehr oder weniger starker Schockzustand aus.

Symptome eines Knochenbruchs

Bei **offenen** Knochenbrüchen können alle Symptome vorhanden sein wie bei den **geschlossenen** Brüchen. Zusätzlich findet sich aber in Höhe der Bruchstelle eine Wunde. Des öfteren ragen aus dieser Hautwunde Knochenstücke heraus, und es besteht eine Blutung (Abb. **61 b**). Häufig kommt es zu schweren Schockzuständen. Findet sich eine Wunde in unmittelbarer Nachbarschaft des Bruches, so muß dieser als offen betrachtet und entsprechend behandelt werden.

Sachgemäße Erstversorgung auch eines einfachen, geschlossenen Bruches ist absolut notwendig, da Fehler hierbei einen geschlossenen in einen offenen Bruch verwandeln und mitunter schwere Verletzungen an benachbarten Gefäßen und Nerven hervorrufen können. Darüber hinaus kann auch ein geschlossener Knochenbruch mit intakter Haut in der Tiefe ausgedehnte Weichteilschäden aufweisen, wodurch der Heilverlauf erschwert wird.

Ein Verletzter sollte erst transportiert werden, wenn die Knochenbrüche so gut geschient sind, daß durch die Bewegungen nicht die scharfen Knochenenden Blutgefäße, Nerven und Weichteile zusätzlich schädigen oder gar infolge Durchstoßen der Weichteile ein ursprünglich geschlossener in einen offenen Bruch verwandelt wird. Bestehen Zweifel, ob ein Knochen gebrochen ist, so sollte der Erste Helfer immer so vorgehen, als ob die Extremität tatsächlich gebrochen wäre.

Ein offener Bruch heilt in der Regel langsamer als ein geschlossener. Läßt man es daher durch eine unsachgemäße Erstversorgung zu einem offenen Bruch kommen, so kann das sehr folgenschwer werden.

Erstversorgung

Steriler Kompressionsverband, Schienung unter Zug

Um einen bestehenden Schock zu bekämpfen oder eine Vertiefung desselben zu verhindern, sollte der Verletzte möglichst bequem und warm gelagert werden. Kann er schnell in ärztliche Behandlung gebracht werden, so ist es, wenn keine Zeichen starker Blutung bestehen, nicht erforderlich, Kleider zu entfernen. Besteht aber eine Blutung und ist der Weg bis zum nächsten Arzt oder Krankenhaus weit oder unbekannt, dann muß die Kleidung im unmittelbaren Verletzungsbereich aufgeschnitten und nachgesehen werden, ob es sich um einen offenen Knochenbruch handelt. Beim Aufschneiden der Kleidung sollte man vorsichtig vorgehen, um dem Verletzten keine zusätzlichen Schmerzen zu bereiten. Bei Extremitätenbrüchen darf das gebrochene Glied erst bewegt und in eine normale Lage gebracht werden, wenn entsprechende Schienen vorhanden sind.

Zwei verschiedene Schienentypen stehen zur Verfügung: Zug- und Halteschienen (Fixationsschienen!).

Die „Zugschiene" ermöglicht einen festen, anhaltenden, aber dennoch vorsichtigen Zug an den Bruchstücken. Er wird für die Erstversorgung von Beinbrüchen verwendet. Es handelt sich dabei um einen Zug am Gliedmaßenende, der gegen einen Fixpunkt am Ansatz des Beines am Rumpf wirksam ist. Dies wird durch eine Thomas-Schiene (ähnlich Bergwachtstreckschiene!) oder eine der verschiedenen Variationen ermöglicht. Diese Schiene kann aber nur an den langen Knochen der unteren Extremität verwendet werden.

Ein Zug am Ende des verletzten Beines verhindert zusätzliche Muskel-, Nerven- und Gefäßläsionen, erleichtert die Schmerzen des Patienten und dient zugleich der Schockbekämpfung. Es ist günstig, wenn ein Helfer bereits einen leichten Zug auf die verletzte Extremität ausübt, während ein zweiter die Streckschiene vorbereitet. Ist jedoch einmal ein Zug ausgeübt, dann sollte dieser nicht wieder nachgelassen werden.

Als „Fixations- oder Halteschiene" läßt sich jede Art eines starren oder halbstarren Materials verwenden, das man zur Immobilisierung einer Extremität anwickelt. Hier haben sich in neuester Zeit vor allem bei den Rettungsorganisationen die aufblasbaren Plastikschienen bewährt. Niemals sollte der Erste Helfer versuchen, einen Knochenbruch zu stellen! Auch sollte der Patient nie – auch keine ganz kurze Strecke (!) – ohne Schienung transportiert werden.

Bei offenen Knochenbrüchen läßt sich die Blutung am besten durch Kompressionsverband stillen. Besteht eine arterielle Blutung, die durch einfachen lokalen Druckverband nicht zum Stehen gebracht werden kann, dann muß durch manuellen Druck an geeigneter Stelle (S. 108–110) wenigstens vorübergehend eingegriffen werden. Allerdings kann dieser manuelle Druck nicht für immer durchgeführt und es muß ausnahmsweise bis zur endgültigen ärztlichen Versorgung abgebunden werden. Diese Binde o. a. muß aber unter allen Umständen äußerlich sichtbar sein! Ein solches Abbinden stellt ein gefährliches Hilfsmittel dar. Das Anlegen der Binde erfordert große Geschicklichkeit; wird sie zu locker angelegt, so kann dadurch die venöse Blutung verstärkt werden. Wird sie zu straff angezogen, so können Verletzungen der darunterliegenden Weichteile hervorgerufen werden, die sogar die Möglichkeit des Absterbens der betreffenden Extremität einschließen. Das Abbinden bei einer starken Blutung gehört zu den Ausnahmen!

Die Wunde über der Knochenbruchstelle wird mit einem sterilen Kompressionsverband versehen. Zur Ruhigstellung des Knochenbruches muß ein ausreichender Zug erfolgen (oder eine stabile Halteschiene), damit der Verletzte wenig Schmerzen hat. Klagt der Verletzte nach Anlegen der Zugschiene über zunehmende Schmerzen, dann kann der abklingende Muskelkrampf zu einer Lockerung der Zugbinden geführt haben. In diesem Falle müssen die Zugbänder wieder nachgestellt werden. Niemals sollte der Zug aber zur Einrichtung übereinanderstehender Bruchstücke verwendet werden. Kommt es beim Anlegen des Schienenverbandes jedoch einmal zum Verschwinden der anfänglich vorstehenden Knochenstücke in die Weichteile, dann ist dieses Ereignis unter allen Umständen dem behandelnden Arzt mitzuteilen!

Verletzungen des Gehirns und des Schädels (s. „Schädel-Hirn-Verletzungen", S. 70)

Eine Gehirnverletzung ist die ernsthafteste Folge eines Schlages gegen oder eines Sturzes auf den Kopf. Ob es dabei zu einer knöchernen Verletzung des Schädels kommt, ist im Vergleich mit der Möglichkeit einer Gehirnverletzung weniger von Bedeutung. Die Maßnahmen der Ersten Hilfe werden sich daher nicht damit befassen, ob der Patient einen Schädelbruch erlitten hat oder nicht. Die Erstversorgung am Unfallort ist in beiden Fällen die gleiche.

Unter einer Gehirnerschütterung versteht man eine Reihe von Symptomen, die, ihrer Wichtigkeit nach geordnet, nach einer Schädelverletzung auftreten: Bewußtlosigkeit, Benommenheit, fehlendes Erinnerungsvermögen für den Unfallhergang oder auch für einen Zeitraum vor dem Unfall, Kopfschmerzen, Erbrechen und Übelkeit. Eine über eine Viertelstunde anhaltende Bewußtlosigkeit kann bereits auf ein mittelschweres Schädelhirntrauma hinweisen. Dauert die Bewußtlosigkeit länger als 6 Stunden und/oder über 3 Wochen, so liegt eine schwere Verletzung mit Zerstörung von Hirngewebe und Blutungen vor. Verletzte, die auch nur für kurze Zeit bewußtlos waren, sollten hinsichtlich ihrer Kopfverletzung ernstgenommen und entsprechend ruhiggehalten werden, bis die ärztliche Untersuchung das Ausmaß und die Schwere der Verletzung geklärt hat.

Die Symptome einer Kopfverletzung sind ganz verschieden. So können Patienten, deren Verletzungen anfänglich als nur gering angesehen wurden, später alle Symptome eines erhöhten Hirndruckes durch die Hirnschwellung infolge einer Wasseransammlung in den Zwischengewebsräumen oder einer Blutung entwickeln. Gefährlich ist es, wenn Kopfverletzte nach dem Erwachen erneut das Bewußtsein verlieren, da dies oft die Folge einer Blutung ist, die sich zwischen der knöchernen Schädelkapsel und dem Gehirn entwickelt. Diese Kranken sind nur durch Trepanation (Bohrloch durch die Schädeldecke) in einem Fachkrankenhaus zu retten.

Am Unfallort kann man gewöhnlich eine Kopfverletzung nur durch das Vorliegen einer Schwellung oder einer Schnitt- bzw. Schürfwunde am Kopf vermuten. Darüber hinaus kann der Verletzte aber noch verwirrt oder bewußtlos sein. In schweren Fällen bestehen auch Blutungen aus Ohren, Nase und Mund. Ein schneller und schwacher Puls zeigt an, daß der Verletzte möglichst schnell von einem Arzt untersucht werden sollte (Schock – Blutung!). Die Gesichtsfarbe hängt ebenfalls vom Ausmaß der Gehirnverletzung ab. Sie kann hochrot, normal oder blaß sein. Auch die Pupillen können eine unterschiedliche Größe aufweisen. Die Gehirnverletzung vermag gelegentlich eine teilweise Lähmung hervorzurufen (Gesicht, Arm und Bein einer Körperhälfte). Bei Brüchen an der Schädelbasis entwickeln sich in Abhängigkeit von der Stärke der auftretenden Blutung häufig sehr schnell, manchmal langsamer Blutergüße an den Augenlidern, die sogenannten „Brillenhämatome". Häufig kommt es zu Blutungen aus dem Ohr, Mund oder/und Nase. Schädelverletzte neigen zum Erbrechen, deshalb besondere Sorgfalt bei der Lagerung, damit nicht Mageninhalt in die Luftwege gerät.

Notmaßnahmen:

Kopfwunden werden mit einem sterilen Verband versehen. Besteht eine profuse Blutung, so kann diese durch direkten Druck oder mit Hilfe eines Kompressionsverbandes vermindert oder zum Stehen gebracht werden (Weiteres s. Abschnitt „Schädel-Hirn-Verletzungen").

Nasenbeinbrüche

Hier handelt es sich um einen leichten erkennbaren Knochenbruch, der mit Schmerzen, Schwellung, Deformierung und Blutung einhergehen kann. Diesen Bruch sollte man nicht schienen, sondern die Verschiebung und Deformierung durch einen Facharzt beheben lassen. Ist eine Wunde vorhanden, so wird dieselbe mit einem Verband, evtl. Kompressionsverband, versehen.

Kieferbrüche

Als Symptome solcher Brüche finden sich besonders Schmerzen bei Bewegungen des Mundes, Unregelmäßigkeiten der Zähne, d. h. des Zahnbisses, möglicherweise auch einige gelockerte Zähne. Weiterhin bestehen Schwierigkeiten beim Essen, Trinken und Schlucken sowie beim Reden. Blutungen im Bereich des Gaumens sowie ein geöffneter, gesperrter Mund mit Speichelfluß können vorhanden sein.

Bei der Erstversorgung wird die flache Hand unter den Kiefer gelegt und langsam vorsichtig angehoben, so daß die Zähne des Unterkiefers auf die des Oberkiefers gesetzt werden. In dieser Stellung wird dann der Unterkiefer mittels einer Bandage unter dem Kinn über dem Kopf fixiert.

Sollte der Patient plötzlich erbrechen, so wird die Bandage entfernt, der Kopf nach der Seite gedreht und dabei der Unterkiefer mit der flachen Hand unterstützt gehalten. Anschließend wird der Verband wieder angelegt.

Brüche am Schultergürtel und an der oberen Extremität

Arm im Ellbogengelenk rechtwinklig beugen und mit gepolsterter Schiene und Dreieckstuch am Körper fixieren

Brüche des Schlüsselbeins

In der Regel kann man bei Schlüsselbeinbrüchen die Bruchenden tasten, wenn man am Schlüsselbein entlangfährt. Der Verletzte kann seinen Arm nicht über die Horizontale anheben und unterstützt den Arm am Ellbogengelenk mit der Hand der gesunden Seite. Bei hängendem Arm steht die Schulter der verletzten Seite tiefer.

Als Erste-Hilfe-Maßnahme wird der ganze Arm in eine Schlinge (Dreiecktuch) gelegt, wobei der Unterarm der verletzten Seite im Ellbogengelenk über 90 Grad gebeugt ist und leicht nach oben zeigt. Dann wird der Arm mit einer Binde (oder einem sonstigen Kleidungsstück, Krawatte, Handtuch, Ärmel eines Pullovers u. a.) eng an den Brustkorb fixiert. Hierbei muß auf die Blutzirkulation des Armes Rücksicht genommen werden, damit dieselbe durch die Bandage nicht beeinträchtigt wird. Am besten läßt man die Finger frei, um auf diese Weise gleichzeitig die Zirkulation überwachen zu können (Pulskontrolle am Handgelenk!) (Abb. **62**).

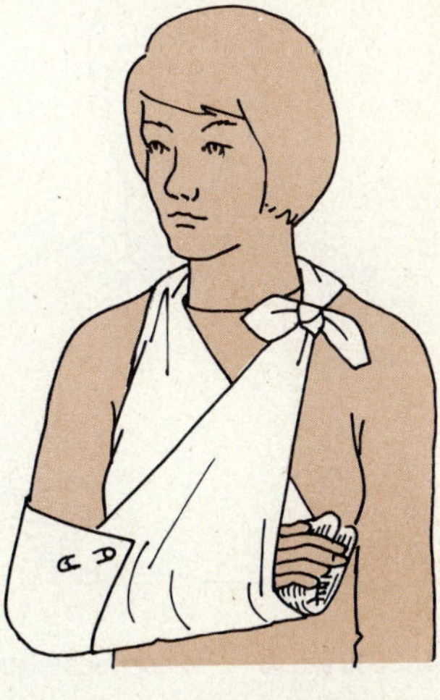

Abb. **62** Ruhigstellung des Arms in einem Dreieckstuch

Brüche des Oberarms

Bei der Erstversorgung wird der Arm im Ellbogengelenk rechtwinklig gebeugt, eine gut gepolsterte Schiene, die von der Schulter bis zum Ellbogen reicht, wird außen aufgelegt und angewickelt. Vorsicht, nicht zu fest! Dann wird der Unterarm in eine Schlinge (Dreieckstuch) gelegt und der Arm mit einer Binde am Brustkorb fixiert. Ist keine Schiene vorhanden, so wird der Arm ohne Schiene am Brustkorb festgemacht und der Unterarm wiederum in eine Schlinge (oder den leeren Ärmel des Jacketts oder Hemdes u. a.) gelegt (Abb. **63a** u. **b**).

Brüche des Ellbogengelenks, des Unterarms und des Handgelenks

Brüche im Bereich des Ellbogens können bei Sturz auf ein gebeugtes Ellbogengelenk zustande kommen. Schon frühzeitig zeigt sich eine außerordentlich starke Schwellung im Bereich des verletzten Gelenkes.

Das verletzte Gelenk wird in der Regel in einer entspannten Mittelstellung (meist 90 Grad) geschient. Zwangsstellungen sollen nicht mit Gewalt korrigiert werden.

Am Unterarm können ein oder beide Knochen gebrochen sein. Sind beide verletzt, so bestehen wie am Unterschenkel alle üblichen Kno-

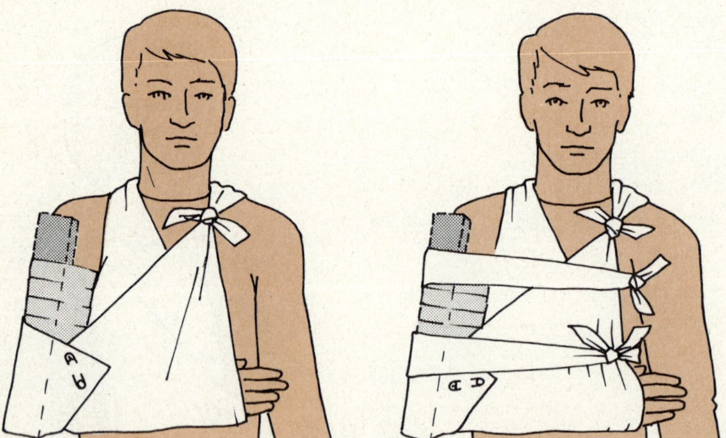

a **b**

Abb. **63a** u. **b** Provisorische Ruhigstellung eines Oberarmbruches

chenbruchzeichen. Ist dagegen nur ein Knochen gebrochen, so können mitunter noch Bewegungen möglich sein.

Für die Erstversorgung ist es am besten, den Verletzten auf den Rükken zu legen und den gebrochenen Arm vorübergehend über den Brustkorb zu lagern, bis die Schiene vorbereitet ist. In diesem Falle besteht auch nicht die Gefahr, daß der Verletzte plötzlich ohnmächtig wird und sich durch einen Sturz weitere Verletzungen zufügt. Indem der Arm mit der Hohlhand gegen den Brustkorb und den Daumen nach oben gehalten wird, erfolgt die Ruhigstellung mit einer oder zwei Schienen (Beuge- und Streckseite), die vom Ellbogengelenk bis zu den Fingerspitzen reichen. Wiederum ist darauf zu achten, daß die Schienen gut gepolstert sind und nicht zu scharf angewickelt werden (Blutzirkulation!). Dann wird der Arm so in einer Schlinge gelagert, daß die Finger mindestens 10 cm höher liegen als der Ellbogen. Als improvisierte Schienen eignen sich Zeitungen und Zeitschriften, Pappendeckel, feines Drahtgewebe und andere modellierbare Materialien (Abb. **64**).

Auch bei schweren Quetschverletzungen der Hand und der Finger mit mehrfachen Brüchen der kleinen Knochen empfiehlt sich die Ruhigstellung mit einer oder zwei der genannten Schienen. Hier ist jedoch wie beim Fuß auch auf gute Polsterung und nicht zu enge Bandage bzw. Bindentouren zu achten. Auch empfiehlt es sich, die Hand in der Schlinge möglichst hochzulagern.

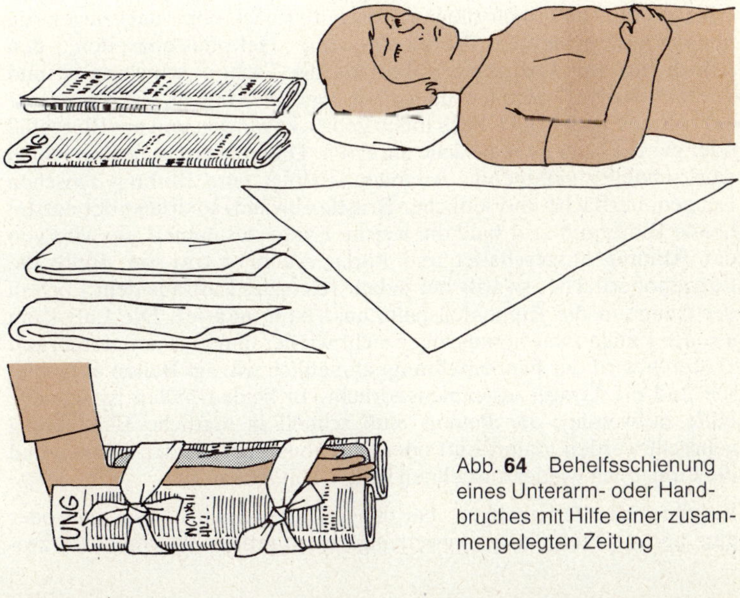

Abb. **64** Behelfsschienung eines Unterarm- oder Handbruches mit Hilfe einer zusammengelegten Zeitung

Verletzungen des Brustkorbes

Erstversorgung durch Arzt oder Rettungssanitäter, schneller Transport

Für die Versorgung von Brustkorbverletzungen ist die Kenntnis der wichtigsten anatomischen Strukturen nötig.

Der Brustkorb wird seitlich von den Rippen und Zwischenrippenmuskeln, hinten von der Wirbelsäule, vorne vom Brustbein und unten vom Zwerchfell begrenzt. In der Mitte liegt das Herz, dahinter die großen Blutgefäße und die Speiseröhre. Auf beiden Seiten liegen die Lungen. Die Lungen dehnen sich bei der Einatmung aus und verkleinern sich bei der Ausatmung. Da die Lungen für die Atmung beweglich sein müssen, sind sie nicht fest am Herzen und an den Rippen angewachsen, sondern werden von beiden durch einen flüssigkeitsgefüllten, schmalen Hohlraum getrennt, der mit einer feinen Haut, dem Rippenfell, überzogen ist.

Die häufigste Verletzung am Brustkorb überhaupt ist der Bruch einer oder mehrerer Rippen. Es besteht ein starker, umschriebener Druckschmerz über der gebrochenen Rippe. Die Behandlung besteht in der Anlage eines halbringförmigen, von unten nach oben dachziegelartig übereinandergeklebten Verbandes mit Heftpflasterstreifen, den jedoch nur ein Arzt anlegen darf, da die Technik schwierig ist und leicht Nebenverletzungen übersehen werden können. Es kann eine gebrochene Rippe auch nach innen gedrückt werden und ein Blutgefäß oder gar die Lungenoberfläche anreißen. Die Folge ist in beiden Fällen eine schnell zunehmende Atemnot. Erfolgt eine Blutung zwischen Lungenoberfläche und seitlicher Brustkorbwand, so drückt der entstehende Bluterguß sehr bald die weiche Lunge zusammen, sie wird von der Atmung ausgeschaltet und starke Atemnot tritt ein. Reißt die Lungenoberfläche, so tritt bei jedem Atemzug Luft aus dem Loch in der Lunge in die Rippenfellspalte aus (Abb. **65a–c**). Die Luft kann aus der Lunge zwar heraus, aber nicht wieder hinein (Pneumothorax). Dadurch wird der Rippenfellraum allmählich wie ein Ballon aufgeblasen und die Lunge zusammengedrückt. In beiden Fällen ist schnelle Hilfe notwendig, der Patient muß schnell in ärztliche Behandlung gebracht werden, damit Luft oder Blut abgesaugt werden können und die Lunge sich wieder ausdehnen kann (Abb. **66a** u. **b**).

Es gibt auch Verletzungen, bei denen durch einen Messerstich oder eine andere Fremdkörperverletzung ein so großes Weichteilloch zwi-

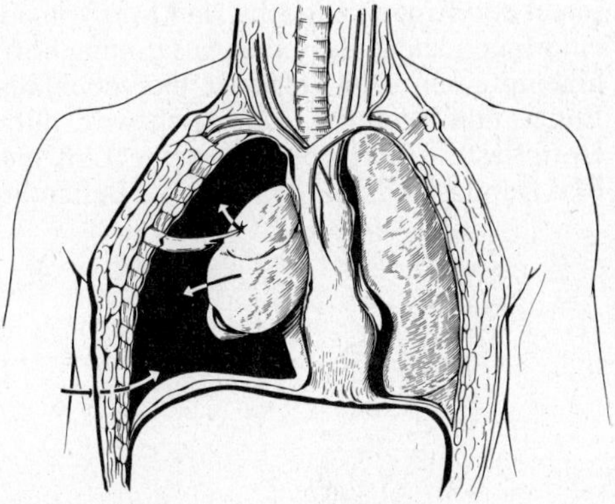

a

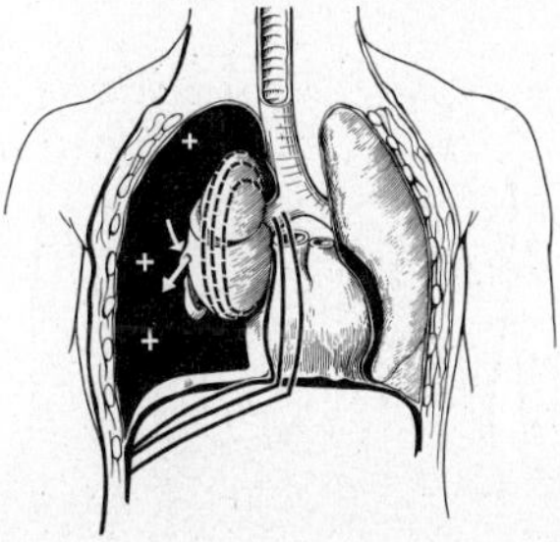

b

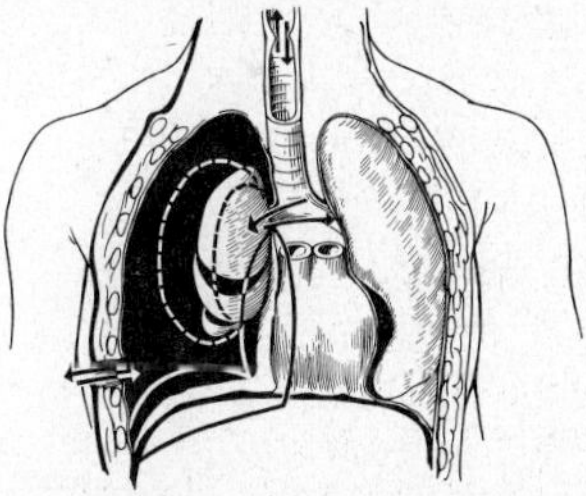

c

Abb. **65 a–c** Verschiedene Formen des Pneumothorax

a Eine gebrochene Rippe hat die Lungenoberfläche verletzt. Bei jedem Atemzug tritt Luft in den Raum zwischen den beiden Blättern des Rippenfelles ein. Der Unterdruck, der normalerweise im Pleuraraum und in der Außenluft herrscht, geht verloren. Im Pleuraraum und in der Außenluft herrscht der gleiche Druck

b Bei weiterem Luftaustritt entsteht ein Überdruck im Pleuraraum, der sich mit jedem Atemzug durch weiteraustretende Luft erhöht. Es kommt zur Kompression der zusammengefallenen Lunge und zur Verdrängung des Mittelfelles auf die andere Seite (Spannungspneumothorax)

c Durch eine offene Verletzung der Brustkorbwand ist die Brusthöhle eröffnet worden. Bei jedem Atemzug wird bei der Einatmung Luft durch die Öffnung eingesogen und bei der Ausatmung wieder ausgeblasen. Die Lunge ist zusammengefallen (offener Pneumothorax)

schen den Rippen entsteht, daß Luft von außen in den Rippenfellraum eindringen kann. Bei jeder Ausatmung hört man die Luft zu dem Loch hineinpfeifen. Die Folge ist hier ebenfalls ein Zusammenfallen der Lunge und Atemnot. Das Loch wird mit sterilem Verbandmull und Heftpflaster überklebt, daß keine Luft mehr eindringen kann (Abb. **67**). Dann ist schnelle chirurgische Behandlung erforderlich.

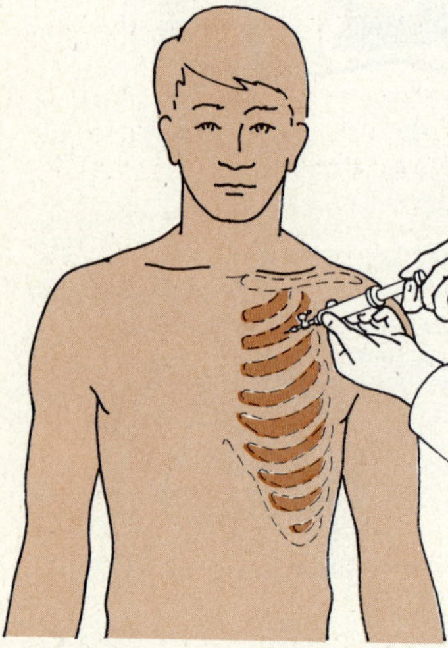

a

Abb. **66**

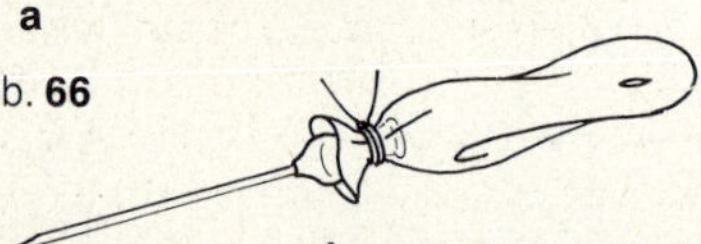

b

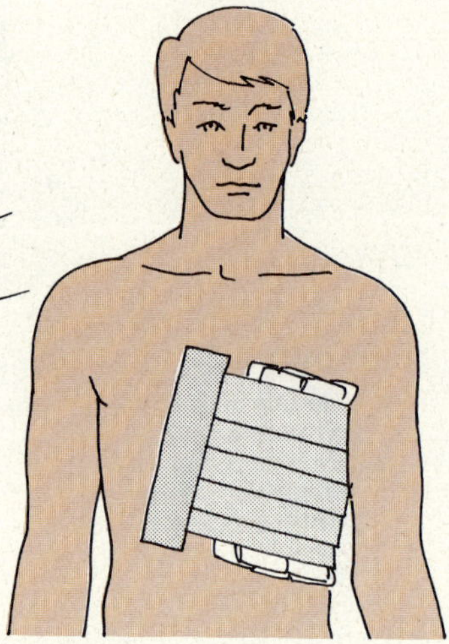

Abb. **67**

Abb. **66 a** u. **b** Absaugen eines Pneumothorax

a Etwa im 3. Zwischenrippenraum wird in der Medioklavikularlinie mit einer Spritze und Nadel mit Blockierungshahn abgesaugt. Nach jedem Absaugen der Spritze muß der Hahn geschlossen werden, bis die Spritze entleert und wieder angesetzt ist, damit in der Zwischenzeit nicht Luft von außen in die Brusthöhle eindringen kann

b Als Notventil kann man auch eine dicke Kanüle, auf die ein Gummifingerling aufgeknotet ist, im 3. ICR einstechen. In den Fingerling schneidet man ein kleines Loch, dann kann die Luft bei der Ausatmung austreten, aber sie tritt bei der Einatmung nicht ein, weil sich dann der Fingerling zusammenlegt

Abb. **67** Provisorische Abdeckung einer offenen Brustkorbwunde mit einem Dachziegelverband

Wenn Fußgänger überfahren werden, so kommt es durch den enormen Druck auf den Brustkorb häufig zu Gewebszerreißungen an der Lungenoberfläche, die austretende Luft steigt nach oben und bald beginnen Hals, Gesicht und Augenlider aufgetrieben auszusehen. Bei Betastung fühlt man die Luft im Gewebe knistern, auch hier ist schnelle Hilfe im Krankenhaus nötig. Gelegentlich kann auch ohne äußere Einwirkung Gewebe an der Lungenoberfläche einreißen, es kommt zu Luftaustritt und plötzlicher Atemnot, ärztliche Hilfe ist rasch erforderlich.

Bei Messerstichen in den Brustkorb bleibt das Messer häufig stecken. Der Helfer soll das Messer, wie bei anderen Messerstichverletzungen, niemals herausziehen, sondern das herausragende Ende steril umwikkeln und den Verletzten so in die Klinik bringen. Häufig tritt die tödliche Herz- oder Lungenblutung nämlich erst nach dem Herausziehen des Messers auf.

Natürlich gibt es noch zahlreiche andere Verletzungen im Brustkorb, die aber hier nicht im einzelnen besprochen werden. Alle müssen sofort in einer chirurgischen Klinik versorgt werden, ob es sich nun um Zwerchfellrisse, Luftwegsabrisse, Herzverletzungen und andere mehr handelt.

Rippenbrüche

Binden- oder Heftpflastertouren um die Brustwand

Das Hauptsymptom ist der starke Schmerz über der Bruchstelle bei jedem Atemzug und beim Husten. Auch kann man manchmal die Bruchstelle mit Hilfe des darüber hinweggleitenden Fingers tasten. Die Atmung ist in der Regel oberflächlich, da tiefe Atemzüge die Schmerzen verstärken. Der Patient preßt oft seine Hand auf die Bruchstelle, um diese beim Atmen ruhigzustellen. Ist die Lunge mitverletzt (angespießt), so kommt es zu Hustenreiz mit frischblutigem Auswurf. Dies ereignet sich glücklicherweise aber nur in relativ wenigen Fällen.

Im Notfall werden einige Bindentouren oder Heftpflastertouren (Krawatte, Handtücher u. a.) rund um die Brustwand gelegt. Dabei wird die erste Tour direkt in Höhe des Bruches gehalten und auf der entgegengesetzten Seite über einem kleinen Polster verknotet (Abb. **68**). Dann läßt man zum Anlegen der nächsten Touren den Patienten jeweils stark ausatmen und erreicht so unter ständigem langsamen Anziehen eine Kompression mit teilweiser Ruhigstellung des Brustkorbs und einer Einschränkung der Atemexkursionen an der Bruchstelle.

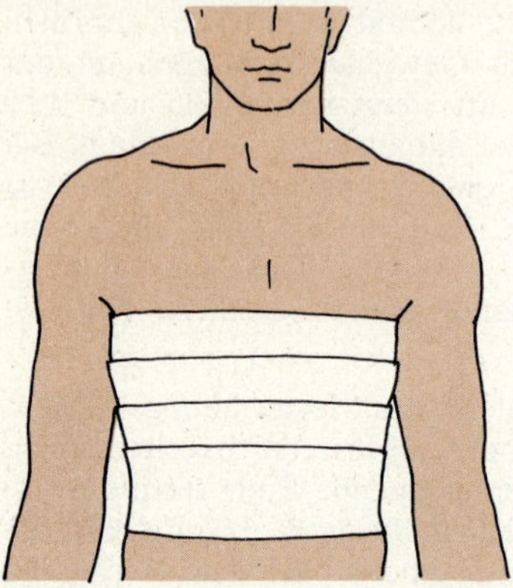

Abb. **68** Heftpflasterverband (Zingulum) bei Rippenbrüchen

Hustet der Patient Blut und hat man den Verdacht, daß die Lunge mitverletzt sein könnte, dann darf man diesen Verband nicht anlegen. Der Patient wird in diesem Fall liegend ruhiggestellt und das Atmen durch genügende Erhöhung der Schultern und des Brustkorbes möglichst erleichtert. Warm einpacken und nur absolut notwendige Bewegungen – liegender Transport! Möglichst schnelle ärztliche Betreuung.

Wirbelbrüche

Kopf nicht anheben, wenig bewegen, flach gelagert transportieren

Wirbelbrüche des Halses und des Rückens, möglicherweise mit Begleitverletzung des Rückenmarks, können besonders bei Autounfällen, Sportunfällen (Wassersport u. a.), beim Sturz aus großen Höhen (Baum, Gerüst, Flugzeug u. a.), bei Explosionen (Schiff u. a.), aber auch bei vielen anderen Gelegenheiten vorkommen. Es kommt dabei zur Kompression der Wirbelkörper und nicht selten zur Verrenkung eines oder mehrerer Wirbel. Durch Verschiebung der Wirbelkörper oder von Bruchstücken gegeneinander kann das Rückenmark gequetscht werden. Unglücklicherweise müssen nun oft solche schweren Rückenverletzungen von wohl sehr hilfsbereiten, aber nicht immer in Erster Hilfe gut ausgebildeten Helfern versorgt werden. So hat eine unzureichende oder falsche Erstversorgung schon zu bleibenden Lähmungen und Todesfällen geführt. Diese Komplikationen hätten bei richtiger Notfallversorgung vielleicht vermieden werden können.

Unter den Symptomen kann bei nicht bewußtlosen Verletzten mitunter lediglich ein Nacken- oder Rückenschmerz vorhanden sein. Der

Verletzte wird meist in der Lage sein, die schmerzhafte Stelle selbst mehr oder weniger genau zu bezeichnen. Besonders wichtig ist zu prüfen, ob Hand, Arm und Beine sowie Füße bewegt werden. Ehe dies nicht untersucht ist, sollte ein verletzter Patient überhaupt nicht angehoben oder bewegt werden. Kann er die Hände und Arme nicht ausreichend bewegen oder die Hand des Helfers nicht fest drücken, so liegt wahrscheinlich eine Verletzung der Halswirbelsäule vor.

Ist er jedoch in der Lage, die oberen Extremitäten frei zu bewegen, während die Beine und Zehen unbeweglich sind, dann handelt es sich wohl um einen Bruch im Bereich der Lendenwirbelsäule. In beiden Fällen kann das Rückenmark verletzt, muß aber nicht vollständig durchtrennt sein. Besonders zu beachten ist bei der Beurteilung auch der Unfallhergang, welcher häufig Hinweise in dieser oder jener Richtung geben kann.

Der Patient darf den Kopf nicht anheben oder gar sich aufrichten. Dadurch könnte die Verletzung des Rückenmarks zunehmen und evtl. zur bleibenden Querschnittslähmung führen. Handelt es sich um einen bewußtlosen Verletzten und besteht der Verdacht auf eine Wirbelverletzung, so sollte man sich immer so verhalten, als ob die Halswirbelsäule verletzt wäre. In diesem Falle ist meist auch ein begleitender Schock vorhanden, der einer schnellen Behandlung bedarf.

Muß ein Verletzter mit einer gebrochenen Wirbelsäule bewegt und transportiert werden, dann kann er am besten auf einer ausgehängten, nicht zu breiten Tür, einem breiten Brett, einem Stück Zaun, einer flachen Trage mit Brettunterlage, unter günstigen Umständen natürlich auf einer aufblasbaren Matratze gelagert werden (Abb. **69a** u. **b**). Bei Verletzungen im Bereich der Halswirbelsäule wird man evtl. eine zusammengerollte Decke oder ein Kleidungsstück oder ein kleines Kissen in den Nacken legen, um dadurch den Kopf etwas nach hinten zu neigen. Wichtig ist, daß die Unterlage, auf welche der Patient zu liegen kommt, mindestens 30–40 cm breit und ausreichend lang ist. Polstern, Vorsicht Druckstellen! Ohne die Wirbelsäule nach vorne durchzubiegen, muß der Verletzte, wenn möglich, durch mehrere seitlich stehende Helfer waagerecht auf die Unterlage gehoben werden. Die Arme werden über der Brust gekreuzt und evtl. durch Binden gehalten. Einige um den ganzen Körper gewickelte Tücher und Binden halten den Verletzten während des Transportes auf der Unterlage fest. Unter keinen Umständen darf man ein Kissen unter den Kopf legen. Dagegen wird es mitunter nützlich sein, zu beiden Seiten des Kopfes Sandsäcke oder zusammengerollte Decken zu plazieren, um ein Verschieben oder Nach-der-Seite-Rollen des Kopfes zu verhindern (Abb. **70**). Auf einer Holzunterlage u. a. kann der Verletzte jetzt transportiert werden.

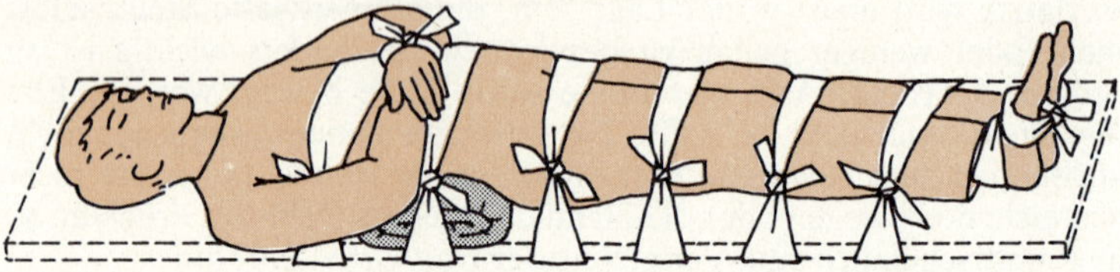

a

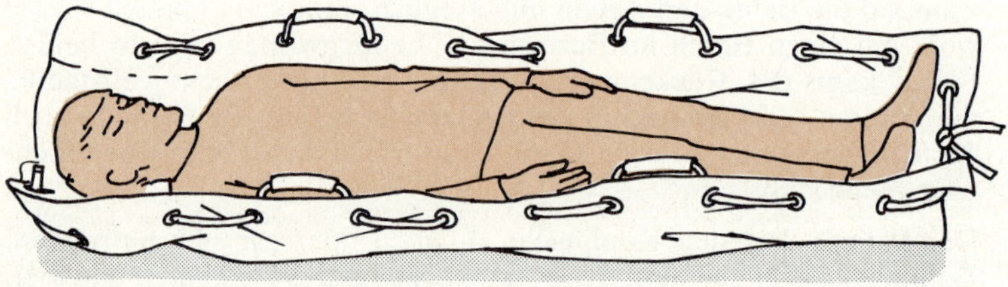

b

Abb. **69 a** u. **b** Lagerung eines Wirbelsäulenverletzten zum Transport
a auf einem Brett (Tür),
b auf einer aufblasbaren Matratze

Liegt der Wirbelsäulenverletzte nach dem Unfall mit dem Kopf nach unten oder seitlich, so wird man die zum Transport notwendige Unterlage zunächst neben ihm herrichten und dann nach Hochziehen beider Arme über den Kopf die Umlagerung vornehmen. Dabei ist wichtig, daß der Kopf immer stabilisiert und in einer Linie mit dem Körper gehalten wird. Kopf und Körper müssen zur gleichen Zeit gedreht werden (daher beide Arme zu Seiten des Kopfes anlegen!).

Bei Verletzungen in Höhe der Lendenwirbelsäule wird man für die Lagerung eine Polsterung in Form einer Rolle (Decke, Kleidung u. a.) unterschieben, um auf diese Weise die natürliche Krümmung der Wir-

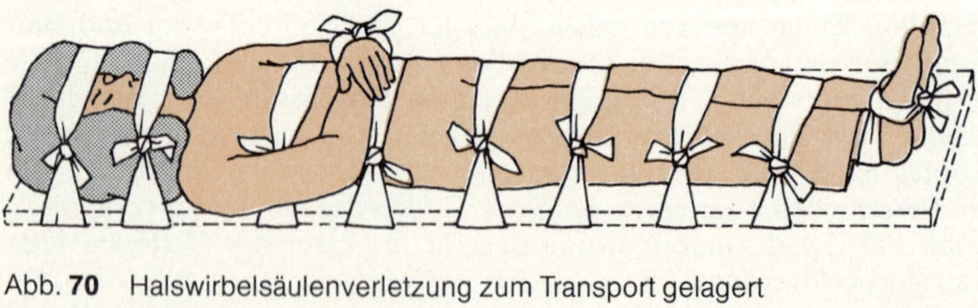

Abb. **70** Halswirbelsäulenverletzung zum Transport gelagert

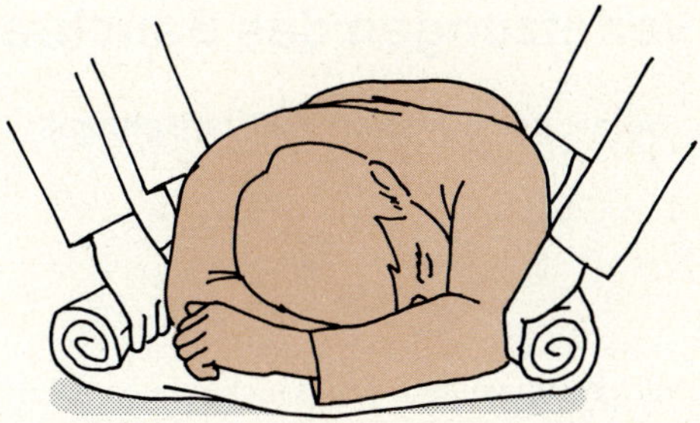

Abb. **71** Transport eines Rückenverletzten mit einer Decke

belsäule zu unterstützen. Grundsätzlich sollte man bei Verdacht auf eine Verletzung der Wirbelsäule den Patienten niemals in sitzender Stellung transportieren. Ist einmal unter speziellen Umständen keine feste Unterlage zum Transport des Rückenverletzten vorhanden oder zu verwenden, so kann man sich in solchen Fällen mit Decken behelfen (Abb. **71**). Hier muß der Verletzte aber in Bauchlage von mindestens vier Trägern angehoben und transportiert werden. Sorgfältig muß man darauf achten, daß der Kopf beim Anheben nicht nach vorne sinkt. Ein solcher Nottransport eines Verletzten aus einem Gefahrenbereich heraus ist gelegentlich notwendig. Längere Transporte sollte man aber nur auf harten Unterlagen in der oben geschilderten Weise durchführen.

Verletzungen des Bauchraumes

Sofortiger Transport ins Krankenhaus

Alle Verletzungen des Bauchraumes gehören sofort in ein Krankenhaus. Die Verletzten müssen sehr vorsichtig gelagert und behutsam, unter Vermeidung von Erschütterungen liegend transportiert werden, damit keine inneren Blutungen erfolgen. Etwa vorhandene offene Wunden werden lediglich steril abgedeckt. Für den Arzt ist es eine große Hilfe, wenn sich derjenige, der die Erste Hilfe leistet, genau vergewissert, wo die ersten Schmerzen aufgetreten sind. Schmerzen unter dem linken Rippenbogen sprechen für einen Milzriß, unter dem rechten Rippenbogen für einen Leberriß, im Oberbauch für einen Magenriß, im Mittelbauch für einen Darmriß und im Unterbauch für einen Blasenriß. Heftige Schmerzen in der Lendengegend weisen oft auf eine Nierenverletzung hin. Bis zum Eintreffen im Krankenhaus haben sich die Beschwerden häufig so verschlimmert, daß der ganze Leib weh tut und der Arzt keinen rechten Hinweis mehr dafür hat, wo die erste Verletzung stattgefunden hat. Hier ist es dann für die weitere diagnostische Abklärung und eventuelle Operation sehr wertvoll, wenn der Erste Helfer genaue Angaben über die zuerst aufgetretenen Schmerzen machen kann.

Beckenbrüche

Transport in Rückenlage auf harter Unterlage, Kniegelenke gebeugt

Der Beckenbruch kann eine schwere Verletzung sein und ist besonders bei Autounfällen sehr häufig. Nicht selten sind große Gefäße oder Bauchorgane im Becken, besonders aber die Blase, die Harnröhre oder gar die Nieren und die ableitenden Harnwege verletzt. Der Verletzte klagt über starke Schmerzen im Beckenbereich, die durch Kompression beider Hüftgelenke noch verstärkt werden können. Häufig besteht ein schwerer Schockzustand, welchem unbedingt die erste Aufmerksamkeit geschenkt werden muß (Beckenschock! Infusion!).

Bei der Erstversorgung müssen solche Verletzte sehr sorgfältig bewegt werden und dürfen nur in Rückenlage auf harter Unterlage (Trage, Holzbrett u. a.) transportiert werden. Knie- und Knöchelgelenke können zusammengebunden oder aber, entsprechend der bequemeren Lage für den Patienten, die Kniegelenke gebeugt gehalten werden (Abb. **72**).

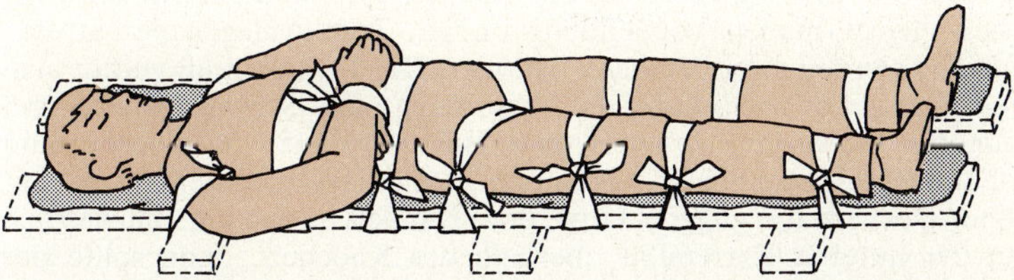

Abb. **72** Behelfslagerung eines Verletzten mit Beckenbruch (Gartenzaunstück o.a.)

Brüche an der unteren Extremität

Fixierter Streck- oder Schienenverband

Bei schweren Verletzungen langer Knochen steht das Prinzip des (fixierten) Streckverbandes im Vordergrund und hat sich bestens bewährt. Durch seine sofortige Anwendung lassen sich die Schmerzen und ein begleitender Schockzustand günstig beeinflussen. Die Bruchstücke werden ruhiggestellt und auf diese Weise zusätzliche Verletzungen der umgebenden Weichteile verhindert. Es gibt eine große Zahl verschiedener Schienen, von denen sich diejenigen für die Erste Hilfe eignen, welche am einfachsten gebaut sind und am wenigsten Zusatzstücke besitzen. Fehlt nämlich aus irgendeinem Grund ein solches Zusatzstück, so kann dadurch die Verwendung der ganzen Schiene in Frage gestellt sein. Die erste Form der Streckschiene war die Thomas-Schiene für das Bein. Heute verwendet man vorwiegend solche Streckschienen, die am oberen Ende nur einen halben Ring haben und in Höhe des Kniegelenks leicht gebeugt sind (Bergwachtstreckschiene!) (Abb. **73a** u. **b**). Diese Schiene kann bei allen Brüchen des Beines zwischen Hüfte und Knöchel, bei geschlossenen und bei offenen Brüchen gleichermaßen Verwendung finden. Zum Anlegen der Streckschiene werden zwei Personen benötigt. Die Technik muß vorher ausreichend geübt sein, damit die Versorgung ohne Schwierigkeiten und unnötige Bewegung des verletzten Beines abläuft. Im Vordergrund steht natürlich die Schockbekämpfung, und dazu muß der Patient mit einer Decke warm zugedeckt werden. Handelt es sich um einen Bruch an der unteren Extremität oberhalb des Knöchels, dann sollte der Schuh nicht abgezogen werden. Abgesehen von solchen Fällen, in denen man einen langen Weg bis zur ärztlichen Versorgung erwartet. Man ist dann in Ausnahmefällen berechtigt, zur Kontrolle der Blutzirkulation an den Zehen den Schuh zu entfernen.

Der Helfer I umfaßt nun den Fuß des Verletzten mit beiden Händen (Abb. **74a**). Er kniet in einer möglichst bequemen Stellung am Fußende und übt einen vorsichtigen, anhaltenden Zug auf die verletzte Extremität aus. Der Fuß wird dabei in Rechtwinkelstellung gehalten, so daß die Zehen nach oben zeigen. Unter ständigem Zug wird dann die Schiene unter das verletzte Bein geschoben, so daß der kürzere Rahmen nach innen zeigt und der Halbring, der gepolstert ist, in Höhe der Leistenbeuge auf der Rückseite gut dem Gesäß anliegt. Der Riemen

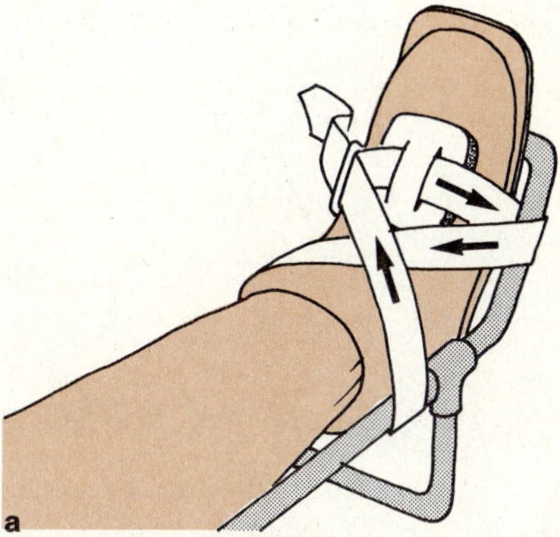

a

Abb. **73 a** u. **b** Bergwachtstreckschiene

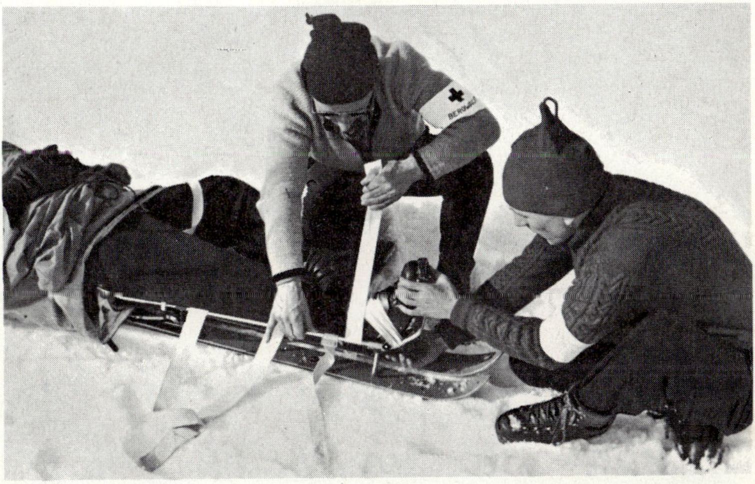

b

wird dann geschlossen und festigt die Abstützung der Schiene am oberen Ende. Die einzelnen Zwischenstufen bzw. Streifen, auf denen das Bein zu liegen kommt, werden fest verknotet. Unter anhaltendem Zug wird dann eine Binde um die Knöchelregion geführt und über das Ende der Streckschiene eingespannt. Auch hierbei ist darauf zu achten, daß durch den Zug am Knöchel keine Schnürung und dadurch Zirkulationsstörungen hervorgerufen werden. Es ist daher immer vor-

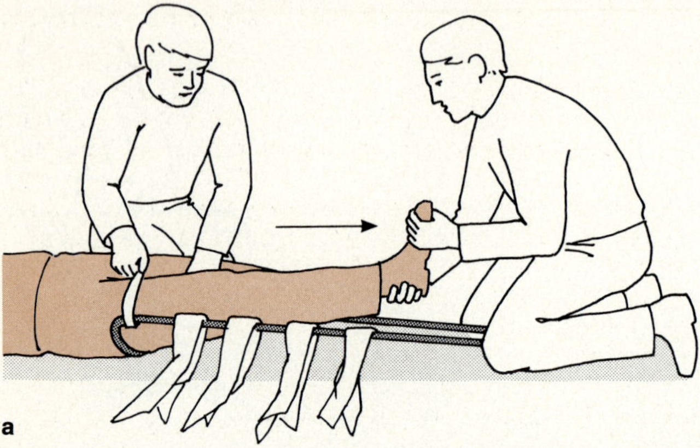

a

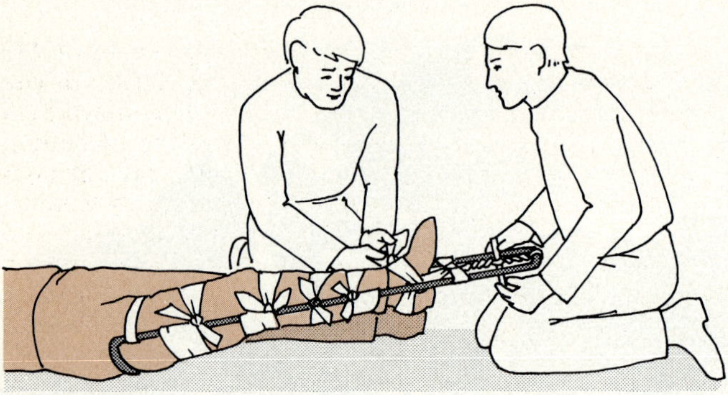

b

Abb. **74 a–b** Anlegen einer Streckschiene, sog. Thomas-Schiene an der Extremität bei Unterschenkelbrüchen

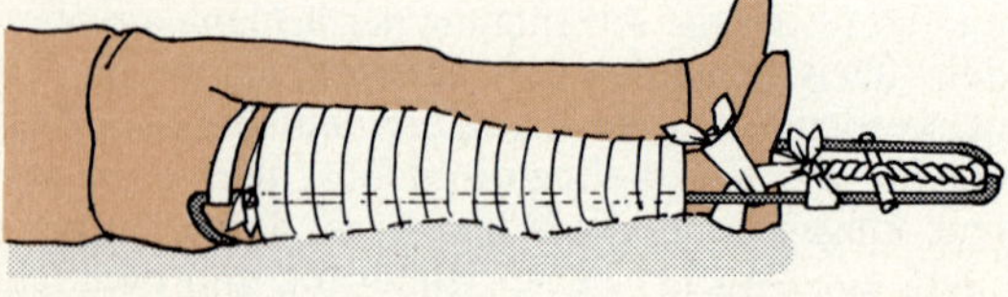

c

c Vollständig angelegte Streckschiene. Verletzter zum Transport bereit

teilhafter, den Schuh zu belassen, um über den Schuh den Zug auf das Bein auszuüben.

An manchen Streckschienen kann man seitlich durch Drehen einer Schraube den Zug noch verstärken und etwas mehr strecken. Ist eine solche Möglichkeit nicht vorhanden, dann wird dieser Zug durch Verdrillen der Bandage zwischen Knöchel und Schienenende erzeugt (Abb. **74b**). Anschließend wird dann noch die gesamte Schiene durch zirkuläre Bindetouren am Bein fixiert. Sind keine oder nicht genügend Binden vorhanden, dann eignen sich für Schienenverbände besonders gut Krawatten, Handtücher u. a. (Abb. **74c**).
Improvisierte Streckschienen, sogenannte Behelfsstreckschienen, lassen sich auch aus kleinen Holzbrettern, Ästen und im Winter aus Skistöcken u. a. herstellen (Abb. **75**).

Handelt es sich um einen speziellen Knochenbruchtyp, der nicht durch Zug ruhiggestellt werden kann oder ist kein geeignetes Material für eine Streckschiene vorhanden, dann benützt man einfache gepolsterte Schienen.

Neben den bereits vorbereiteten Schienen können solche aus vielen starren Materialien angefertigt werden. Auch die vor allem von den Rettungsorganisationen verwendeten aufblasbaren Plastikschienen (Abb. **76**) haben sich bewährt (zahlreiche, verschiedene Modelle!). Kissen und Decken sind zur Ruhigstellung und Schienung am Unterarm und Unterschenkel verwendbar. Grundsätzlich sollte ein Schienenverband so lang sein, daß er auch das Gelenk ober- und unterhalb der Bruchstelle mit ruhigstellt. Besonders wichtig ist, daß alle Schienen entsprechend gepolstert sind und sich über die Kleider gut anlegen lassen. Die Polsterung braucht dabei nur auf einer Seite der Schiene zu sein, muß aber jeweils über die Ecken aller Enden reichen. Je mehr weiche Polsterung unter die Schiene gebracht wird, desto geringer ist die Gefahr einer Druckschädigung und Störung der Zirkulation. Zu beachten ist, daß eine ursprünglich sachgemäß angelegte Schiene infolge Schwellung der Extremität und ungenügender Polsterung zu eng werden kann und auf diese Weise Schmerzen und zusätzliche Schädigungen entstehen können. Jeder Schienenverband muß wenigstens alle 30 Minuten sorgfältig kontrolliert werden, besonders aber, wenn der Verletzte über zunehmende Schmerzen klagt oder bewußtlos ist.

Hüftgelenks- und Oberschenkelbrüche

Beim Oberschenkel als dem kräftigsten Knochen des Körpers bedarf es einer erheblichen Krafteinwirkung, um einen Bruch hervorzurufen. Allerdings kommt es bei alten Menschen, bei denen die Knochen oft zusätzlich entkalkt und weniger widerstandsfähig sind, schon durch

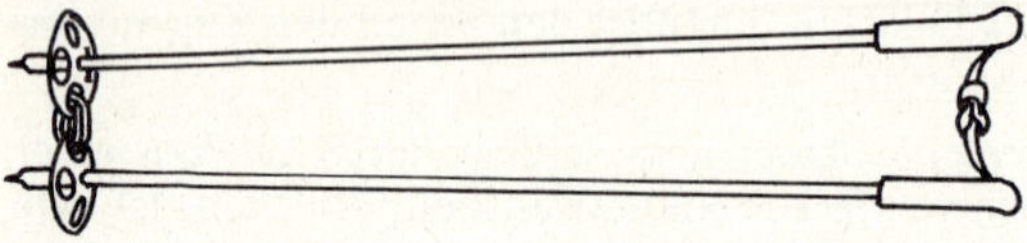

Abb. **75** Behelfsstreckschiene aus zwei Skistöcken

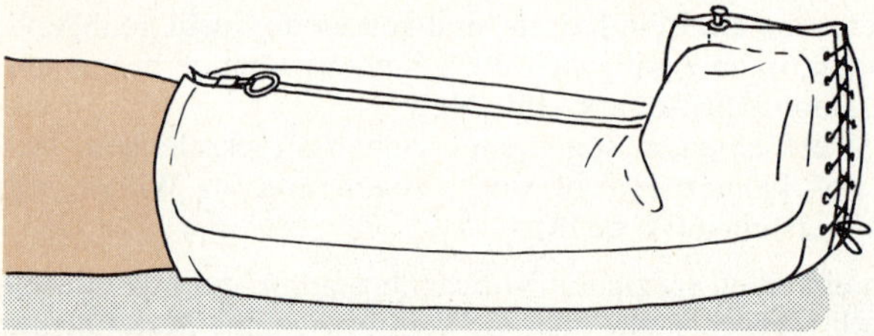

Abb. **76** Aufblasbare Schiene

eine abrupte Drehung oder einen leichten Fall auf die Hüfte häufig zu einem sogenannten Schenkelhalsbruch. Oft ist es sehr schwer, einen solchen Bruch von einer einfachen Hüftprellung zu unterscheiden. In all den Fällen, in welchen der Verletzte die Ferse in Rückenlage nicht von der Unterlage abheben kann und über Schmerzen im Bereich des Hüftgelenks klagt, muß der Erste Helfer einen Knochenbruch annehmen. In der Regel ist aber das Bein nach außen gedreht, verkürzt und kann nicht angehoben werden. Dazu kommen Abwinkelungen des Knochens an falscher Stelle, Schwellung und Deformierung. Das Bein kann unterhalb der Bruchstelle nicht mehr gezielt bewegt werden. Gerade bei diesen Brüchen kommt es leicht zu einem Schockzustand, welcher durch unsachgemäße Manipulationen noch vertieft werden kann.

Als Erste-Hilfe-Maßnahme und für den Transport muß eine Schiene angelegt werden, welche das verletzte Bein über ein oder zwei Holzbretter oder lange Schienen am Körper fixiert (Abb. **77a** u. **b**). Das gesunde Bein kann als Schiene mitverwendet werden.

Kniescheiben- und Kniegelenksbrüche

Sie kommen entweder durch einen direkten Schlag gegen das Kniegelenk, durch eine abrupte Muskelanspannung oder durch Einknicken und Verdrehen zustande. Bei Kniescheibenbrüchen kann man mitunter einen Graben zwischen den Bruchstücken fühlen. Alle örtlichen Knochenbruchzeichen sind dann vorhanden.

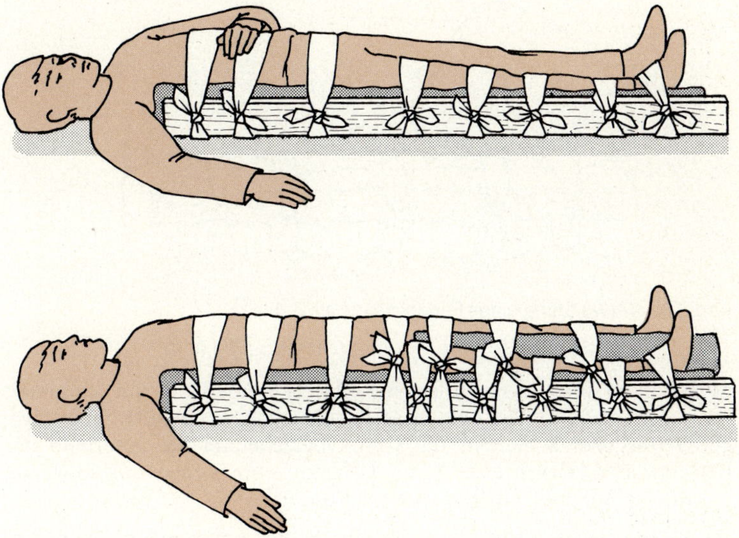

Abb. **77a** u. **b** Behelfsschienung eines Oberschenkel- oder Hüftgelenkbruches

Die Erstversorgung erstreckt sich auf Schienung der Extremitat in Streckstellung des Kniegelenks, wobei die Schiene vom Gesäß bis zur Knöchelregion reichen sollte. Hierbei ist zu beachten, daß man die Kniescheibe nicht mit einbindet, da diese Region manchmal stark anschwillt. Auch ein Kissen oder eine Decke (zusammengefaltet und eingerollt!) können als Schiene Verwendung finden (Abb. **78**).

Unterschenkelbrüche

Am Unterschenkel können ein oder beide Knochen an irgendeiner Stelle zwischen Kniegelenk und Knöchel gebrochen sein. Sind beide Knochen gebrochen, so erkennt man die üblichen Bruchsymptome. Ist dagegen nur ein Knochen gebrochen, so kann eine sichtbare Deformierung fehlen. Knochenbrüche im Bereich des Knöchels werden oft als Zerrungen oder Verstauchungen fehlgedeutet.

Zur Erstversorgung wird der Fuß umfaßt und ein leichter Dauerzug ausgeübt; dann wird ein Kissen oder eine Schiene untergeschoben und fest angewickelt. Auch hier läßt sich wieder eine zusammengefaltete, von allen Seiten her eingerollte Decke verwenden. Eine noch bessere Schienung ist zu erreichen, indem man auf das Kissen oder die Decke

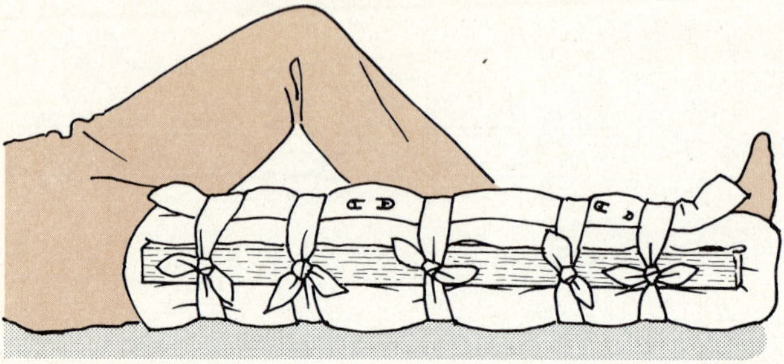

Abb. **78** Verwendung eines Federkissens als Schiene

noch einen oder zwei Holzstäbe (Äste!) beiderseits mit einbindet (Abb. **75** und **78**). Ist kein Kissen verfügbar, so benützt man zwei gut gepolsterte Schienen, die vom Oberschenkel bis unterhalb der Ferse reichen (Holzbretter u. a.). Besonders am Kniegelenk sowie am Knöchelgelenk muß gut gepolstert werden.

Ist überhaupt kein Hilfsmittel für eine Schiene vorhanden, dann wird das gesunde Bein zur Schienung des verletzten benützt. Hierfür muß eine ausreichende Polsterung (Kleidungsstück u. a.) zwischen die Beine gebracht und diese in Höhe des Fußes, Unterschenkels und Oberschenkels zusammengebunden werden.

Brüche im Bereich des Fußes und der Zehen

Sie ereignen sich in der Regel, wenn schwere Gegenstände auf den Fuß fallen oder über den Fuß fahren. Zur Ersten Hilfe werden Schuhe und Strümpfe entfernt, wenn nötig, aufgeschnitten. Dann wird ein gut gepolsterter Watteverband, ein kleines Kissen oder ein Kompressionsverband mit einer elastischen Binde angelegt.

Einige plötzlich auftretende Erkrankungen

Die Behandlung aller im folgenden kurz besprochenen Erkrankungen ist Sache des Arztes, sie müssen aber hier besprochen werden, da sie den Betroffenen plötzlich überfallen und er dann meist schnelle Hilfe erwartet. In allen Fällen ist lediglich ein Transport ins Krankenhaus angezeigt, niemals dürfen etwa Schmerztabletten gegeben werden.

Gallenkoliken

Meist Frauen, krampfartige Schmerzen unter dem rechten Rippenbogen, die in die rechte Schulter ausstrahlen. Häufig ist den Betroffenen schon bekannt, daß sie Gallensteine haben.

Magendurchbruch

Heftige Schmerzen in der Oberbauchmitte, Patienten haben oft das Gefühl, daß innen im Bauch etwas herunterläuft. Die Muskeln im Oberbauch sind hart wie ein Brett. Tritt manchmal bei Menschen auf, die schon längere Zeit Magenbeschwerden haben, häufig aber auch aus völligem Wohlbefinden heraus und bei Leuten, die lange Zeit Rheumamittel genommen haben (Kortison, Butazolidin, Amuno).

Auf keinen Fall darf hier, wie auch bei anderen akuten Leibschmerzen, etwas zu trinken verabreicht werden.

Plötzliche Leibschmerzen

Sind diese Schmerzen vor allem im rechten Unterbauch, handelt es sich meist um eine Blinddarmentzündung. Bei Schmerzen, die im ganzen Leib herumziehen, kann eine Darmverschlingung die Ursache sein, meist ist dann der ganze Leib eigenartig aufgetrieben und gebläht. Manchmal verursacht aber auch eine Darmentzündung mit Durchfall plötzliche scharfe Leibschmerzen. Ähnliche Beschwerden können durch eine plötzlich auftretende Entzündung der Bauchspeicheldrüse ausgelöst sein.

Nierenkoliken

Wenn ein Nierenstein nach unten wandert und sich im Nierenbecken oder im Harnleiter festklemmt, treten plötzliche krampfartige Schmerzen auf, die vom Rücken in den Leib nach vorne zu ausstrahlen. Ähnlich können die Beschwerden bei

Hexenschuß

Flachlagerung auf harter Unterlage, Wärmeanwendung

sein. Unter „Hexenschuß" versteht man eine akute, schmerzhafte Verzerrung mit Verspannung der Rückenmuskulatur. Der Schmerz tritt meist dann auf, wenn sich jemand vom Bücken aufrichten will.

Auch als Folge einer Erkältung oder durch Verschiebung einer Zwischenwirbelscheibe (Bandscheibe!) können solche Beschwerden auftreten.

Durch Flachlagerung auf harter Unterlage bei im Hüftgelenk angewinkelten Beinen und hochgelagerten Unterschenkeln (Stufenbett) und örtliche Wärmeanwendung läßt sich in vielen Fällen eine Schmerzlinderung erzielen, auch ein warmes Bad bringt oft Linderung. Bei Anhalten der Schmerzen ist ärztliche Behandlung anzuraten.

Tropenkrankheiten

Akuter Brechdurchfall

Das Krankheitsbild ist durch Erbrechen, Durchfälle und meist Bauchschmerzen, Übelkeit und Appetitlosigkeit gekennzeichnet. Die Folgen sind Flüssigkeits- und Salzverluste. Bei schweren Verläufen und bei Kindern besteht die Gefahr einer innerhalb von Tagen einsetzenden Austrocknung des Körpers (lebensbedrohlicher Zustand!). Der akute Brechdurchfall hat folgende Ursachen: Infektion des Magen-Darm-Traktes mit Bakterien bzw. Bakteriengiftstoffen (Erreger von Cholera, Typhus, Paratyphus) oder häufiger bestimmte Darmbakterien – E. coli, Staphylokokken – bzw. Viren. Sog. Nahrungsmittelvergiftung (meist Giftstoffe in Fisch, Muscheln oder Pilzen) oder Nahrungsmittelunverträglichkeit gegenüber bestimmten Zuckerstoffen (fälschlicherweise auch als Milchallergie bezeichnet).

Verhütung: Bei Reisen in Gebiete, in denen Typhus, Paratyphus oder Cholera zu Hause (endemisch) sind, ist eine vorbeugende Impfung vor Reiseantritt empfehlenswert. Durch Vermeidung ungekochter Nahrung, Speiseeis, Salaten und offenen Getränken läßt sich auch die Gefahr anderer viraler und bakterieller Infektionen des Magen-Darm-Traktes vermindern. Im gleichen Sinne wirksam sind weitere hygienische Maßnahmen wie häufiges Händewaschen und Verzicht auf Baden in offenen Gewässern.

Erstbehandlung: Sinnvoll ist Bettruhe und ein bequemer Zugang zu Toilette und Badezimmer. Bei schwerem und/oder anhaltendem Erbrechen soll der Kranke zunächst (z. B. für 12 Stunden) keinerlei flüssige oder feste Nahrung zu sich nehmen. Daran anschließend oder bei leichtgradigem Erbrechen erfolgt eine schrittweise Zufuhr flüssiger Nahrung (in jeweils kleinen Portionen), z. B. in Form von warmem, gesüßtem Tee, Salzgetränken, Glukose-Elektrolyt-Lösung, Brühe, Kleie, Haferschleim oder Bouillon mit Salzzusatz. Bestehen neben dem Erbrechen überwiegend schwere Durchfälle und droht eine Austrocknung des Körpers, müssen die Flüssigkeits- und Salzverluste durch intravenöse Gabe von Flüssigkeit, Salz- und Zuckerstoffen ersetzt werden. Als Regel kann hier gelten, daß die Flüssigkeitsverluste über den Stuhl mengenmäßig durch intravenöse Flüssigkeit ersetzt werden müssen. Zusätzliche medikamentöse Maßnahmen bestehen – nach ärztlicher Entscheidung – in einer Gabe von Hemmstoffen des Brechzentrums, krampflösenden Mitteln des Magen-Darm-Kanals sowie Antibiotika.

Infektiöse Gelbsucht

Hauptursache der infektiösen Gelbsucht ist die Virusinfektion der Leber mit bestimmten Viren: Virushepatitis A, B und C. Während die infektiöse Hepatitis B und C überwiegend durch Blut bzw. Blutbestandteile übertragen wird, wird die A-Hepatitis durch Virusmaterial über die Nahrung übertragen. In die Nahrung gelangt es durch Stuhlverunreinigungen. So verunreinigt sind in bestimmten Gebieten (gehäuft in Entwicklungsländern) Trinkwasser, Speiseeis und manchmal auch Schalentiere (z. B. Muscheln).

Verhütung: Durch persönliche Hygiene kann der Hepatitis-Infektion vorgebeugt werden. Blut und Stuhl des A-Virus-Infizierten sind ansteckend. Bei Reisen in Gebiete, in denen die Hepatitis zu Hause (endemisch) ist, ist eine Prophylaxe mit Gammaglobulinen (Eiweißstoffen mit Abwehreigenschaften gegenüber dem Hepatitis-A-Virus) sinnvoll.

Erstbehandlung: Eine spezielle Behandlung der Hepatitis A ist nicht möglich. Die früher geübte langdauernde Bettruhe, körperliche Schonung und Diät sind in ihrer Wirksamkeit nicht bewiesen und daher nicht unbedingt erforderlich. Alkohol ist wegen seiner leberschädigenden Wirkung zu vermeiden.

Bilharziose

Die Bilharziose ist eine parasitäre Eingeweideerkrankung, die durch bestimmte Würmer (Schistosomen) hervorgerufen wird. Diese Würmer gelangen beim Baden in verseuchten Gewässern durch die intakte Haut in den Körper. Verseuchte Gewässer finden sich in Afrika (Ägypten) und in bestimmten Gebieten Südamerikas sowie des Fernen Orients. Die Erkrankung befällt je nach Wurmart vorwiegend den Magen-Darm-Trakt oder den Harn- und Geschlechtstrakt.

Verhütung: Die Vermeidung von Baden in verseuchten Gewässern vermindert das Erkrankungsrisiko erheblich. Wurmmaterial gelangt über Urin und Stuhlausscheidung Erkrankter in Badegewässer! Besonders gefährlich sind daher entsprechend verunreinigte Gewässer in der Nähe dichter Besiedlungen. Eine Impfung oder vorbeugende medikamentöse Therapie existiert bis heute nicht.

Erstbehandlung: Eine Erstbehandlung im Sinne einer Notfallbehandlung ist nicht notwendig. Die Intensität der medikamentösen Therapie richtet sich nach dem Schweregrad der Infektion. Etwa 3–6 Monate nach einer medikamentösen Therapie sollte der Stuhl des Patienten auf lebende Wurmeier untersucht werden.

Malaria

Malaria ist eine Infektionskrankheit, die durch Protozoon (kleinste, lebende Krankheitserreger) verursacht wird. Das Krankheitsbild ist durch anfallsweise auftretenden Schüttelfrost, Fieber, Schweißausbrüche sowie Blutarmut und Vergrößerungen von Leber und Milz gekennzeichnet. Die Infektion erfolgt in der Regel durch den Biß einer mit einem Plasmodium (bestimmtes Protozoon) infizierten Mücke (Anophelus-Mücke). Je nach Art des Plasmodiums und dem daraus entstehenden klinischen Verlauf unterscheidet man unterschiedliche Formen der Malaria: Malaria tertiana, Malaria tropica und Malaria quartana. Heimatgebiete der Malaria sind heute ganz überwiegend die tropischen Regionen Afrikas, des Fernen Ostens sowie Mittel- und Südamerikas.

Verhütung: Vorbeugende Maßnahmen sind: Gebrauch von Insektiziden innerhalb von Gebäuden, Abschirmung oder Moskitonetze an Fenstern und Türen, Schutzbekleidung gegen Mückenstiche (allesamt Maßnahmen gegen den Stich der Anophelus-Mücke).

Zur medikamentösen Vorbeugung bei Reisen in die oben genannten Gebiete: 500 mg Chloroquinphosphat 1mal wöchentlich, beginnend 2 Wochen vor und – besonders wichtig – bis 6 Wochen nach Rückkehr von der Reise. Diese vorbeugende Therapie ist bei der Mehrzahl aller Malaria-Erreger wirksam. Bei Reisen in Gebiete mit chloroquinresistenten Erregern (d. h. solche, die auf Chloroquin nicht ansprechen) ist eine *zusätzliche* medikamentöse, vorbeugende Therapie erforderlich: z. B. 25 mg Pyrimethamin und 500 mg Sulfadoxin. Einnahme in gleichem Rhythmus wie Chloroquin. Wegen der möglichen Nebenwirkungen einer solchen Kombinationstherapie ist in diesem Falle ärztlicher Rat einzuholen.

Erstbehandlung: Bei Verdacht auf Vorliegen einer Malaria muß sich der Kranke unverzüglich in ärztliche Behandlung begeben. Eine Malaria kann trotz einer ordnungsgemäßen prophylaktischen Therapie mit Chloroquin eintreten. Insbesondere die nicht richtig behandelte Malaria tropica ist lebensbedrohlich.

Besonderheiten bei Kindern

Atemnot und Erstickungsanfälle können bei Kindern durch verschiedene Mißbildungen und Erkrankungen verursacht werden.

Die Ursache kann meist nicht sofort geklärt werden. Einleitungen der üblichen Erste-Hilfe-Maßnahmen siehe in den entsprechenden Kapiteln, schnelle Einlieferung in ein Krankenhaus.

Früh- und Neugeborene mit Störungen der Vitalfunktion können heute nur noch mit besonders konstruierten und ausgestatteten Transportinkubatoren verlegt werden. Nur durch sie wird der gefährliche Wärmeverlust verringert und die hygienische Sicherheit des Kindes während des Transportes gewährleistet. Ganz wichtig ist, daß während des Transportes die Schwingungsbelastung, insbesondere für den kindlichen Kopf, ausgeschaltet wird. Das Traggestell des Inkubators erreicht das durch eingebaute Dämpfungsglieder. Ideal ist ein Rettungswagen mit Schwingtisch, der jedoch eigens, wie auch der Inkubator, angefordert werden muß.

Krampfanfälle

Sie treten im Kindesalter häufiger auf. Besonders hohe Temperaturen führen nicht selten zu sog. „Fieberkrämpfen". Hohes Fieber bei Säuglingen und Kleinkindern ist gefährlich, da dadurch ein hoher Flüssigkeitsverlust verursacht wird, den die Regulationsmechanismen des Körpers nur kurze Zeit kompensieren können. Bei Temperaturen über 39 °C droht bereits Gefahr durch Kreislaufversagen. Übelkeit und Erbrechen treten auf, die Kinder verfallen, der Puls wird stark beschleunigt, der Blutdruck sinkt. Atem- und Herzbeschwerden treten auf, die Haut verliert ihre Elastizität. Behandlung: sofort ausreichende Flüssigkeitszufuhr und fiebersenkende Maßnahmen, wie z. B. Wadenwickel. Abwaschen des Körpers mit Franzbranntwein; dies darf nur im warmen Zimmer erfolgen. Fiebersenkende Medikamente dürfen nur vom Arzt verabreicht werden. Die Krämpfe bei Kleinkindern können außer durch Fieber natürlich auch durch epileptische Anfälle, Hirnverletzungen und Vergiftungen ausgelöst werden.

In all diesen Fällen ist die Krankenhauseinweisung erforderlich.

Kleinere ärztliche Maßnahmen

Im folgenden sollen einige Maßnahmen besprochen werden, die eigentlich **immer Aufgabe eines Arztes** sind. In ganz besonderen Notfällen, z. B. auf einer Skihütte, die stundenweit vom nächsten Dorf entfernt ist, kann jedoch auch einmal ein erfahrener Helfer oder ein Medizinstudent in die Lage kommen, einen dieser Eingriffe ausführen zu müssen. Es soll daher kurz auf die Anzeigenstellung und die Technik dieser Eingriffe eingegangen werden. Da fast alle diese Maßnahmen ganz spezielle ärztliche Instrumente erfordern, verbieten sie sich in den meisten Fällen von selbst.

Magenausheberung

Immer wenn der Verdacht besteht, daß jemand eine Überdosis Tabletten eingenommen hat oder daß verdorbene Nahrungsmittel (Fisch, Konserven, Pilze) gegessen wurden, sollte so schnell wie möglich der Magen entleert werden, um wenigstens die Aufnahme noch im Magen befindlicher Giftstoffe zu verhindern. Am einfachsten macht man das so, daß man den Patienten zum Erbrechen bringt, indem man ihm mit einem Löffelstiel oder mit dem Finger kräftig

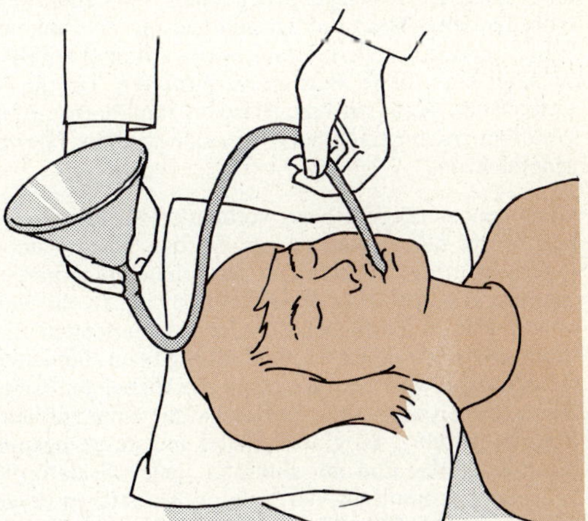

Abb. **79** Magenausheberung: Ein dicker Magenschlauch wird durch die Speiseröhre in den Magen eingeführt. Am Ende des Schlauches wird ein Trichter angeschlossen

auf den Zungengrund drückt. Gelingt dies nicht und ist der Patient noch nicht bewußtlos (Schlafmittelvergiftung, Fischvergiftung, Fleischvergiftung, Pilzvergiftung), dann bleibt nur noch die Magenausheberung. Dabei muß ein 1–1,5 cm dicker Schlauch durch den Mund über die Speiseröhre in den Magen eingeführt werden. Bei tief Bewußtlosen steht häufig der Kehldeckel offen, so daß man mit dem Schlauch in die Luftröhre statt in die Speiseröhre gerät, der Patient wird dann blau und man hört bei der Ausatmung Luft aus dem Schlauch herauspfeifen. In diesem Falle muß der Schlauch sofort wieder herausgezogen und neu eingeführt werden. Da die Speiseröhre hinter der Luftröhre liegt, muß der Schlauch an der hinteren Rachenwand entlanggleiten (Abb. **79**).

Der Abstand von den Zähnen bis zum Mageneingang beträgt beim Erwachsenen etwa 40 cm. Wenn man den Schlauch also 45–50 cm weit einführt, liegt er im Magen. Meist kommt sofort Mageninhalt heraus. Auf das Ende des Schlauches wird ein Glastrichter aufgesetzt, den man mit etwa ½ l Wasser füllt. Der Trichter wird nun angehoben, so daß das Wasser in den Magen einläuft. Wenn der Trichter fast leergelaufen ist, wird er so weit gesenkt, bis er sich unterhalb des Patienten befindet. Nach dem Heberprinzip läuft jetzt das Wasser mit dem Mageninhalt in den Trichter ein. Der Trichter wird entleert und neu mit Wasser gefüllt. Das wird so lange wiederholt bis das Wasser klar zurückkommt.

Gefahren:

Einfüllen von Wasser in die Lungen, Aspiration und Erstickung.

Einfüllen von zu viel Wasser in den Magen und dadurch Hinunterspülen von Giftstoffen in den Darm.

Katheterisierung

Bei älteren Männern kommt es durch Altersumbau zu einer Vergrößerung der unter dem Blasenausgang liegenden Vorsteherdrüse. Dadurch wird in fortschreitendem Alter die Urinentleerung in zunehmendem Maße behindert. Wird nun durch kalte Getränke oder Alkohol die Blase noch zusätzlich gereizt, so kann eine totale Harnsperre eintreten. Da die Nieren aber immer weiter Urin ausscheiden, wird die Blase bis zum Platzen gefüllt, wodurch fürchterliche Unterbauchschmerzen hervorgerufen werden. Hier hilft nur eine schnelle Blasenentleerung.

Wenn kein steriler Katheter vorhanden ist, kann man einfach mit einer sterilen Spritze mit dicker Nadel oberhalb des Schambeines genau in der Mittellinie senkrecht in die Tiefe in die Blase hineinpunktieren und häufig 1–1,5 l Urin langsam absaugen. Die Blase sollte niemals vollständig entleert werden, da es sonst leicht zu Blutungen aus der erschlaffenden Blasenwand kommt. Ist ein steriler Blasenkatheter vorhanden (es gibt im Handel steril abgepackte Einmalkatheter), dann wird nach Reinigen der Eichel der Katheter entweder mit sterilen Handschuhen oder unter Zuhilfenahme einer sterilen Pinzette vorsichtig in die Blase eingeführt. Es gibt Katheter mit ausgezogener Spitze, sogenannte Tiemann-Katheter, und mit stumpfer Spitze (Nelaton-Katheter). Für den wenig Erfahrenen kommt nur der Nelaton-Katheter in Frage, da er weniger leicht die Harnröhrenwand durchbrechen und Verletzungen setzen kann (Abb. **80**).

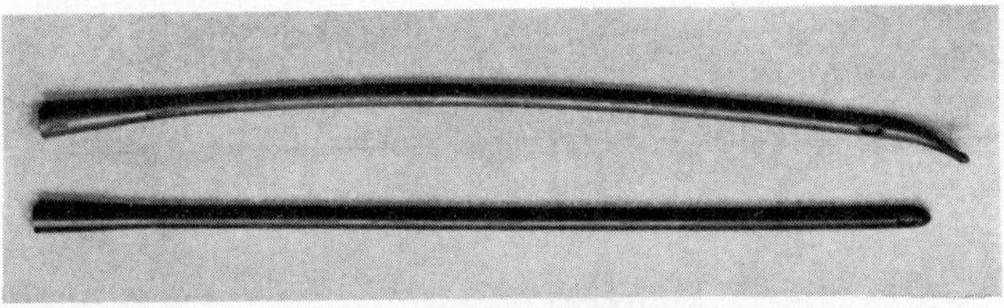

Abb. **80** Oben: Tiemann-Katheter, unten: Nelaton-Katheter

Gefahren:

Mangelnde Sterilität, Einschleppung von Keimen in die Blase. Verletzung der Harnröhre mit Blutungen

Zu schnelle Urinentleerung, Entlastungsblutung aus der Blasenwand.

Luftröhrenschnitt

Bei Insektenstichen in den Schlund und bei Verätzungen können die Schleimhäute oft in wenigen Minuten so stark anschwellen, daß keine Luft mehr in die Luftröhre gelangt. Am häufigsten kommt diese Verletzung zustande, wenn nachts im Dunkeln aus einem auf dem Nachttisch stehenden Saftglas getrunken wird, in dem sich eine Wespe niedergelassen hat. Sofortiger Transport ins Krankenhaus ist erforderlich, wobei man dem Patienten am besten einen Eiswürfel in den Mund gibt oder ihn schluckweise eisgekühlte Flüssigkeit trinken läßt, um die Schwellung einzudämmen. Ist ein Arzt nicht schnell erreichbar, so kann nur der Luftröhrenschnitt den Unglücklichen vor dem Ersticken bewahren. Der Schildknorpel, der die Unterlage des sogenannten Adamsapfels bildet, ist bei den meisten Menschen gut zu tasten. Unterhalb des Schildknorpels tastet man den Ringknorpel und bei mageren Menschen darunter die Luftröhrenknorpel. Mit Daumen und Zeigefinger der linken Hand wird die Luftröhre fest gefaßt, wobei die Haut gespannt wird. Mehrere Helfer müssen dabei den Verletzten festhalten, damit der Kopf, den man über ein Kissen im Nacken weit nach hinten neigt, sich nicht bewegt. Dann schneidet man mit einem scharfen spitzen Messer zunächst durch die Haut und dann senkrecht in der Tiefe durch den Ringknorpel oder besser, wenn man sie tasten kann, durch den 1. und 2. Luftröhrenknorpel (Abb. **81**). Sobald die Luftröhre eröffnet ist, dringt die Luft pfeifend in die entstandene Öffnung. Ein weiterer Helfer muß also mit einem Bleistift oder dergleichen bereit stehen, den er sofort in das entstehende Loch schiebt, um es offen zu halten. Geschieht das nicht, so legen sich die Schnittränder durch den entstehenden Sog aneinander und es kann keine Luft in die Lungen eindringen, der Patient ist verloren. Nach erfolgtem Luftröhrenschnitt muß der Patient liegend in ein Krankenhaus zur sachgemäßen Versorgung mit einer Kanüle (Abb. **82**) gebracht werden. Der Helfer muß während der ganzen Fahrt ins Krankenhaus die Luftröhre offen halten.

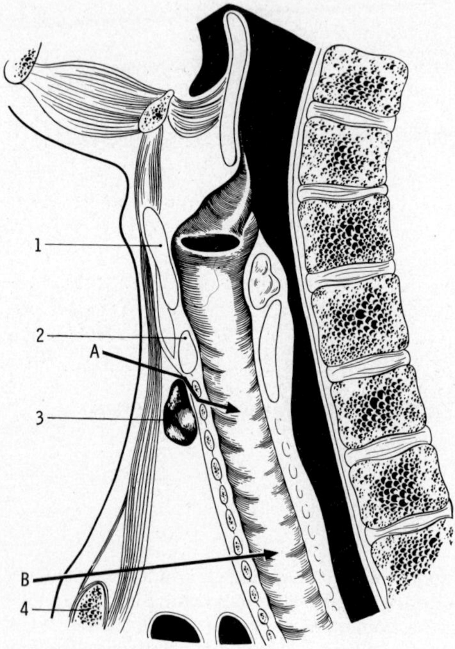

Abb. **81** Luftröhrenschnitt (Tracheotomie):
1. Schildknorpel,
2. Ringknorpel,
3. Isthmus der Schilddrüse,
4. Brustbein.

A. Oberer Luftröhrenschnitt durch den ersten Knorpelring der Luftröhre direkt unterhalb des Ringknorpels und oberhalb des Isthmus der Schilddrüse.

B. Unterer Zugang zur Luftröhre. Bei der Nottracheotomie auf jeden Fall zu vermeiden

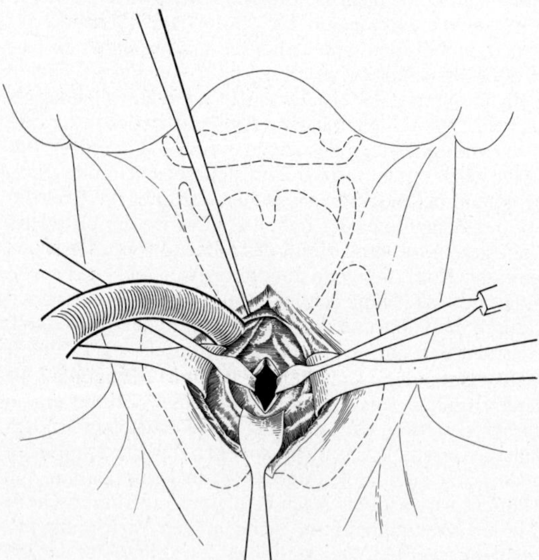

Abb. **82** Luftröhrenschnitt in der Klinik. Die Luftröhre ist freigelegt und mit Haken auseinandergezogen. Der Tubus wird von der linken Bildseite her eingeführt

Gefahren:

Blutung, Eindringen von Blut in die Lungen.

Verletzung des Schildknorpels, danach kommt es zu einer nicht mehr zu behebenden Sprachstörung.

Unterlassung der Offenhaltung des Schnittes.

Eine relativ ungefährliche Notlösung ist auch das sog. „Needling" (Abb. **83**). Dabei werden drei bis vier dicke Punktionskanülen unterhalb des Adamsapfels seitlich in einem Winkel von etwa 45 Grad in die Luftröhre zwischen den Ringknorpel eingestochen und dadurch genügend Lufteintritt ermöglicht, um den Patienten vor dem Erstickungstod zu bewahren. Selbst wenn eine Kanüle durch ein Gefäß oder die Schilddrüse gestochen wurde, erfolgt keine Blutaspiration. Etwa vier größere Kanülen erlauben eine ausreichende Ventilation.

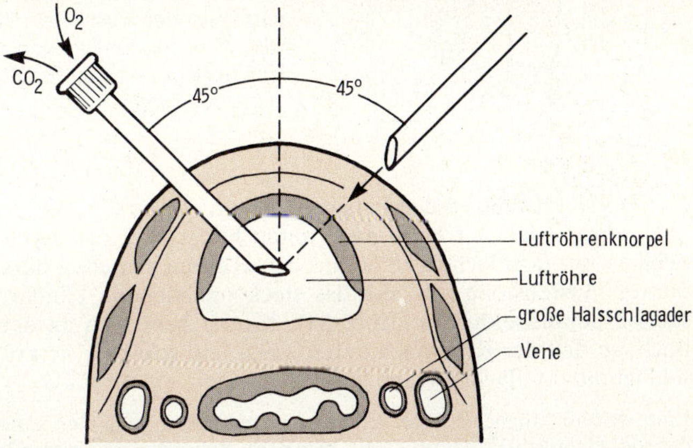

Abb. **83** Bei drohendem Erstickungstod empfiehlt sich das ungefährliche „Needling" (nach Schmid)

Entfernung von Fremdkörpern aus der Luftröhre

Kinder, weniger häufig auch Erwachsene, nehmen immer wieder Geldstücke, Pfeifen und ähnliches in den Mund, die dann plötzlich in die Luftröhre geraten und nicht mehr herausgebracht werden können. Bei Erwachsenen können durch unvorsichtiges Sprechen beim Essen manchmal Knochenstückchen oder Speiseteile in die Luftröhre geraten. Sofort tritt Atemnot und Erstickungsgefühl auf.

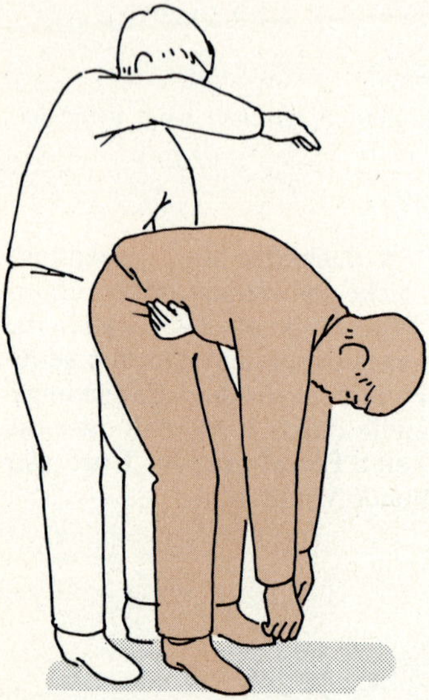

Abb. **84** Entfernung von Fremdkörpern aus der Luftröhre. Der Patient wird vornüber gebeugt und durch kräftige Schläge auf den Rücken zu Hustenstößen angeregt

Der Helfer tritt hinter den Patienten, beugt dessen Oberkörper so weit nach vorne, daß der Kopf nach unten hängt und löst durch kräftige Schläge mit der flachen Hand auf den Rücken zwischen die Schulterblätter Hustenstöße aus, die das steckengebliebene Hindernis meist schnell herausbefördern (Abb. **84**). Kinder hebt man an den Beinen hoch, so daß der Kopf nach unten hängt und schüttelt sie kräftig oder schlägt mit der flachen Hand auf den Rücken.

Eine weitere Möglichkeit der Fremdkörperentfernung aus den Luftwegen ist der sog. Heimlich-Handgriff (Abb. **85**). Beim stehenden oder sitzenden Patienten schlingt der Helfer die Arme von hinten um die Taille des Patienten, über dem Bauch zwischen Nabel und den Rippen wird eine Hand zur Faust geballt. Mit der anderen Hand ergreift man die Faust und drückt dann kurz und kräftig, wenn nötig, mehrmals den Bauch in Richtung auf das Zwerchfell ein. Wenn der Patient liegt, setzt man sich in Hüfthöhe rittlings über den Patienten, legt die Hände mit der Handfläche nach unten übereinander zwischen Nabel und Brustkorb und drückt sie kurz und kräftig in Richtung auf das Zwerchfell. Durch das Eindrücken der Bauchdecke wird der Druck in der Luftröhre so erhöht, daß der Fremdkörper in den meisten Fällen ausgestoßen wird. Der Heimlich-Handgriff ist nicht ungefährlich, da bei rigoroser Anwendung innere Verletzungen ausgelöst werden können.

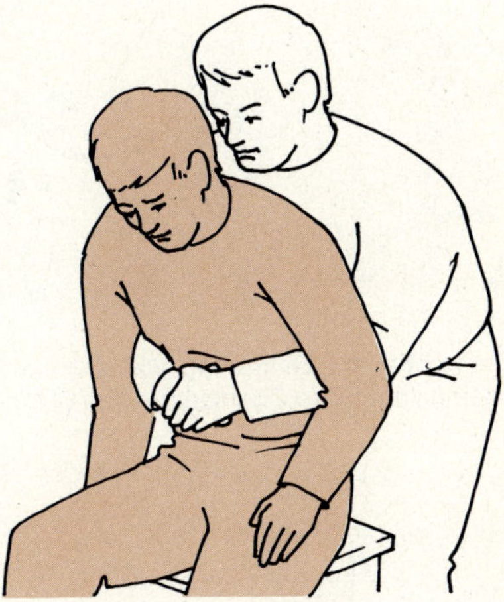

Abb. **85** Heimlich-Handgriff

Entfernung von Fremdkörpern aus dem Auge

Die Entfernung von Sandkörnchen oder Staubteilchen aus dem unteren Bindehautsack gelingt meist leicht, indem man das Unterlid nach unten zieht und den Fremdkörper mit feuchter Watte oder dem Zipfel eines sauberen Taschentuches vorsichtig heraustupft. Jedes Reiben am Auge ist zu vermeiden, da dadurch der Fremdkörper nur weiter ins Gewebe einmassiert wird und stärkere Schmerzen verursacht. Befindet sich der Fremdkörper unter dem Oberlid, läßt man den Patienten nach unten blicken und zieht das Oberlid an den Wimpern über das Unterlid herunter (Abb. **86a–c**). Beim Wiederzurückgleiten des Oberlides bleibt der Fremdkörper meist am Unterlid hängen. Gelingt die Entfernung des Fremdkörpers auf diese Weise nicht, so läßt man den Verletzten das Auge schließen und drückt ein Streichholz fest auf die Basis des Lides und klappt das ganze Lid nach außen über dieses Streichholz um. Wenn der Verletzte nun nach unten blickt, kommt der ganze obere Bindehautsack zur Darstellung und der Fremdkörper kann entfernt werden (Abb. **87a** u. **b**). Fremdkörper, die in den Augapfel eingedrungen sind (Berufsunfälle mit Metall-, Stein- oder Holzsplittern) dürfen nur vom Augenarzt entfernt werden. Ebenso gehören die gefürchteten Tintenstiftverletzungen in die Behandlung des Augenarztes. In diesen Fällen wird lediglich ein nicht drückender steriler Augenverband angelegt.

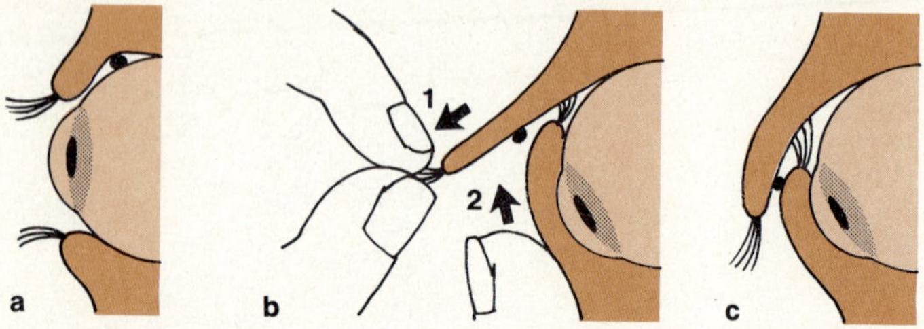

Abb. **86 a–c** Entfernung von Fremdkörpern unter dem Oberlid durch das Herabziehen des Oberlides an den Wimpern

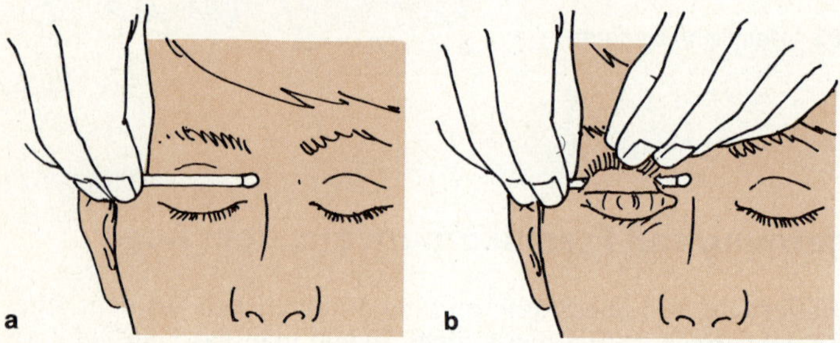

Abb. **87 a** u. **b** Entfernung von Fremdkörpern unter dem Oberlid durch Umklappen des Oberlides über ein Streichholz und Abtupfen des Fremdkörpers mit einem Wattebausch oder dem angefeuchteten Zipfel eines Taschentuches

Kardiovaskuläre Notfälle

Leitsymptome kardiovaskulärer Notfälle sind akut auftretender Schmerz, Atemnot und Bewußtlosigkeit. Die kardiovaskulären Notfälle sollen nach folgendem Schema besprochen werden: Definition, Ursache, Leitsymptome, Erstmaßnahmen für den Laien, zusätzliche Maßnahmen für medizinisch geschultes Personal, Diagnosesicherung und Therapie.

Herzstillstand

Definition: Fehlende Pumpfunktion des Herzens.

Ursache: Kammerflimmern, Asystolie (fehlende elektrische Aktivität des Herzens), mechanisches Herzversagen (fehlende mechanische Aktivität).

Häufigste Grunderkrankungen: akuter Herzinfarkt, fortgeschrittenes Stadium verschiedener Herzkrankheiten, Vergiftungen, Elektrolytstörungen.

Leitsymptome: Akuter Bewußtseinsverlust (Synkope), Atemstillstand, weite Pupillen, kein tastbarer Puls, Krämpfe, Stuhl- und Urinabgang.

Sofortmaßnahmen für den Laien:

Kräftiger Schlag mit geballter Faust auf Brustwand, Patienten auf feste Unterlage legen. Inspektion der Atemwege, Atemwege freihalten, Reanimationsmaßnahmen d. h. Atemspende und Herzmassage (Herzdruckmassage).

Zusätzliche Maßnahmen für medizinisch geschultes Personal:
EKG-Ableitung, venöser Zugang.

Diagnosesicherung: Kein meßbarer Blutdruck, im EKG entweder Asystolie, Kammerflimmern oder „normales EKG“ bei fehlender Auswurfleistung.

Therapie: Weiterführende Maßnahme dem jeweiligen Mechanismus des Herzstillstandes entsprechend.

Kammerflimmern: Defibrillation (200–400 W/s), wenn erfolglos Vorinjektion von 0,5 mg Adrenalin (Suprarenin), erneute Defibrillation, wenn erfolglos oder bei kurzfristig rezidivierendem Kammerflimmern Vorinjektion von 100 mg Lidocain (Xylocain) über 1–3 Minuten, erneute Defibrillation.

Asystolie: Adrenalin (Suprarenin) 0,5–1 mg i. v., nach Möglichkeit in herznahe Vene, zusätzlich als Infusion nach klinischer Wirkung und unter EKG-Kontrolle. Transthorakale Stimulation mit großflächigen Klebeelektroden und speziellem Stimulationsgerät, transvenöser passagerer Schrittmacher.

Mechanisches Herzversagen: Bei vorerst erhaltener elektrischer Aktivität des Herzens zumeist durch Herzwandruptur oder ausgedehnten Herzinfarkt und selten durch schwere toxische Herzschädigung oder Lungenembolie bedingt. Prognose bei 1 und 2 ungünstig, bei 3 und 4 Fortsetzung der Reanimation.

Gelingt es beim Patienten mit Herzstillstand nicht sofort, einen peripher venösen oder zentralen Zugang zum Kreislaufsystem zu finden, müssen Adrenalin, Atropin und evtl. auch Lidocain auf anderem Wege in den Organismus gebracht werden. Da eine gute Resorption von Adrenalin durch die Lungen bzw. das Bronchialsystem erfolgt, kann Adrenalin durch den bereits liegenden endobronchialen Tubus verabreicht werden (z. B. 1 mg in 10 ml Kochsalzlösung). Eine endotracheale Applikation von Adrenalin kann aber auch beim noch nicht intubierten Patienten erfolgen. Hierzu muß eine Kanüle perkutan in die Trachea eingestochen werden (Abb. **88**). Die endotracheale Lage

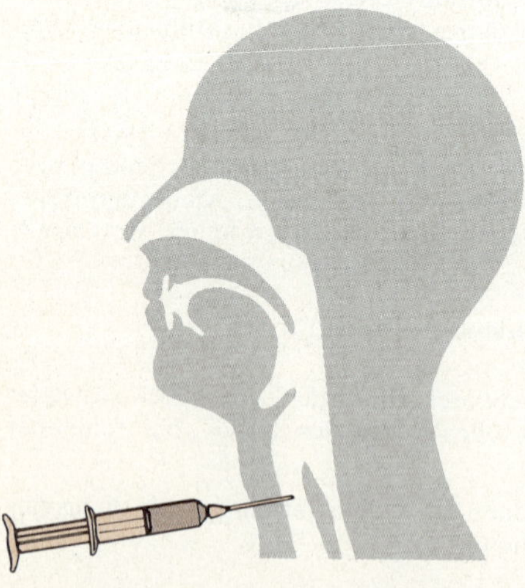

Abb. **88** Perkutaner Einstich in die Trachea

der Kanüle kann leicht durch Luftaspiration gesichert werden. Über diese Kanüle kann anschließend die Injektionslösung von Adrenalin, Atropin und ggf. Lidocain eingebracht werden.

Lebensbedrohliche Herzrhythmusstörungen Kammertachykardie, hochgradige Bradykardie

Kammertachykardie

Definition: Meistens rhythmische Tachykardie (hohe Herzfrequenz) mit Ursprung in den Kammern und einer Frequenz zwischen 110 und 220/min.

Ursache: Organische Herzerkrankung, zumeist koronare Herzkrankheit, selten primäre Herzmuskelkrankheit.

Leitsymptome: Herzrasen, flacher, kaum tastbarer und rascher Pulsschlag, niedriger Blutdruck, Schwindelgefühl, Bewußtseinsverlust, Verwirrtheit, schwere Atemnot, kalte und blasse Haut.

Sofortmaßnahmen für den Laien:

Bei Schocksymptomatik und Bewußtseinsverlust: kräftiger Schlag mit geballter Faust auf Brustwand, Patienten auf feste Unterlage legen. Inspektion der Atemwege, Atemwege freihalten, Reanimationsmaßnahmen, d. h. Atemspende und Herzmassage (Herzdruckmassage). Bei Fehlen derartiger Symptome Transport des Patienten in das nächste Krankenhaus unter Aufsicht.

Zusätzliche Maßnahmen für medizinisch geschultes Personal:
Bei hämodynamischen Komplikationen (Bewußtseinsverlust, Blutdruckabfall, Zeichen der Herzmuskelminderdurchblutung) sofortige elektrische Kardioversion mit 50–400 W/s.

Bei Fehlen derartiger Symptome Gabe von Lidocain (Xylocain) etwa 200 mg über 15 Minuten alternativ Ajmalin (Gilnrytmal) 50 mg i.v., wenn erfolglos elektrische Kardioversion.

Diagnosesicherung: Auskultatorisch wechselnde Intensität des 1. Herztones, im EKG breite Kammerkomplexe (mehr als 140 ms).

Therapie: Passagerer Schrittmacher und programmierte Elektrostimulation des Herzens. Antiarrhythmische Therapie nach Ergebnis der programmierten Elektrostimulation. Abklärung der Grunderkrankung.

Hochgradige Bradykardie

Definition: Herzschlagfolge mit einer Kammerfrequenz unter 40/min mit deutlichen Auswirkungen auf den Kreislauf.

Ursache: Sinusknotensyndrom, höhergradiger AV-Block. Beides häufig durch eine primär elektrische Herzkrankheit oder bei koronarer Herzkrankheit.

Leitsymptome: Langsamer Pulsschlag, Schwindelgefühl, Bewußtseinsverlust, Stuhl- und Urinabgang.

Sofortmaßnahmen für den Laien:

Kräftiger Schlag mit geballter Faust auf Brustwand. Wenn erforderlich (unzureichende Auswurfleistung des Herzens und/oder Atemstillstand) Reanimationsmaßnahmen.

Zusätzliche Maßnahmen für medizinisch geschultes Personal:
Adrenalin (Suprarenin) 0,5–1 mg, nach Möglichkeit in herznahe Vene (anschließend als Infusion nach Kammerfrequenz vorsichtig titrieren, Auslösung von tachykarden Herzrhythmusstörungen und Kammerflimmern möglich). Transthorakale Stimulation mit großflächigen Klebeelektroden und speziellem Stimulationsgerät.

Diagnosesicherung: EKG-Kammerfrequenz unter 40/min.

Therapie: Passagerer transvenöser Schrittmacher.

Akuter Herzinfarkt (Myokardinfarkt)

Definition: Absterben größerer Bezirke des Herzmuskels infolge unzureichender Blut- und Sauerstoffversorgung.

Ursache: Unmittelbar auslösendes Ereignis bei mehr als 90% der Patienten Thrombose (Gerinnselbildung) in einem großen Herzkranzgefäß, bei ebenfalls mehr als 90% der Patienten im Rahmen einer koronaren Herzkrankheit mit hämodynamisch wirksamen Stenosen großer Herzkranzgefäße.

Leitsymptome: Typischer Schmerz hinter dem Brustbein mit oder ohne Ausstrahlung in die linke Schulter, in den linken Arm oder Rükken. Stärkster Schmerz (Vernichtungsgefühl), mehr als 30 Minuten Dauer, durch Nitrate nicht wesentlich beeinflußbar, zusätzlich Übelkeit, Brechreiz und Erbrechen sowie Schweißausbruch (kalter Schweiß).

Sofortmaßnahmen für den Laien:

Patienten nicht aus den Augen lassen, ruhige Umgebung schaffen, unnötige „Zuschauer“ entfernen. Sofortigen Transport in die Klinik – auch bei Verdacht – veranlassen. Wenn Pulsschlagfolge unter

100/min und Blutdruck systolisch (oberer Wert) über 100 mm Hg, mehrfach (in der Regel 2×) Nitrospray oder Nitrokapseln (Zerbeißen durch den Patienten) auf oder unter der Zunge zergehen lassen oder Isoketspray einatmen lassen.

Zusätzliche Maßnahmen für medizinisch geschultes Personal:
Sofortige Klinikeinweisung auch bei Verdacht. Transport soweit möglich im Notarzt- oder Rettungswagen mit EKG-Monitor und Reanimationsmöglichkeit. Venöser Zugang. Schmerzbekämpfung (z. B. Morphin 4–8 mg langsam i. v.). Sedation 5–10 mg Diazepam (Valium) langsam i. v.

Diagnosesicherung: Typische EKG-Veränderungen mit Anhebung der ST-Strecke schon innerhalb der ersten Stunde nach Eintritt der o. g. Symptome. Erst mit Verzögerung (4–6 Stunden) Anstieg der sogenannten herzmuskelspezifischen Enzyme (CK und CK-MB).

Therapie: Elektrokardiographische und eventuell auch hämodynamische Überwachung. Therapeutische Heparinisierung, bei Symptombeginn von weniger als 4 Stunden Fibrinolysetherapie (wenn keine Kontraindikationen). Behandlung der Arrhythmien und der Auswirkungen auf den Kreislauf.

Instabile Angina pectoris

Definition: Instabile Angina pectoris Typ III, Angina pectoris seit Stunden oder Tagen wiederholt auftretend, vorwiegend in körperlicher Ruhe, kaum durch Nitrate beeinflußbar, typische Veränderungen des Oberflächen-EKG während des Schmerzanfalls (Endstreckenveränderungen ohne Zeichen eines transmuralen Infarktes). Keine wesentliche Erhöhung der herzmuskelspezifischen Enzyme

Ursache: Akute Ischämie (Blut- bzw. Sauerstoffmangel) in größeren Bezirken des Herzmuskels zumeist durch unvollständige Verlegung eines großen Herzkranzgefäßes. Unvollständige Verlegung zumeist bedingt durch Thrombus (Gerinnsel) auf dem Boden eines aufgebrochenen atheriosklerotischen Beetes.

Leitsymptome: Starke Schmerzen im Brustkorb, meist hinter dem Brustbein in Ruhe, anhaltend oder immer wieder trotz Therapie auftretend.

Sofortmaßnahmen für den Laien:

Wie akuter Herzinfarkt.

Zusätzliche Maßnahmen für medizinisch geschultes Personal:
Wie akuter Herzinfarkt.

Diagnosesicherung: Klinische Beobachtung, wiederholte Ableitung des Oberflächen-EKG, Verlaufskontrolle der herzspezifischen Enzyme, Koronarangiographie.

Therapie: Nach klinischem Verlauf und koronarangiographischem Befund.

Kardiales Lungenödem

Definition: Austritt von Blutbestandteilen aus dem Gefäßbett in das Lungengewebe (interstitielles Lungenödem) und/oder in die Lungenbläschen (alveoläres Lungenödem) infolge eines erhöhten Druckes in den Lungenvenen.

Ursache: Erhöhung des pulmonalvenösen Druckes durch akute Linksherzinsuffizienz bei akutem Herzinfarkt, hypertoner Krise, Herzklappenfehlern oder tachykarden Herzrhythmusstörungen.

Leitsymptome: Akute Atemnot, Blauverfärbung der Haut (vor allem Gesicht und Hände), Husten, Angstgefühl, dünnflüssiger rötlich schaumiger Auswurf, lautes brodelndes Atemgeräusch.

Sofortmaßnahmen für den Laien:

Oberkörper hochlagern, Beine tief. Nitrospray oder Nitrokapseln (Zerbeißen durch den Patienten) mehrfach auf oder unter der Zunge zergehen lassen oder Isoketspray einatmen lassen. Sauerstoff (6–12 l) über Nasensonde oder besser Maske.

Zusätzliche Maßnahmen für medizinisch geschultes Personal:
Venöser Zugang, Nitroglycerin sublingual wiederholt. Diuretika, Furosemid (Lasix) 40–80 mg i.v., Opiate (z.B. Morphin) 4–8 mg langsam i.v.

Diagnosesicherung: Zeichen der peripheren Minderperfusion, im Röntgen-Thorax meist bihiläre symmetrische Hilusverschattung, in der arteriellen Blutgasanalyse pO_2 vermindert und pCO_2 initial ebenfalls vermindert. Typische Druckerhöhung bei Einbringung eines Swan-Ganz-Katheters in die Lungenstrombahn.

Therapie: Fortsetzung der genannten Maßnahmen. Intravenöse Gabe von Nitroglycerin sowie Aminophyllin (Euphyllin).

Kardiogener Schock

Definition: Minderdurchblutung lebenswichtiger Organsysteme infolge verminderter Pumpleistung des Herzens.

Ursache: Akuter Herzinfarkt, Endstadium chronischer schwerer Herzkrankheiten und Zustand nach Herzoperation.

Leitsymptome: Zeichen des Schocks mit Minderdurchblutung (Blässe, Kälte und Blauverfärbung) von Haut, Gesicht, Armen und Beinen, kaum meßbarer Blutdruck mit geringer Amplitude, Schläfrigkeit, Unruhe und Verwirrtheit durch Minderdurchblutung des Gehirns, verminderte Harnausscheidung durch Minderdurchblutung der Niere, rascher Herzschlag (Tachykardie).

Sofortmaßnahmen für den Laien:

Lagerung des Patienten mit leicht erhöhtem Oberkörper. Patienten nicht aus den Augen lassen, Sauerstoff (6–12 l) über Nasensonde oder besser Maske. Sofortiger Transport in das nächste Krankenhaus in Begleitung von medizinisch geschultem Personal.

Zusätzliche Maßnahmen für medizinisch geschultes Personal:
Venöser Zugang. Wenn keine Zeichen einer Stauung erkennbar, vorsichtige Volumenzufuhr. Dobutamin, Dopamin und wenn möglich Vasodilatantien, Azidosebekämpfung.

Diagnose: Blutdruck und Herzminutenvolumenmessung (Swan-Ganz-Katheter und intraarterielle Kanüle). Echokardiogramm.

Therapie: Je nach Grunderkrankung weitere Diagnostik (Herzkatheteruntersuchung und Koronarangiographie) und intraaortale Ballonpumpe. Ungünstige Prognose (>60% tödlicher Ausgang).

Lungenembolie

Definition: Akuter teilweiser Verschluß der Lungenstrombahn (Strombett der Arteria pulmonalis) zumeist durch verschleppte Thromben aus den Bein- und/oder Beckenvenen.

Ursache: Begünstigende Faktoren für die Entstehung von Becken- oder tiefen Beinvenenthrombosen sind: Ruhigstellung und Bettruhe, z.B. nach Operationen, operative Eingriffe, Herzinsuffizienz, Schwangerschaft, maligne Erkrankungen, Einnahme von Ovulationshemmern, Adipositas und Nikotinabusus.

Leitsymptome: Plötzlich auftretende Atemnot und rasche Atmung, rascher Herzschlag (Tachykardie), Brustschmerz, Blauverfärbung der Haut (vor allem Gesicht). Bei großen Embolien zusätzlich Blässe, Halsvenenstauung, Blutdruckabfall und Bewußtseinsverlust.

Sofortmaßnahmen für den Laien:

Oberkörper hoch lagern. Inspektion der Atemwege, Atemwege freihalten. Sauerstoff (6–12 l/min) über Nasensonde oder besser Maske.

Zusätzliche Maßnahmen für medizinisch geschultes Personal:
Venöser Zugang. Sedation mit Diazepam (Valium) 5–10 mg langsam i.v. Schmerzbekämpfung mit Opiaten (Morphin 4–8 mg langsam i.v.). 5000 bis 10000 E Heparin i.v. als Bolus.

Diagnosesicherung: Untersuchungsbefund mit Zeichen der Rechtsherzbelastung, typische EKG-Veränderungen durch Rechtsherzbelastung. Echokardiogramm mit Erweiterung des rechten Ventrikels und der Arteria pulmonalis. Ventilations-Perfusions-Szintigramm mit typischen Perfusionsausfällen bei erhaltener Ventilation. Rechtsherzkatheter und Pulmonalisangiographie mit Druckerhöhung im rechten Herzen und im kleinen Kreislauf bei normalem pulmonalkapillärem Druck, Verlegung von Anteilen der Lungenstrombahn durch Thromben.

Therapie: Je nach Schweregrad der Embolie und Grunderkrankung Fortsetzung der Heparintherapie, Lysetherapie oder in Einzelfällen (bei schweren hämodynamischen Folgen) auch operative Therapie.

Hypertone Krise

Definition: Plötzlicher Blutdruckanstieg mit Beeinträchtigung der Funktion von zentralem Nervensystem, Herz oder Nieren.

Ursache: Ursache des krisenhaften Blutdruckanstieges, der praktisch ausschließlich bei Hypertonikern vorkommt – abgesehen von bekannten Ausnahmen – unbekannt.

Leitsymptome: Neben Blutdruckanstieg Zeichen der Beeinträchtigung der Funktion des Gehirns, des Herzens oder der Nieren. Kopfschmerzen, Brechreiz, Krämpfe, Schläfrigkeit, Sehstörungen durch Papillenödem oder Retinablutungen (hypertone Enzephalopathie). Herzschmerzen, Atemnot in Ruhe, akute Herzleistungsschwäche (kardiale Symptome). Verminderte Harnausscheidung (renale Symptome).

Sofortmaßnahmen für den Laien:

Nifedipin (Adalatkapsel 10 mg) (Zerbeißen durch den Patienten) mehrfach auf oder unter der Zunge zergehen lassen oder – ebenso effektiv – zerbissene Kapsel + Inhalt schlucken lassen.

Zusätzliche Maßnahmen für medizinisch geschultes Personal:
Furosemid (Lasix) 20–40 mg i.v., Clonidin (Catapresan) 0,15 mg i.v. Wenn diese Therapie unwirksam, Diazoxid (Hypertonalum) 75–300 mg relativ rasch i.v. oder Nitroprussidnatrium (Nipruss) per infusionem, beginnend mit 10–20 µg/min.

Diagnosesicherung: Blutdruck gewöhnlich höher als 200/120 mmHg. Neurologischer Status, kardiovaskuläre Veränderungen, Augenhintergrund mit Fundus hypertonicus und/oder Papillenödem, im EKG Linksherzhypertrophie und -schädigung.

Therapie: Richtige Einstellung des Hypertonus.

Disseziierendes Aortenaneurysma

Definition: Einblutung in die Wand der Aorta (Körperschlagader) und Abhebung der Innenschicht. Einteilung nach De Bakey:

Typ I	(60–70% der Fälle)	gesamte Aorta,
Typ II	(2– 3% der Fälle)	Aorta ascendens,
Typ III	(20–30% der Fälle)	Aorta descendens.

Ursache: Einriß der Innenschicht der Aorta besonders häufig bei Hypertonie, Marfan-Syndrom (angeborene Bindegewebserkrankung), Medianekrose der Aorta oder Lues.

Leitsymptome: Bei Eintritt der Dissektion (Einriß) typischer infarktähnlicher Schmerz im Bereich des Brustkorbs oder Bauchraumes. Je nach Lokalisation Blutdruckdifferenz zwischen oberer und unterer Körperhälfte oder zwischen linkem und rechtem Oberarm, manchmal Aortenklappeninsuffizienz, manchmal Perikarderguß.

Sofortmaßnahmen für den Laien:
Absolute Bettruhe und Transport ins Krankenhaus.

Zusätzliche Maßnahmen für medizinisch geschultes Personal:
Sedation und Schmerzbekämpfung, wenn nötig Blutdrucksenkung.

Diagnosesicherung: Echokardiographie, Transösophageale Echokardiographie, Computertomographie, Aortenangiographie. Jeweils Nachweis der Blutansammlung in der Aortenwand und der Abhebung der Innenschicht.

Therapie: Konservativ oder bei Aneurysmatypen I und II möglichst umgehend chirurgisch.

Herzbeuteltamponade

Definition: Flüssigkeitsansammlung im Herzbeutel mit ausgeprägter Füllungsbehinderung des Herzens und daraus folgender Minderung der Pumpleistung.

Ursache: Entzündlicher Herzbeutelerguß. Urämischer Herzbeutelerguß (bei Niereninsuffizienz). Herzbeutelerguß bei Tumorerkrankung und/oder Strahlentherapie. Traumatisches oder spontanes Hämoperikard (Blut im Herzbeutel).

Leitsymptome: Atemnot. Gestaute Halsvenen. Zunahme der Halsvenenstauung bei der Einatmung. Niedriger Blutdruck mit geringer Amplitude. Schwindelgefühl und plötzlich auftretende Bewußtlosigkeit. Pulsus paradoxus (inspiratorischer Abfall des systolischen Blutdrucks um mehr als 10 mmHg).

Sofortmaßnahmen für den Laien:

Patienten aufsetzen, Sauerstoff (6–12 l) über Nasensonde oder besser Maske.

Zusätzliche Maßnahmen für medizinisch geschultes Personal:
Herzbeutelpunktion (auch bei Verdacht). Vorsichtige Flüssigkeitszufuhr i. v.

Diagnosesicherung: Echokardiogramm. Nachweis der Flüssigkeit im Herzbeutel. Nachweis der Füllungsbehinderung des rechten Herzens.

Therapie: Perikardpunktion und eventuell Einlage eines Perikardkatheters. Abklärung der Grunderkrankung.

Akute Gefahrenzustände im Bereich der Geburtshilfe und Frauenheilkunde

Wie mehrfach betont, haben unsere neuzeitlichen Lebens- und Umweltbedingungen dazu geführt, daß Erste Hilfe nicht mehr nur von Ärzten geleistet wird. Diese Erfahrung gilt auch für die Geburtshilfe und Gynäkologie.

Die Behandlung der weiblichen Genitalorgane bleibt jedoch – gesetzlich festgelegt – ausschließlich dem Arzt vorbehalten.

Ein Krankenwagenfahrer kommt z. B. gar nicht so selten in die Verlegenheit, bei einer überraschend schnell verlaufenden Geburt noch im Auto helfen und sich sinnvolle Erste-Hilfe-Maßnahmen überlegen zu müssen. Dies liegt im vitalen Interesse von Mutter und Kind. Die weitere Therapie ist jedoch Sache der Klinik.

Laienhilfe im Bereich der Geburtshilfe und Frauenheilkunde ist nur möglich, wenn sich der Helfer darüber klar ist, daß bei akuten Gefahrenzuständen eine unzweckmäßige Selbsthilfe ebenso falsch ist, wie unverantwortliches Abwarten.

Als Maxime gilt also:

Das Notwendige schnell tun, nicht mehr, nicht weniger.

Die erste und wichtigste Sofortmaßnahme hat mit der dringenden Verständigung eines Arztes oder einer Hebamme zu beginnen. In besonders eiligen Fällen ist jedoch darauf zu verzichten und auf schnellstem Wege ein sachgemäßer Transport in das nächstgelegene Krankenhaus vorzunehmen.

Wenn möglich, sollte eine Klinik aufgesucht werden, die über eine geburtshilflich-gynäkologische Abteilung mit fachärztlicher Leitung verfügt.

Für einen frei praktizierenden Arzt und eine Hebamme sind die Möglichkeiten zur Hilfeleistung direkt am Ort des akuten Geschehens erheblich eingeschränkt. Das Fehlen geeigneter instrumenteller und personeller Hilfe, die im Krankenhaus zur Verfügung steht, engt das therapeutische Handeln ein. Jedes kunstgerechte und endgültige Behandeln muß daher weitgehend der Klinik überlassen bleiben.

Erste Hilfe beginnt aber nicht erst bei Krampfanfällen oder Bewußtlosigkeit. Auch scheinbar harmlose Blutungen in der Schwangerschaft können gefährlich sein und unverzüglich Anlaß zum Kliniktransport geben.

Der folgende Beitrag will versuchen, angesichts des überaus dramatischen Verlaufs, den zahlreiche Blutungen oder überraschend einsetzende Geburten für Mutter und Kind nehmen können, Hinweise insbesondere zur richtigen Erkennung und Beurteilung dieser Gefahren zu geben und – soweit möglich – die wichtigsten Sofortmaßnahmen zu nennen.

Anatomische Grundbegriffe

Anatomische Vorbemerkungen sind zwar ebenso wie physiologische Grundlagen für die praktische Durchführung der Ersten Hilfe entbehrlich; sie erleichtern aber dem interessierten Leser und Kursteilnehmer das Verständnis für die dann folgenden Zusammenhänge.

Das weibliche Genitale des Menschen gliedert sich in die *äußeren* und *inneren* Geschlechtsorgane.

Vor dem Scheideneingang liegt die Harnröhrenmündung, zwischen Scheide (Vagina) und After (Anus) der Damm.

Auf dem Wege über die Scheide führt eine direkte Verbindung zu den inneren Genitalorganen Gebärmutter (Uterus), rechter und linker Eileiter (Tube) und zu den Eierstöcken beiderseits (Ovar). Eileiter und Eierstöcke zusammen bilden die sogenannten Anhangsgebilde (Adnexe), die rechts und links von der Gebärmutter in der freien Bauchhöhle liegen.

Die *Gebärmutter* hat in nicht schwangerem Zustand die Größe eines kleinen Hühnereies. In das Scheidengewölbe ragt von oben her der Scheidenteil der Gebärmutter zapfenförmig hinein. Dieser trägt in der Mitte den äußeren Muttermund. An dieser Stelle entsteht die Mehrzahl der weiblichen genitalen Krebserkrankungen. Man unterscheidet sinngemäß eine vordere und eine hintere Muttermundlippe. Der Scheidenteil der Gebärmutter setzt sich nach oben zu fort in den Gebärmutterhals mit dem Gebärmutterhalskanal und in den Gebärmutterkörper. Der Gebärmutterhalskanal findet nach innen zu seinen Abschluß in dem inneren Muttermund. Während der Gebärmutterhals mehr aus Bindegewebe besteht, ist der Gebärmutterkörper mit einer kräftigen Muskelwand ausgestattet, deren Muskulatur während der Schwangerschaft erheblich wächst und sich unter der Geburt rhythmisch zusammenzieht (Wehen). Diese Kontraktionen erfolgen unwillkürlich, sie unterstehen nicht dem Willen der Patientin. Die Abknickung der Gebärmutter nach vorn zu findet am Übergang des Gebärmutterhalses zum Gebärmutterkörper statt. Im Innenraum des Gebärmutterkörpers liegen links und rechts oben die Einmündungsstellen der Eileiter. Dieser Innenraum ist ausgekleidet mit einer drüsenhaltigen Schleimhaut (Endometrium).

Die *Eileiter* sind lange, dünne Schläuche, die für den Eitransport vom Eierstock in die Gebärmutter hinein gedacht und daher ebenfalls kanalisiert sind. In der

Nähe der seitlichen Beckenwand enden die Eileiter und hängen mit ihrem Fransentrichter über dem seitlichen Teil des Eierstockes, um die aus dem Eierstock austretenden kleinen reifen Eizellen aufzunehmen, die dann während ihrer Wanderung durch den Eileiter befruchtet werden können.

Der *Eierstock* enthält Hunderttausende von Eizellen, jeweils eingelagert in einem Eibläschen (Follikel) und ist doch nicht viel größer als eine Mandel oder eine kleine, flachgedrückte Pflaume.

Die inneren Genitalorgane sind hervorragend mit Blut versorgt, da sie als Fortpflanzungsorgane neues Leben tragen und in sich wachsen lassen sollen. Vor allem die Gebärmutter ist neben ihrer arteriellen Versorgung von einem dichten Geflecht von Venen durchsetzt. Die Blutungsgefahren und die Infektionsgefahren sind im Bereich des kleinen Beckens also besonders groß.

Die Gebärmutter wird über eine Anzahl von *Bändern* in ihrer Lage gehalten.

Das *Bauchfell* überzieht den Gebärmutterkörper und die Eileiter, senkt sich nach abwärts bis an das hintere Scheidengewölbe heran und geht dort auf den Mastdarm über. Nach vorne zu überdeckt es die Blase.

Von der *Blase* aus wird der Urin über die *Harnröhre* nach außen geleitet. Diese liegt vor der Scheide. *Harnleiter* heißen die zarten Kanäle, die den Harn aus dem Nierenbecken in die Blase leiten. Die Harnleiter liegen hinter dem Bauchraum.

Kommt es zur *Schwangerschaft (Gravidität),* so wächst die Frucht im Uterus heran. Sie schwimmt im Fruchtwasser, das von der Fruchtblase umgeben wird. Über die Nabelschnur ist das Kind mit der *Nachgeburt* verbunden, die in der Gebärmutterwand sitzt und über sogenannte Nährzotten die Versorgung des Kindes mit Sauerstoff, den Abtransport der Kohlensäure und die Zufuhr und Ausscheidung von Nahrungsstoffen respektive von auszuscheidenden Stoffwechselprodukten gewährleistet. Hier in der Nachgeburt (Plazenta) ist der große „Umschlaghafen", der die für das Kind notwendigen Gase und Stoffe auf dem Blutweg von der Mutter her erhält und an das kindliche Nabelschnurblut weitergibt, und wo ausscheidungspflichtige Substanzen vom Nabelschnurblut des Kindes in das mütterliche Blut hinein übernommen werden. Gase und Stoffe der verschiedensten Art können diese „Plazentaschranke" passieren. Dennoch sind der mütterliche und der kindliche Blutkreislauf streng voneinander getrennt. Medikamente und Giftstoffe, Alkohol in höherer Dosis, Drogen und Nikotin üben auf diesem Wege ihren schädlichen Einfluß auf die Schwangerschaft aus. Die Übertragung einer AIDS-Erkrankung der Mutter auf das Kind während und nach der Schwangerschaft ist möglich (Retroviren).

Physiologische Grundlagen

Etwa um das 12. bis 13. Lebensjahr beginnt die Geschlechtsreife. Sie dauert bis um das 48. Lebensjahr, einem Zeitraum, in dem die sogenannten Wechseljahre beginnen (Klimakterium).

Während der Geschlechtsreife kommt es periodisch zu Regelblutungen (Menstruationen), die normalerweise bis zu sieben Tage andauern können, und deren erster Tag jeweils den Beginn eines neuen „Zyklus" ausmacht. Infolge einer sehr komplizierten und fein abgestimmten Zusammenarbeit der Hormondrüsen – insbesondere der Hirnanhangdrüse (Hypophyse) und der Eierstöcke – finden während der Geschlechtsreife bestimmte Veränderungen an den Eierstöcken und in der Gebärmutter statt, die sich normalerweise alle vier Wochen, d. h. in jedem Zyklus, wiederholen:

Das Grundprinzip besteht darin, daß in jedem oder doch in zahlreichen Zyklen im Eierstock eine Eizelle heranreift, die zur Zeit des Eisprungs (Ovulation) den Eierstock verläßt und nun durch den Eileiter in die Gebärmutter wandert. Hier in der Gebärmutter hat sich die Schleimhaut des Gebärmutterkörpers (Endometrium) inzwischen als „Eibett" hergerichtet. Für den Fall, daß es nach dem Eisprung zu einer Vereinigung zwischen der weiblichen Eizelle und einer männlichen Samenzelle (Spermie) kommen sollte, ist nun die Gebärmutterschleimhaut in der Lage, die befruchtete Eizelle aufzunehmen, also die „Ei-Einnistung" (Implantation) zu gewährleisten. Von diesem Augenblick ab übernimmt die Gebärmutter (Uterus) ihre volle Funktion als Fruchthalter einer Schwangerschaft (Gravidität). Die Menstruation bleibt aus (Amenorrhoe). Ist es nicht zu einer Schwangerschaft gekommen, so stößt sich die Schleimhaut normalerweise etwa am 28. Zyklustag ab, wiederum eine Folge hormoneller Reize; dabei kommt es zur Eröffnung von Blutgefäßen, die Menstruation und damit der neue Zyklus beginnt. Die Menstruation kann schmerzhaft sein, sie kann von einem allgemeinen „Unwohlsein" begleitet werden.

Hinter nicht regelmäßigen „Regelblutungen" können sich Blutungen aus Krebsgeschwülsten verstecken! Das ist besonders während der Wechseljahre zu beachten, in denen es infolge Nachlassens der Eierstocktätigkeit oft zu unregelmäßigen Zyklen kommt. Zwischenblutungen und blutiger Ausfluß sollten daher immer unmittelbare Veranlassungen sein, ohne Verzögerung einen Frauenarzt aufzusuchen.

Kleinere oder größere Unregelmäßigkeiten im Zyklus beobachtet man aber auch häufig bei jungen Mädchen kurz nach Beginn der Geschlechtsreife. Sowohl im jugendlichen als auch im klimakterischen Alter können sogar starke Dauerblutungen auftreten, die hormonell bedingt sind.

Die Ursache für eine Amenorrhoe können nicht nur Schwangerschaften, sondern auch Hormonstörungen sein.

Immer ist während einer Genitalblutung mit erhöhter Infektionsgefahr zu rechnen, die hygienischen Vorschriften sind peinlich genau zu beachten.

Geburtshilfe

Regelmäßige ärztliche Schwangerschaftsuntersuchungen, Mütterpaß

Regelmäßige, sorgfältige Schwangerschaftsuntersuchungen im Rahmen der modernen Schwangeren-Vorsorge sind dringend notwendig, wenn die mütterlichen und kindlichen Risiken vor, während und nach der Geburt reduziert werden sollen. Die Abhängigkeit der mütterlichen und kindlichen Sterblichkeit vom Umfang der Schwangeren-Vorsorge ist erwiesen und findet ihren Niederschlag im sogenannten Mutterschutzgesetz.

Jede schwangere Frau erhält einen Mütterpaß, in dem alle wesentlichen Daten aus der Vorgeschichte und die Untersuchungsbefunde einschließlich der Blutgruppe und des Rhesusfaktors eingetragen sind.

Röteln-negative Frauen besitzen keine Schutzstoffe gegen diese Viruserkrankung; sie müssen jeden Kontakt mit an Röteln erkrankten Kindern meiden und sollten sich nach Beendigung der Schwangerschaft unbedingt impfen lassen. In den darauffolgenden 3 Monaten darf keine neue Schwangerschaft auftreten (Schwangerschaftsverhütung). Im Zweifelsfall AIDS-Test nach Absprache mit der Patientin, am besten schon vor einer Schwangerschaft, da im Falle einer Schwangerschaft sonst ein Abbruch diskutiert werden muß.

Der Mütterpaß sollte immer in der Handtasche mitgeführt werden. Sollte eine Schwangere durch Unfälle oder Erkrankungen Erste Hilfe benötigen, so ist der Mütterpaß dem behandelnden Arzt zu übergeben. Die Erste Hilfe bei Bewußtlosigkeit und bei Blutungen wird wesentlich erleichtert, wenn der Mütterpaß vorliegt.

Empfehlenswert sind Vorbereitungskurse auf die Geburt im Sinne der „familienorientierten“, modernen Geburtshilfe.

Blutungen in der Schwangerschaft

Nicht selten lebensgefährlich für Mutter und Kind! Stationäre Klinikeinweisung

Erste Hälfte der Schwangerschaft

Selten sind Unterleibsblutungen in den ersten fünf Monaten einer Schwangerschaft so stark, daß nicht noch ein geordneter Transport in ein Krankenhaus möglich wäre, der liegend erfolgen sollte. Die Stärke der sich zeigenden Blutung *und der Allgemeinzustand* der Frau (Schock?) diktieren den Grad der gebotenen Eile. Diesen Blutungen in der ersten Hälfte einer Schwangerschaft liegen häufig Fehlgeburten zugrunde, sie bedürfen der klinischen Versorgung.

Höchste Dringlichkeitsstufe erreichen dagegen die geplatzten Eileiterschwangerschaften (Tubarruptur), die ebenfalls in den ersten Schwangerschaftswochen und -monaten auftreten, oft schon zu einem Zeitpunkt, an dem die Betroffene noch gar nicht weiß, daß sie schwanger ist. Dabei kann die Blutung nach außen minimal sein, sie kann als Menstruation fehlgedeutet werden, ja, es blutet unter Umständen überhaupt nicht nach außen. Dafür blutet es lebensbedrohlich stark nach innen. Näheres darüber im Abschnitt Frauenkrankheiten.

Auch bei (unzuverlässiger) „Pillen"-Einnahme und bei Trägerinnen von „Spiralen" sind Schwangerschaften möglich.

Zweite Hälfte der Schwangerschaft

Etwa vom sechsten Schwangerschaftsmonat an sind Unterleibsblutungen in der Mehrzahl der Fälle bedingt durch das „Vorliegen des Mutterkuchens" (Nachgeburt oder Plazenta), auch genannt „Placenta praevia" (Abb. **89a** u. **b**), oder durch eine vorzeitige Lösung der Nachgeburt („vorzeitige Plazentalösung"), ohne daß sie vorliegt.

Vorliegen des Mutterkuchens (Placenta praevia)

Bedeutung: Die Nachgeburt liegt vor, d. h. sie liegt in den unteren Abschnitten der Gebärmutter seitlich (lateral) oder total (zentral) vor und wird durch Wehen, durch Bewegungen oder durch die geburtshilfliche Untersuchung von ihrer Unterlage abgeschert. Dabei kommt es zum Einriß von kleineren oder größeren Blutgefäßen. Es blutet entweder nur leicht, mäßig oder oft auch stark. Immer gilt: akute Lebensgefahr! Durch das Vorliegen der Plazenta kann dem Kind der Geburtsweg nach außen versperrt werden, so daß in vielen Fällen eine Schnittentbindung notwendig wird.

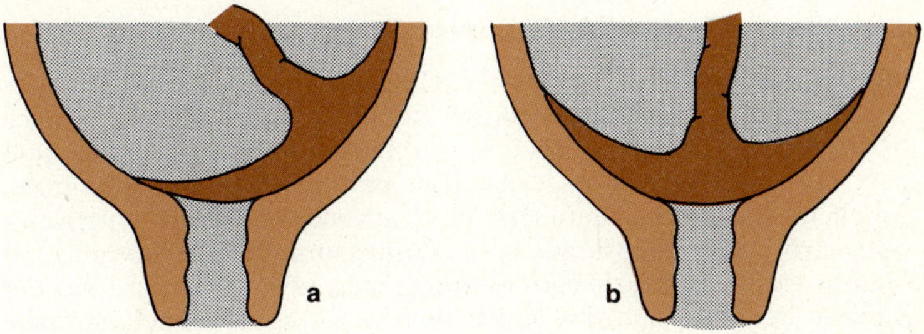

Abb. **89a** u. **b** Das Vorliegen der Nachgeburt (Placenta praevia). Insbesondere bei der Placenta praevia centralis (**b**) wird dem Kind der Geburtsweg nach außen versperrt. Blutungsgefahr durch Lösung der Plazenta von der Unterlage. Häufig notwendig werdende Schnittentbindung. Dargestellt sind der Bereich des inneren Muttermundes und der untere Abschnitt der Gebärmutter (nach Stoeckel)

Merke:

Mutter *und* Kind sind in Lebensgefahr. Erste Hilfe kann nur in einer Klinik erfolgen. Gefahr des Verblutungstodes für Mutter und Kind innerhalb kürzester Frist (Abb. **89a** u. **b**).

Erkennung: Unterleibsblutungen, gleich welcher Stärke, jenseits des fünften Schwangerschaftsmonats sind in erster Linie auf das Vorliegen der Nachgeburt verdächtig und müssen so aufgefaßt werden. Zur Klärung Ultraschalluntersuchung in der Klinik!

Sofortmaßnahmen:

Kliniktransport, wobei die Patientin liegen soll. Noch während des Transportes sollte im Falle einer starken Genitalblutung von dritter Seite in der Klinik angerufen werden, damit dort Vorbereitungen für eine möglichst rasche Hilfe getroffen werden können. Dabei telefonisch voraus Blutgruppe und Rhesus-Faktor angeben.

Sollte vor der Blutübertragung keine Zeit mehr für die vorgeschriebenen Kreuzproben zur Verfügung stehen, sollte die Schwangere also zu verbluten drohen (Herzstillstand!), so ist es erforderlich, außer Blutersatzlösungen ausnahmsweise ohne Vorproben Blutkonserven der Blutgruppe *0 rhesus-negativ* zu transfundieren. Dazu ist der Arzt jedoch nur dann berechtigt, wenn besonders schwere Blutungen vorliegen. Die Beine der Frau übereinanderschlagen und still liegen lassen. Nichts zu essen und zu trinken geben, da eventuell Narkose und Operation nötig werden. Sauerstoff atmen lassen.

Vorzeitige Lösung der Plazenta

Bedeutung: Nach Stoffwechselerkrankungen (Niere), nach Geburt des ersten Zwillings, nach Unfällen, bei zu kurzer Nabelschnur oder nach Abgang von reichlichen Fruchtwassermengen kann es ebenfalls jenseits des fünften Schwangerschaftsmonats zu Unterleibsblutungen kommen. Auch diese Blutungen sind entweder nur leicht, mittelstark oder auch stark. Ebenso wie beim Vorliegen des Mutterkuchens mit Blutung muß man auch bei der vorzeitigen Lösung wissen, daß der Zustand der Frau und des Kindes immer lebensbedrohlich ist, auch wenn es nach außen nur leicht blutet. Gefahr der inneren Verblutung!

Wenn sich die Nachgeburt ganz oder teilweise von der Gebärmutterinnenwand abgelöst hat, wird das Kind von einem mangelhaften Gas- und Stoffaustausch betroffen. Die Mutter kann sich nach innen verbluten, da es auch hierbei zum Einriß von Blutgefäßen kommt. Als weitere Folge können Blutgerinnungsstörungen auftreten, die nur unter intensiver klinischer Behandlung mit modernsten Mitteln und Blutübertragungen beherrscht werden können (Verbrauchskoagulopathie).

Erkennung: Blutung nach außen leicht oder stark. In seltenen Fällen kann die Blutung fehlen. Starke Druckempfindlichkeit des Bauches bei vorsichtigem Betasten von außen. Bereits ausgebildeter oder drohender Schockzustand mit Blässe der Haut, kaltem Schweiß, schlecht gefülltem und beschleunigtem Puls. Ultraschalluntersuchung!

Sofortmaßnahmen:

Unverzüglich Kliniktransport. Die Frau horizontal lagern. Höchste Dringlichkeitsstufe. Telefonanruf in der Klinik von dritter Seite, während der Transport bereits läuft. Nichts zu essen und nichts zu trinken geben, Sauerstoff anbieten! Kaiserschnitt-Bereitschaft.

Merke:

Grundsätzlich sind alle Blutungen in der Schwangerschaft ernst zu nehmen. Das gilt für die ersten Monate ebenso wie für die letzten. Leichte Genitalblutungen während der Schwangerschaft können also den Laien über die drohenden Gefahren hinwegtäuschen. Die Erste Hilfe kann nur in einem unverzüglich vorzunehmenden Kliniktransport bestehen.

Selbstverständlich gibt es auch harmlosere und kleinere Blutungen in der Schwangerschaft, über die hier nichts ausgesagt ist, es kann ferner bluten als Zeichen einer Krebserkrankung.

Merke:

In der weitaus überwiegenden Mehrzahl aller Fälle handelt es sich bei Unterleibsblutungen in der zweiten Hälfte der Schwangerschaft um das äußerst gefährliche Vorliegen des Mutterkuchens.

Bewußtlosigkeit in der Schwangerschaft

Keineswegs immer harmlos. Aus Sicherheitsgründen am besten Kliniktransport

Bewußtlosigkeit kann in der Schwangerschaft isoliert – *ohne* – oder im Zusammenhang *mit* Krampfzuständen auftreten.

Bewußtlosigkeit in der Schwangerschaft ohne Krämpfe

Keine Blutung nach außen:

- *orthostatisches Kreislaufversagen,*
- *Supine-hypotensive-Syndrom (V.-cava-Kompressionssyndrom),*
- *schwere Allgemeinleiden wie Herz-, Leber-, Nierenversagen, Zuckerkrankheit, Blutgerinnsel in der Lunge, Gehirnerkrankungen.*

Mit oder ohne äußere Blutung:

- *geplatzte Eileiterschwangerschaft (Tubarruptur),*
- *vorzeitige Lösung der Nachgeburt (Plazenta).*

Mit Blutung nach außen:

- *Vorliegen der Nachgeburt (Placenta praevia).*

Bewußtlosigkeit in der zweiten Hälfte der Schwangerschaft ohne Krampfzustände und ohne Blutungen kann gelegentlich auftreten als „orthostatisches Kreislaufversagen“ oder als „Supine-hypotensive-Syndrom“ (V.-cava-Kompressionssyndrom), selbstverständlich auch bei Herzkranken, Zuckerkranken, schwersten Thromboembolien oder auch bei Leber- und Nierenversagen und Gehirnerkrankungen. Auch die Blutungen in der Schwangerschaft führen bei starkem Blutverlust schließlich zur Bewußtlosigkeit.

Orthostatisches Kreislaufversagen

Bedeutung: Nach langem Stehen, bei warmen, sommerlichen Temperaturen, nach körperlicher Überanstrengung kann es insbesondere bei niedrigem Blutdruck und bei Blutarmut zu Kreislaufstörungen kommen, die sofort wieder beseitigt werden müssen, wenn Muter und Kind keinen Schaden nehmen sollen, und die im allgemeinen nach Horizontallagerung auch sofort wieder abklingen. Immerhin können diese Zustände bis hin zur Bewußtlosigkeit führen.

Erkennung: Kurzatmigkeit, Schwäche, Schwindelgefühl mit oder ohne Kopfschmerzen, Übelkeit, schließlich kalter Schweiß, blasse Gesichtshaut, Teilnahmslosigkeit bei vollem Bewußtsein oder Bewußtlosigkeit (Ohnmacht), spontane Bevorzugung der horizontalen Lage, Puls schlecht gefüllt.

Abklingen dieser Symptome und sofortiges Wiedererwachen unmittelbar nach waagerechter Lagerung. Ist das nicht der Fall, muß an innere Blutungen gedacht werden (vorzeitige Plazentalösung).

Sofortmaßnahmen:

Flache Seitenlagerung und Arzt rufen!

Supine-hypotensive-Syndrom (V.-cava-Kompressionssyndrom)

Bedeutung: Tritt nur auf, wenn eine Schwangere längere Zeit *auf dem Rücken* gelegen hat! Durch einfaches Drehen auf die Seite sofort zu beseitigen! Übelkeit und eventuell Ohnmacht aus vollem Wohlbefinden heraus täuschen schweren Blutverlust vor. Ursache: Bei fortgeschrittener Schwangerschaft kann das Gewicht der Gebärmutter mit Inhalt erheblichen Druck auf die untere Hohlvene (V. cava) erzeugen. Es kommt zu einem verminderten venösen Rückstrom des Blutes zum Herzen.

Erkennung: Leicht daran zu erkennen, daß diese Art der Ohnmacht oder drohenden Bewußtlosigkeit nur bei liegenden Schwangeren in Rückenlage auftritt. Sonst die gleichen Symptome wie bei orthostatischem Kreislaufversagen bereits geschildert.

Sofortmaßnahmen:

Seitenlagerung. Arzt rufen.

Merke:

Bei allen Formen von Bewußtlosigkeit ohne Krampfzustände, ohne Genitalblutungen, und ohne daß Allgemeinerkrankungen bekannt sind, muß zumindest sofort flache Seitenlagerung der Schwangeren erfolgen und ein *Arzt gerufen* werden. Bei Aussetzen der Atmung sofortige Wiederbelebung (s. dort!).

Sind außerdem Allgemeinerkrankungen bekannt, wie Herz-, Zucker-, Leber- oder Nierenleiden, so sollte bei Zuständen von Bewußtlosigkeit in der Schwangerschaft umgehend ein *Kliniktransport* in flacher Seitenlagerung erfolgen.

Bewußtlosigkeit in der Schwangerschaft mit Krämpfen

Lebensgefahr! Kliniktransport eilt! Gummikeil zwischen die Zähne, Sauerstoff, Seitenlagerung

- *Eklamptische Krampfanfälle (nur ab 6. Monat der Schwangerschaft möglich),*
- *epileptische Krampfanfälle,*
- *andere Gehirnerkrankungen.*

Hierher gehören in erster Linie die lebensgefährliche Eklampsie und erst mit weitem Abstand die sehr viel selteneren Krampfanfälle mit Bewußtlosigkeit bei Epilepsie oder anderen Erkrankungen des Gehirns.

Eklamptische Anfälle

Bedeutung: Sie treten erst in der zweiten Schwangerschaftshälfte auf. Vielfach gehen voraus ein Anstieg des Blutdrucks, Eiweißausscheidung im Urin und eine Wasseransammlung in den Beinen, vielleicht auch im Gesicht (Ödeme), häufig sehen die Frauen also ausgesprochen gedunsen aus. Zugrunde liegt ein Krampfzustand des Blutgefäßsystems, oft auf der Basis eines Nierenversagens, ohne daß den Frauen oder den Angehörigen immer etwas von einer Nierenerkrankung bekannt sein muß.

Merke:

Die eklamptischen Anfälle bedeuten höchste Lebensgefahr für Mutter und Kind. Sie sind fast immer *vermeidbar* durch eine sachgemäße, fachärztliche Schwangerschaftsüberwachung, da sie regelmäßig ein Vorstadium durchlaufen, die sogenannte Präeklampsie. Wird eine solche Präeklampsie fachgerecht behandelt, so kommt es gar nicht erst zu eklamptischen Anfällen, von wenigen Ausnahmen abgesehen.

Die Ausdrücke „Eklampsie" und „Präeklampsie" werden heute meistens durch die Bezeichnung EPH-Gestose ersetzt. Damit sind die drei

Hauptsymptome Ödem (E = edema), Proteinurie (P) und Hypertonus (H) angesprochen. Eine sehr gefährliche Variante der EPH-Gestose ist das HELLP-Syndrom (Name aus dem Englischen): Zusätzlich Leberbeteiligung (Schmerzen im rechten Oberbauch) und Blutgerinnungsstörungen (niedrige Thrombozytenzahlen). Lebensgefahr für Mutter und Kind! Die Diagnostik erfolgt in der Frauenklinik. Intensivüberwachung!

Eine zu starke Wasseransammlung im Organismus (Ödembildung) liegt dann vor, wenn die werdende Mutter während der Schwangerschaft mehr als 10–12 kg Körpergewicht zugenommen hat. Sie darf in den letzten Monaten höchstens 1 kg in 14 Tagen an Gewicht zunehmen. Der Ausdruck Proteinurie bezeichnet die Eiweißausscheidung im Urin, der Ausdruck Hypertonus den Blutdruckanstieg.

Zur Verhütung einer EPH-Gestose sind diätetische Maßnahmen wichtig: salzarme Kost und bei starker Gewichtszunahme Einschränkung der Flüssigkeitszufuhr (Vermeiden von Suppen!).

Kommt es dennoch zum Blutdruckanstieg, zur Ödembildung und/oder zur Eiweißausscheidung im Urin, so ist die Klinikeinweisung nötig, um eklamptischen Anfällen vorzubeugen und das Kind vor dem Absterben im Mutterleib zu retten.

In vielen Fällen wird die Entbindung vor dem errechneten Endtermin – etwa in der 37./38. Schwangerschaftswoche – notwendig.

Von eklamptischen Anfällen werden in erster Linie die Frauen befallen, die die Schwangerenvorsorgeuntersuchungen nicht regelmäßig durchführen ließen. Schon die EPH-Gestosen sind Risikoschwangerschaften, die heute möglichst in einem geburtshilflich-perinatologischen Zentrum mit Neugeborenen-Intensivstation überwacht und behandelt werden sollten.

Nun zum Ablauf der eklamptischen Anfälle:

Erkennung: Plötzliche extreme Unruhe, die in krampfartige Zuckungen, dann in eine Starre der gesamten Muskulatur übergeht. Verdrehen der Augen und grimassenhaft verändertes Gesicht. Gleichzeitig Eintritt einer tiefen Bewußtlosigkeit. Da es auch zum Atemstillstand kommt, verfärbt sich die Haut blau (Zyanose). Die Muskelstarre dauert etwa ½ Minute und geht dann in krampfhafte, schlagende Bewegungen über. Erst dann folgt das Wiedereinsetzen der Atmung und eine Phase langsamer Entspannung im Zustand immer noch fehlender Ansprechbarkeit der Schwangeren. Der vor den Mund tretende Schaum ist oft infolge von Verletzungen der Zunge oder der Mundschleimhaut mit Blut vermischt. Langsames Erwachen mit starker Benommenheit.

Sofortmaßnahmen:

Der nächste lebensgefährliche Anfall kann in wenigen Minuten folgen, deshalb mit höchster Dringlichkeitsstufe liegend Transport in das nächste größere Krankenhaus. Eine Begleitperson hat darüber zu wachen, daß sich die Frau im Falle eines weiteren Anfalls auf dem Transport nicht selbst verletzen kann. Vorsicht mit scharfen Kanten, Glas und dergleichen mehr! Falls vorhanden, mit Einsetzen eines Anfalls Gummikeil zwischen die Zähne schieben, um Zungenbiß zu vermeiden, Sauerstoffatmung, notfalls auch Mund-zu-Mund-Beatmung im Wechsel mit rhythmischen Thoraxkompressionen (Herzmassage), um im Falle eines Atemstillstands auf diese Weise die Ein- und Ausatmung künstlich zu erzwingen. Ist zufällig ein Arzt in der Nähe, diesen als Begleiter für den Transport bitten. Jedoch keine Verzögerung eintreten lassen.

Epileptische Anfälle

Bedeutung: Auch die epileptischen Anfälle gehen mit Bewußtlosigkeit und Krampfzuständen ähnlich den eklamptischen Anfällen einher. Sie nehmen während der Schwangerschaft nicht selten an Häufigkeit und Stärke zu. Eine nervenärztliche Überwachung und gegebenenfalls auch medikamentöse Behandlung zur Verhütung von Anfällen ist daher erforderlich. Die Auswahl der Medikamente muß besonders sorgfältig getroffen werden, um Mißbildungen des Kindes zu vermeiden.

Erkennung: Die Unterscheidung einer Eklampsie von einer Epilepsie ist wegen der äußerlichen Gleichartigkeit des Krampfgeschehens einem Laien nicht möglich. Sofern von seiten der Angehörigen berichtet wird, daß Krampfanfälle schon *vor* dem Auftreten der Schwangerschaft beobachtet wurden, sofern Narben nach alten Zungenbissen vorhanden und weder Blutdruckerhöhungen noch Wasseransammlungen an den Beinen oder im Gesicht aufgetreten sind, oder krankhafte Urinbefunde erhoben wurden, ist weniger an eine Eklampsie als vielmehr an das Vorliegen einer Epilepsie zu denken.

Sofortmaßnahmen:

Die Erste Hilfe braucht nicht in langwierigen Überlegungen darüber zu bestehen, ob es sich um einen epileptischen oder eklamptischen Anfall handelt. Die Unterscheidung hat die Klinik zu treffen. Auch bei Verdacht auf Epilepsie ist genauso zu verfahren, wie beim eklamptischen Anfall bereits beschrieben: Kliniktransport, höchste Dringlichkeitsstufe. Begleitperson. Sauerstoff.

Merke:

Zustände von Bewußtlosigkeit in der zweiten Hälfte der Schwangerschaft *mit* Krampfzuständen sind immer lebensbedrohlich für Mutter und Kind. Liegender Transport in das nächste größere Krankenhaus ohne Zeitverlust unter Überwachung der Kranken durch eine Begleitperson ist notwendig. Höchste Dringlichkeitsstufe.

Vorzeitiger Blasensprung

Infektionsgefahr, Gefahr des Nabelschnurvorfalls, Kliniktransport liegend

Hier sei erwähnt der sogenannte „vorzeitige Blasensprung", das Platzen der Fruchtblase in der zweiten Hälfte der Schwangerschaft vor Einsetzen der Wehentätigkeit.

Bedeutung: Dieses Ereignis führt dazu, daß nun die Geburtswege eröffnet sind. Es kann bei falschem Verhalten zur Infektion der Mutter und zum Nabelschnurvorfall kommen, letzteres eine gefährliche Komplikation für das Kind (Abb. **90**). Daher: Herztöne? Befund?

Erkennung: Kommt es bei einer hochschwangeren Frau ohne Wehen plötzlich überraschend zum Einnässen, wobei klare oder grünlich gefärbte Flüssigkeit in kleineren oder größeren Portionen abgeht, so

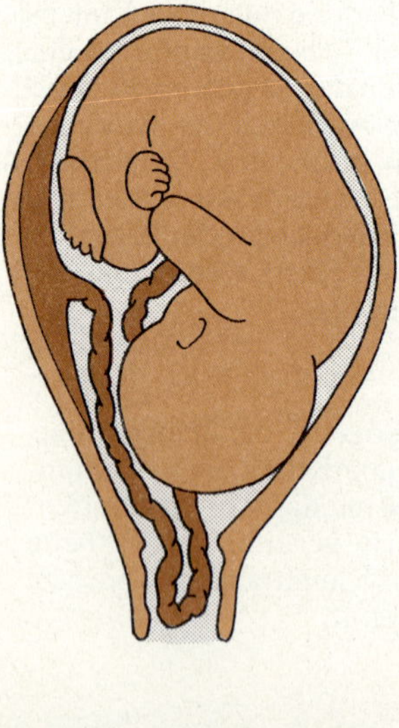

Abb. **90** Der Nabelschnurvorfall mit Kompression der Nabelschnur durch den Kopf des Kindes als eine der möglichen Komplikationen nach vorzeitigem Blasensprung. Drohender Kindstod. Bei noch lebendem Kind sofortige Schnittentbindung! (nach v. Jaschke)

ist damit der Verdacht auf einen „vorzeitigen Blasensprung" gegeben. Gemeint ist das Platzen der Fruchtblase, in der sich das Kind im Mutterleib aufhält. Die Fruchtblase liegt in der Gebärmutterhöhle und enthält reichlich sogenanntes Fruchtwasser, das sich nun entleert.

Sofortmaßnahmen:

Sofort waagerechte Lagerung. Sterile, d. h. peinlichst saubere Vorlage, und Hebamme oder Arzt rufen. Sonst nichts tun. Keine besondere Eile erforderlich, solange keine Wehen aufgetreten sind. Die Frau darf ohne Erlaubnis eines Arztes nicht mehr aufstehen (Gefahr des Nabelschnurvorfalles!). Ergibt sich im weiteren Verlauf die Notwendigkeit eines Transportes in die Klinik, so muß dieser liegend erfolgen. Der Arzt sollte keine Wehenmittel geben.

Rechtzeitige Geburt

Bei Mehrgebärenden mit Fruchtwasserabgang und Wehen kann die Geburt unmittelbar bevorstehen. Kliniktransport eilt!

Die Geburt erfolgt heute nur noch gelegentlich „programmiert", das heißt, die Mütter werden zum optimalen Zeitpunkt ohne Wehen in die Klinik einbestellt, um die Geburt unter konsequenter Überwachung von Mutter und Kind einzuleiten. Die neuerdings wieder diskutierte Hausgeburtshilfe ist risikoreich und wird von den meisten erfahrenen Klinikern abgelehnt.

Eine **Spontangeburt** kann nur erfolgen, wenn sich der Muttermund eröffnet hat. Er kann sich nur öffnen, wenn regelmäßige Wehen eingesetzt haben. Im allgemeinen dauert es beim ersten Kind 6–12 Stunden nach Wehenbeginn, bis das Kind geboren wird. Sofern es sich um die Geburt des zweiten, dritten usw. Kindes handelt, kann allerdings die gesamte Geburt doppelt so rasch oder noch schneller ablaufen („überstürzte Geburt"). Also: Niemals steht eine Geburt unmittelbar bevor, ohne daß die werdende Mutter über Wehenschmerzen klagt; und niemals kann die *Geburt des ersten Kindes* von der Schwangeren „verschlafen", d. h. nicht schon Stunden vorher bemerkt werden. Dagegen ist es durchaus möglich, daß sogenannte *„Mehrgebärende"* von der Geburt überrascht werden und keine Zeit mehr finden, weite Wege bis zur nächsten Klinik zurückzulegen. Dementsprechend sind es in erster Linie die Mehrgebärenden, die auf einem Transatlantikflug, bei Schiffspassagen oder auf Reisen zu Lande gelegentlich Laienhilfe in Anspruch nehmen müssen. Dies gilt besonders für Fauen, die wegen eines mangelhaften Verschlusses des inneren Muttermundes schon eine oder mehrere Fehlgeburten hinter sich haben.

Wehen

Regelmäßige Wehen sind erkennbar daran, daß sich der Leib der Mutter alle fünf bis zehn Minuten verhärtet, um sich dann nach einer halben bis einer Minute wieder zu entspannen. Diese Kontraktion der Gebärmuttermuskulatur geht mit einem mehr oder weniger starken, aber immer vorhandenen, ziehenden Schmerz einher, der meistens im Rücken beginnt, um sich auf dem Höhepunkt der einzelnen Wehe über den gesamten Unterbauch auszudehnen. Mit Abklingen der Wehe flaut auch der Schmerz wieder ab, bis der Vorgang nach wenigen Minuten von neuem beginnt. Der Geburtshelfer trifft in der Klinik schmerzlindernde Maßnahmen, entweder medikamentös oder in Form der sogenannten Leitungsanästhesie (Periduralanästhesie). Frauen, die Geburtsvorbereitungskurse besucht haben, und die – wenn möglich – auf Medikamente verzichten möchten, sollten diesen Wunsch in vertrauensvoller Form gegenüber Hebamme und Arzt äußern.

Wehen gibt es in stark abgeschwächter Form auch schon in den letzten Monaten der Schwangerschaft, insbesondere in den letzten Wochen, ohne daß deshalb die Geburt unmittelbar bevorstünde. Diese „Schwangerschafts-" oder „Senkwehen" sind daran zu erkennen, daß sie nur leicht sind und nur in Abständen von einer halben Stunde oder noch viel seltener auftreten. Herz-Wehen-Schreibung durch den Arzt!

Bedeutung: Immer bedeutet die in kürzester Frist zu erwartende Geburt so lange höchste Gefahr, wie keine ärztliche oder Hebammenhilfe vorhanden ist. Eine solche ist daher auf schnellstem Wege anzustreben.

Merke:

Am besten sollte die Gebärende unverzüglich die nächste Klinik aufsuchen. Nur wenn es absolut unmöglich ist, noch rechtzeitig den Arzt oder die Hebamme hinzuzuziehen, ist die Erste Hilfe aus Laienkreisen gerechtfertigt. Das muß und wird immer eine Ausnahme sein. Die folgenden Ausführungen beziehen sich daher ausschließlich auf diese sehr seltenen Notsituationen, wie sie speziell bei See- und Luftreisen oder in abgelegenen Gegenden auftreten können. Notarztwagen! Rettungs-Hubschrauber? Nach der Entbindung – verspätet – Kliniktransport von Mutter und Kind! Das Kind muß kinderärztlich betreut werden!

Erkennung: Neben kräftiger Wehentätigkeit kündigt sich die unmittelbar bevorstehende Geburt meistens durch eine verstärkte Unruhe der Niederkommenden an, sie klagt über ein starkes Spannungsgefühl im Bereich des Dammes, stöhnt leise oder stößt gar Angstschreie aus, wenn sie sich hilflos sich selbst überlassen fühlt. Ist der kindliche Kopf oder Rumpf bereits von außen her im Scheideneingang sichtbar, so kann kein Zweifel mehr darüber bestehen, daß es nun im Laufe der nächsten Viertel- oder halben Stunde, bei Mehrgebärenden auch in wenigen Minuten, zur Geburt kommen wird.

Sofortmaßnahmen:

Ruhe bewahren! Wirklich helfen kann nur der, der das allgemeine Durcheinander sicher und bestimmt mit ruhiger Überlegung und wenigen, aber notwendigen Handgriffen in eine geordnete Szenerie verwandeln kann.

Flache Horizontallagerung der Mutter, saubere, möglichst keimfreie Tücher als Unterlage; falls vorhanden, sterile – also keimfreie – Gummihandschuhe anziehen und abwarten! Die Abb. **91** und **92a–c** demonstrieren den Geburtsmechanismus bei der normalen Geburt und geben Hinweise, wie der kindliche Kopf und danach der Rumpf herauszuleiten sind. Nicht zu stark ziehen! Schonende Behandlung!

Das Kind wird mit Hilfe der Wehenkraft im typischen Normalfall von selbst geradezu herausgepreßt.

Die dabei eintretende starke Dehnung des mütterlichen Dammes kann bekanntlich zu Dammrissen Anlaß geben. Je nach dem Grad eines Dammrisses handelt es sich um eine weniger wichtige, gut zu heilende Begleiterscheinung oder aber auch um sehr unangenehme Komplikationen. Die Versorgung des Dammrisses ist daher immer Sache eines Arztes oder einer Klinik. Zur Verhütung macht man in der *klinischen* Geburtshilfe großzügig Gebrauch von entlastenden, sogenannten

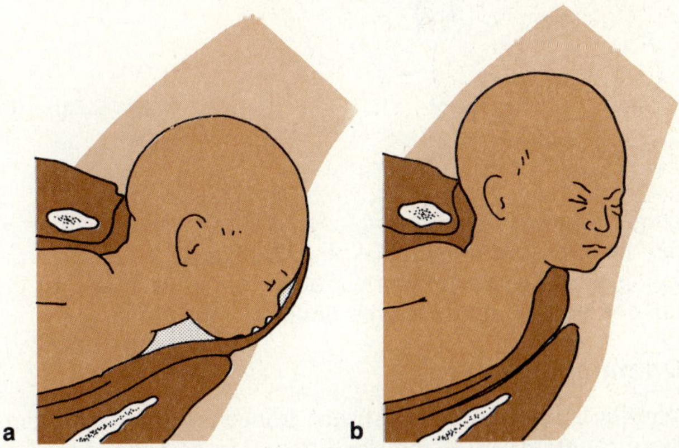

Abb. **91 a** u. **b** Geburt des kindlichen Kopfes (nach Martius)

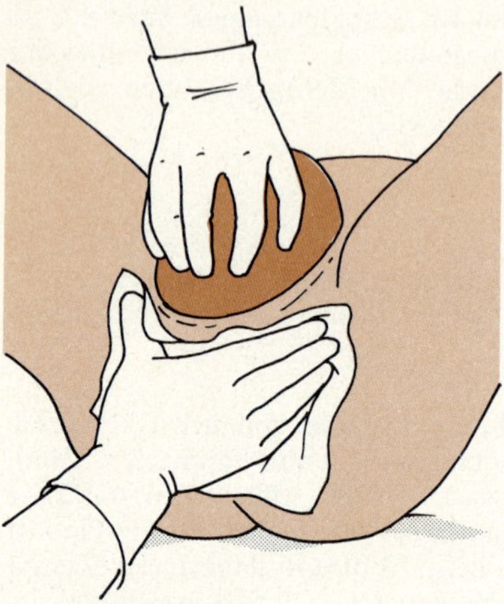

Abb. **92a–c** Demonstration des Dammschutzes:

a Der kindliche Kopf wird je nach Bedarf mit der linken Hand zurückgehalten oder mit der rechten der linken Hand entgegengedrängt. Man sollte dabei bestrebt sein, den Kopf *langsam* austreten zu lassen und von seitlich her das Gewebe zur Mitte zu zu drängen

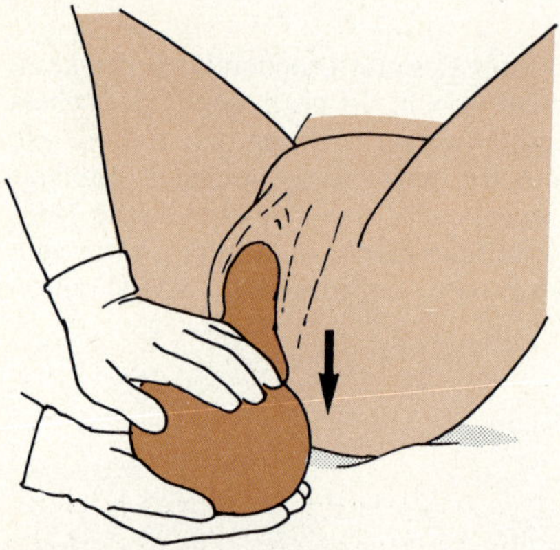

b Entwicklung der vorderen Schulter

Dammschnitten (Episiotomien), die ein unkontrolliertes Einreißen des Dammes verhindern (Abb. **93**). Dieser Eingriff darf jedoch von Laien nicht vorgenommen werden. Um so wichtiger ist das Bemühen um den sogenannten Dammschutz.

Dammschutz

Wie die Abb. **92a** demonstriert, kommt es darauf an, den kindlichen Kopf langsam, d. h. innerhalb von 15–30 Sekunden, Millimeter für Millimeter über den Damm nach außen passieren zu lassen, während

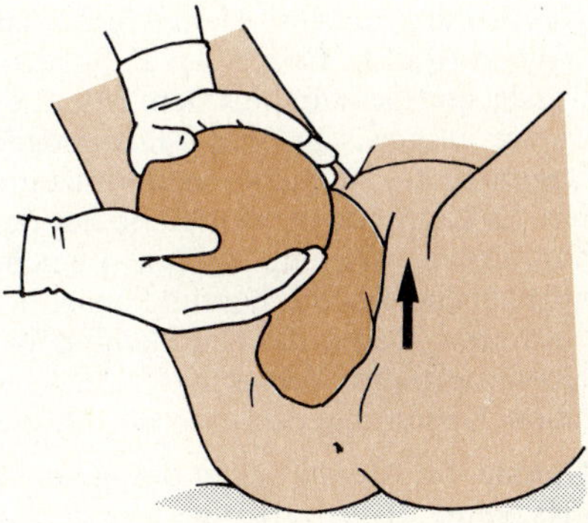

c Entwicklung der hinteren Schulter: Der Kopf wird angehoben (nach Martius)

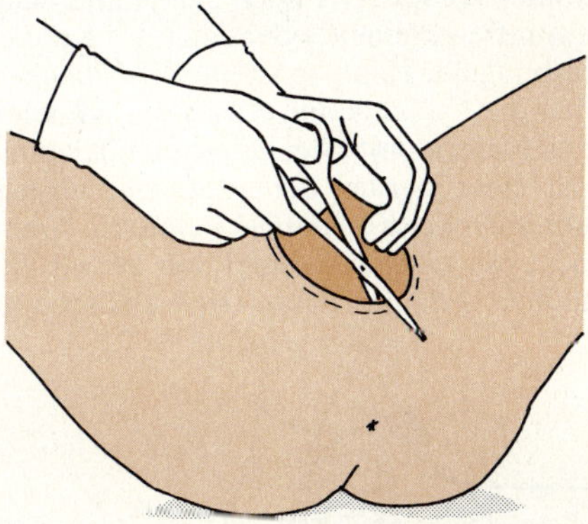

Abb. **93** Der Dammschnitt verhindert ein unkontrolliertes Einreißen des Dammes und reduziert den auf den kindlichen Kopf einwirkenden Druck des mütterlichen Weichteilgewebes. Ausführung nur durch den Arzt (oder in manchen Bundesländern u. U. auch durch die Hebamme) (nach Pschyrembel)

die Gebärende aufgefordert wird, nur noch leicht nach unten zu drükken. Die Hebamme steht im allgemeinen rechts neben der Mutter, die linke Hand hält den Kopf zurück, die rechte läßt die Haut des Dammes langsam über ihn hinweggleiten oder sucht das noch nicht geborene Kinn des Kindes, um es bei Bedarf leicht anzuheben.

Wird die Haut des Dammes blutleer, verfärbt sie sich blaß, so ist mit dem Auftreten eines Dammrisses zu rechnen.

Nach dem Durchtritt des kindlichen Kopfes folgen die Schultern und dann der übrige Rumpf. Man neigt den Kopf des Kindes nach abwärts, bis die vordere Schulter geboren ist (Abb. **92b**), und winkelt dann den Kopf etwas nach oben ab, bis die hintere Schulter und der übrige Körper des Kindes ebenfalls geboren sind (Abb. **92c**).

Das Kind: Zunächst Halten des Neugeborenen in „Kopfhängelage" (Abb. **94**), d. h. Fassen der Fußgelenke, Kopf nach unten, bis Fruchtwasser und Schleim aus dem Mund des Kindes mit einem keimfreien Tupfer ausgewischt oder – falls möglich – abgesaugt wurden. Danach Lagerung des Neugeborenen horizontal zwischen den Beinen der Mutter. Es kann nun in aller Ruhe auf dem hier ausgebreiteten sauberen, am besten sterilen, weißen Leinentuch abgewartet werden ohne abzunabeln, bis die bereits benachrichtigte Hebamme oder der Arzt eintreffen. Damit das Kind keinen Wärmeverlust erleidet, muß es mit einem möglichst keimarmen oder keimfreien Leinentuch und darüber einem Kissen zugedeckt werden, jedoch so, daß die Luftwege frei sind.

Kommt die Atemtätigkeit des Kindes zunächst nicht in Gang, so spielt dies keine Rolle, solange es noch eine *rosige* Hautfarbe hat. Das Durchtrennen der Nabelschnur ist unter diesen Umständen Sache der Hebamme oder des Arztes.

Sollten weder Arzt noch Hebamme innerhalb von etwa zehn Minuten eintreffen können, oder zeigt das Kind eine blasse oder bläuliche Verfärbung der Haut, so ist nach Möglichkeit unter streng sterilem Vorgehen die Nabelschnur etwa zehn cm vom Bauchnabel des Neugeborenen entfernt mit zwei keimfreien Klemmen fest abzudrosseln und dann mit einer sterilen Schere zu durchtrennen (Abb. **95**). Dazu müssen normalerweise ebenfalls keimfreie Gummihandschuhe getragen werden, um eine Nabelinfektion zu verhüten, die für das Neugeborene tödlich verlaufen kann. Die Nabelschnur muß so fest abgeklemmt oder

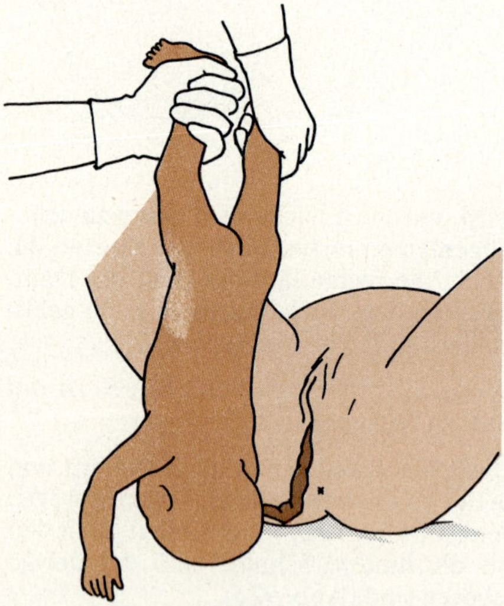

Abb. **94** Kopfhängelage des Neugeborenen. Fruchtwasser und Schleim sollen aus dem Mund des Kindes entfernt oder ausgehustet werden. Dies wird durch die Kopfhängelage begünstigt. Gefahr der Aspiration mit Lungenentzündung bei Nichtbeachtung (nach Martius)

mit einem möglichst sauberen, am besten keimfreien, festen Band abgebunden sein, daß es *nicht blutet*. Nach dem Abnabeln sollte das Kind von selbst atmen oder schreien. Wenn das nicht der Fall ist, insbesondere wenn das Kind blaß oder blau aussieht, so muß es „wiederbelebt" werden, am besten durch den Notarzt (S. 29ff.).

Die **Wiederbelebung des Neugeborenen** geschieht in ähnlicher Weise wie beim Erwachsenen (S. 41, 46, 48). Wenn irgend möglich, so sollten zunächst aus Mund und Luftröhre des Neugeborenen etwa noch vorhandene Schleim- und Fruchtwasserreste abgesaugt und sodann eine Mund-zu-Mund-Beatmung durchgeführt werden. Damit die Zunge nicht nach hinten sinkt und die Luftröhre verlegt, wird durch eine Hilfsperson der Kopf des Neugeborenen nach hinten abgestreckt. Die anzuschließende Ausatmungsphase wird durch Druck mit der Hand auf den kindlichen Brustkorb erzeugt, Dauer ½ Sekunde, und stellt zugleich eine äußere Herzmassage dar. Diese künstliche Beatmung sollte bis zu einer halben Stunde konsequent fortgesetzt werden, falls eine spontane und genügende Atemtätigkeit des Kindes nicht früher einsetzt.

Sobald die Atmung des Kindes wieder zu einer rosigen Hautfarbe geführt hat und regelmäßig erfolgt, ist das Kind in die nächste Kinderklinik zu transportieren. Erscheint der Weg bis dahin zu weit, so ist es unverzüglich in das nächstgelegene Krankenhaus einzuliefern. Diese Forderung gilt auch für Neugeborene, die bei der Geburt sofort anfin-

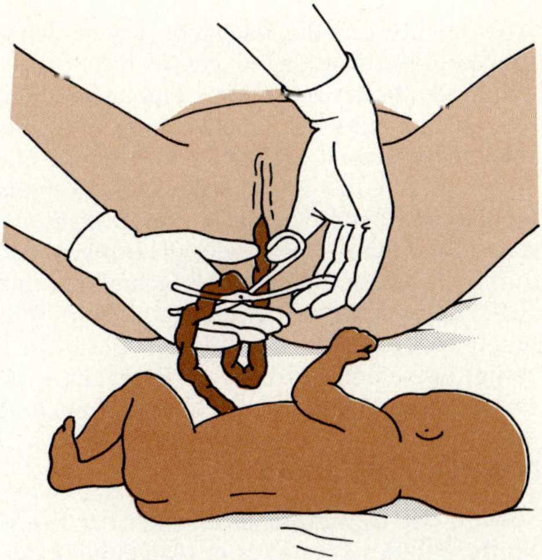

Abb. **95** Das vorläufige Abnabeln des Kindes, nach Möglichkeit dem Arzt oder der Hebamme überlassen. Beschreibung s. Text (nach Martius)

gen, kräftig durchzuschreien und einen gesunden Eindruck machten. Erst in der Kinderklinik sollten die endgültige Versorgung des Nabels und etwa notwendige Blutuntersuchungen des Kindes aus der Nabelschnur erfolgen. Plazenta mitschicken (Mutterkuchen, Nachgeburt)!

Nachgeburtsperiode

Sobald das Kind geboren ist, beginnt die Nachgeburtsperiode. Während dieser Zeit, gewöhnlich zwischen 10–30 Minuten, kommt es zu einer Blutung bis zu normalerweise 400 ml, die anzeigt, daß sich der Mutterkuchen (Plazenta) anläßlich einer kräftigen Wehe von der Gebärmutterwand „gelöst" hat. Er kann dann mit einer weiteren kräftigen Wehe und Mitpressen der Mutter nach außen ausgestoßen werden. Dabei werden mit der Nachgeburt auch die Eihäute geboren.

Merke:

Niemals sollte ein Laie nach der Geburt des Kindes ohne zwingende Veranlassung auf den Leib der Mutter drücken (Credescher Handgriff, Abb. **96**), etwa in dem Bestreben, die Nachgeburt herauszupressen. Nur bei starken Blutungen ist dies erforderlich.

Ist keine Blutstillung möglich, so muß mit beiden Händen gleichzeitig mit einer sterilen Mullkompresse oder ähnlichem von oben gegen die Gebärmutter und von unten gegen das äußere Genitale gedrückt werden, und zwar mit äußerster Kraft, um die Mutter bis zum Eintreffen in einer Klinik oder bis zum Erscheinen des Arztes vor dem Verblutungstod zu retten (Fritschscher Handgriff, Abb. **97**).

Aber auch, wenn die Nachgeburt ohne Schwierigkeiten und ohne Blutung geboren worden ist, gehört die Mutter umgehend in die Betreuung eines Arztes oder einer Hebamme, denn es besteht immer noch die Gefahr stärkster Nachblutungen (Atonie). Man kann in einem solchen Fall nach Geburt der Plazenta einen Kompressionsverband anlegen, wie die Abb. **98a** u. **b.** demonstriert. Ärzte, aber auch Hebammen, sind berechtigt, zur Blutstillung bei atonischer Nachblutung nach Geburt des Kindes die notwendigen Injektionen von Wehenmitteln zu geben. Dabei muß fachmännisch beurteilt werden, ob keine Reste der Nachgeburt zurückgeblieben sind, die die Blutung hervorrufen, und zu deren Entfernung ein operativer Eingriff (manuelle Nachtastung) notwendig wird. Diese Beurteilung der Vollständigkeit der Plazenta obliegt ebenfalls ausschließlich einem Arzt oder einer Hebamme.

Dammriß – Blutung

Sowohl bei Dammrissen als auch bei Einrissen der Scheide und des Muttermundes kommt es im Augenblick der Geburt des Kindes – also

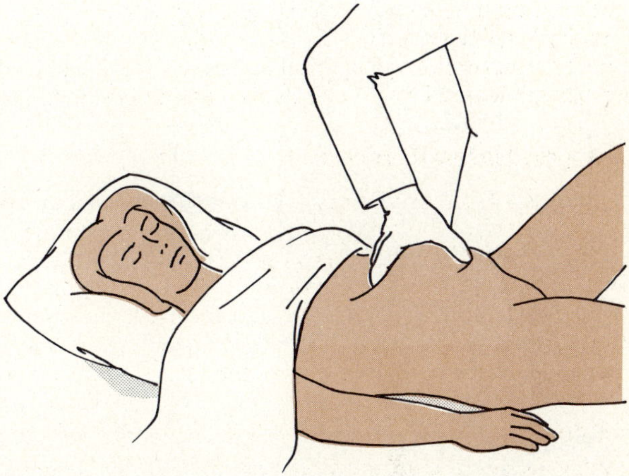

Abb. **96** Nur bei starken Blutungen in der Nachgeburtsperiode oder nach Geburt der Plazenta ist der Credesche Handgriff auch von einem Laien anzuwenden, sofern Arzt oder Hebamme noch nicht zur Stelle sind. Durch vorsichtiges Massieren wird eine Wehe angerieben und dann ein gleichbleibend kräftiger Druck nach schräg unten ausgeübt. Die Gebärmutter wird durch die Bauchdecken hindurch in der dargestellten Weise gefaßt, d. h. kräftig komprimiert (nach Stoeckel)

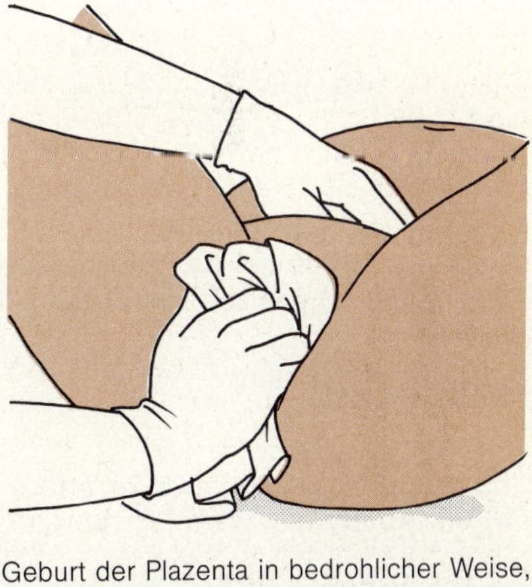

Abb. **97** Blutet es auch nach der Geburt der Plazenta in bedrohlicher Weise, so ist mit der linken Hand die Gebärmutter kräftig gegen die rechte Hand zu drücken, die mit einem sauberen Tuch so fest wie möglich gegen das äußere Genitale drückt (Fritschscher Handgriff) (nach Martius)

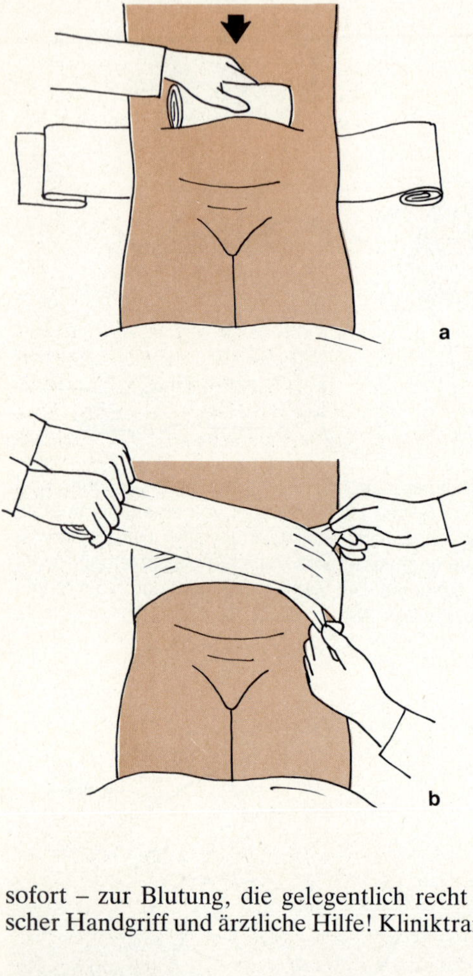

Abb. **98 a** u. **b** Nach der Geburt vermag ein kunstgerecht angelegter Kompressionsverband den Blutverlust der Mutter einzuschränken (nach Stoeckel)

sofort – zur Blutung, die gelegentlich recht stark sein kann. Fritschscher Handgriff und ärztliche Hilfe! Kliniktransport.

Frühgeburt

Frühgeburten möglichst verhüten! Bei auftretenden Wehen Klinik aufsuchen, wehenhemmende Medikamente, Bettruhe

Es gilt alles, was bereits gesagt wurde, in gleicher Weise, jedoch ist es noch dringender notwendig, im Augenblick der Geburt *schonend* vorzugehen, falls sich die Geburt nicht mehr aufhalten läßt.

Merke:

Transport des frühgeborenen Kindes ohne Zeitverlust in die nächste Kinderklinik durchführen. Unter keinen Umständen Wärmeverluste eintreten lassen! Das Frühgeborene ist sehr kälteempfindlich. Notarztwagen, Kinderarzt, Transportinkubator!

Die Frühgeburten sind immer gefährdet. Auch heute noch sterben viele von ihnen trotz aller technischen Verbesserungen bei der Aufzucht in der Kinderklinik, andere tragen Hirnschäden davon.

Frühgeburten müssen also unbedingt vermieden werden.

Zur Verhütung von Frühgeburten sollten die Frauen sich während der Schwangerschaft ruhig verhalten, d. h. große Reisen und Überanstrengungen vermeiden, und sie sollten sich nicht scheuen, sich stundenweise hinzulegen. Geburtshilfliche Abteilungen verfügen durchaus über Medikamente, die in der Lage sind, Wehen zuverlässig zu unterdrükken. Diese Mittel können jedoch nur dann eine Frühgeburt aufhalten, wenn sie sofort nach Einsetzen der Wehen gegeben werden. Wehen sind erkennbar daran, daß ziehende Beschwerden im Rücken und im Unterleib auftreten, und daß sich der Leib rhythmisch verhärtet, um sich anschließend wieder zu entspannen. Sofortige Seitenlagerung ünd Klinikeinweisung! Dort kardiotokographische Überwachung!

Zwillinge

Besondere Gefahren in der Schwangerschaft, bei der Geburt und in der Nachgeburtsperiode. Kliniktransport

Sollte nach der Geburt eines Kindes ein zweites (Zwillings-) Kind in der Gebärmutter liegen, so ist dies praktisch nur von einem Arzt oder einer Hebamme rechtzeitig zu erkennen. Der Laie wird von der Geburt des zweiten Zwillings immer überrascht werden. Sie erfolgt im allgemeinen 5 bis 30 Minuten nach der Geburt des ersten Kindes. Bei Zwillingen kommt es relativ häufig zu Lageanomalien, also zu Querlagen oder Beckenendlagen („Steißlagen“), ferner auch relativ häufig zu Frühgeburten. Die Zwillingskinder sind deshalb besonders gefährdet und bedürfen ebenfalls dringend kinderklinischer Versorgung, sobald ein Transport möglich ist. Der Mutter drohen vor allem lebensgefährlich starke Nachblutungen (Atonie!).

Beckenendlagen

Bei Fruchtwasserabgang mit Wehen Kliniktransport eilig!

Bei Beckenendlagen (im Volksmund „Steißlagen“) drohen immer auch dem Kind besondere Gefahren, z. B. Hirnschäden, so daß heute in vielen Fällen eine Kaiserschnittoperation notwendig wird.

Von einer Beckenendlage spricht man dann, wenn bei der Geburt nicht zuerst der Kopf, sondern das Beckenende – der Steiß – des Kindes oder auch ein oder beide Beine geboren werden. Überrascht werden kann man von einer solchen Geburt praktisch nie bei Frauen, die ihr erstes Kind erwarten, analog zur Schädellage.

Merke:

Da sowohl der Mutter als auch dem Kind außerhalb einer Entbindungsabteilung besondere Gefahren drohen, ist in jedem Fall ein eiliger Kliniktransport anzustreben. Dazu ist auch dann noch Zeit, wenn das Kind erst gerade in der Tiefe der Scheide sichtbar ist. Man sollte während des Transportes die Mutter immer wieder energisch auffordern, nicht nach unten zu pressen und zu drücken, sondern tief durchzuatmen, um die Geburt hinauszuzögern. Notfalls kann versucht werden, das Beckenende des Kindes kräftig zurückzudrängen, also hochzuschieben, bis die Klinik erreicht ist. Voraussetzung dafür ist aber, daß der Steiß noch nicht geboren ist.

Sind eine Klinik, ein Arzt oder eine Hebamme wirklich nicht mehr rechtzeitig erreichbar, so bleibt dem Laien in diesen Ausnahmefällen nur die Möglichkeit, falls vorhanden, mit sauberen – sterilen – Handschuhen das Kind zunächst locker zu halten, bis der Nabel gerade sichtbar wird. Mit Einsetzen der nächsten Wehe wird die Mutter aufgefordert, nun mit aller Intensität nach unten zu pressen, so daß das Kind mit einer einzigen Wehe geboren wird. Vom Einsetzen dieser Wehe bis zur Beendigung der Geburt dürfen nicht mehr als vier Minuten Zeit verstreichen, denn nach Sichtbarwerden des Nabels tritt nun der kindliche Kopf in das Becken hinein und klemmt die Nabelschnur und damit die Sauerstoffzufuhr zum Kind ab. Gelingt es nicht, von diesem Moment ab in wenigen Minuten die Geburt zu beenden, so erstickt das Kind. Dennoch sollte der kindliche Kopf besonders langsam und vorsichtig über den Damm geleitet werden, damit es nicht zu den gefürchteten Hirnblutungen beim Kind oder zu Dammrissen bei der Mutter kommt. Auch darf am Rumpf des Kindes nicht etwa fest gezogen werden, da sonst die Gefahr besteht, daß die Arme hochschlagen und das Kind letztlich durch Nabelschnurkompression infolge Geburtsstillstandes absterben kann. Das Hinausleiten des Kindes zeigt die Abb. **99**. Eine Hilfsperson muß im Bedarfsfalle während der letzten (entscheidenden) Wehe vom Kopfende der Mutter her auf den

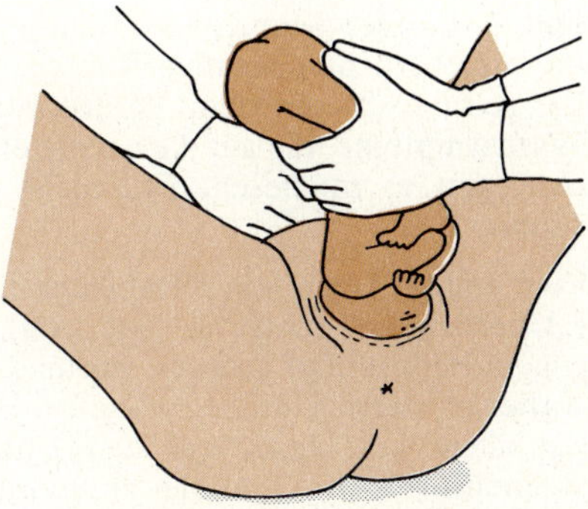

Abb. **99** Entwicklung einer Beckenendlage nach Bracht

Leib nach unten drücken, um die Geburt des Kindes zu erleichtern (Entwicklung nach Bracht).

Als Komplikationsgefahren für die Mutter sind Rißblutungen und Infektionen zu nennen.

Querlagen

Die Querlagen spielen in der Ersten Hilfe nur indirekt eine Rolle: Sie sind ausschließlich durch operatives ärztliches Vorgehen zu behandeln, nie jedoch von einem Laien. Von einer Querlage spricht man dann, wenn das Kind nicht in Längsrichtung, sondern quer im Mutterleib liegt und das mütterliche Becken deshalb nicht passieren kann. Da es nicht spontan zur Geburt kommt, wird man weder den Kopf noch den Rumpf des Kindes in der Scheide liegen sehen. Dies bedeutet, daß keine Zeichen für eine unmittelbar bevorstehende Geburt erkennbar sind. Man wird deshalb bei Wehen oder bei vorzeitigem Blasensprung von selbst den richtigen Entschluß fassen und den sofortigen Kliniktransport vorbereiten. Die Diagnose Querlage kann vom Laien wohl kaum gestellt werden. Bleibt eine Querlage sich selbst überlassen, so kommt es schließlich zur Zerreißung der Gebärmutter (Uterusruptur) mit Verblutungstod der Mutter und Kindstod! Besondere Eile ist geboten, wenn eine Hand des Kindes nach außen vorgefallen ist („Armvorfall).

Gebärmutterzerreißung (Uterusruptur)

Vorsicht bei vorausgegangenem Kaiserschnitt: Spätestens mit Wehenbeginn Klinik aufsuchen

Nach früheren Operationen an der Gebärmutter (speziell nach Kaiserschnitten) kann es durch die starke Dehnung des Fruchthalters zur Zerreißung der Gebärmutterwand, meist im Bereich der alten Narbe, und in wenigen Minuten zur Verblutung nach innen kommen. Sollte die erforderliche operative Klinikbehandlung nicht sofort durchführbar sein, so ist mit dem Verlust von Mutter und Kind zu rechnen. Warnsymptome, die auf die bevorstehende Zerreißung hinweisen würden, gibt es in diesem Fall nicht („stille Ruptur" oder „Narbenruptur").

Eine andere Form von Uterusrupturen verläuft mit Warnsymptomen („Überdehnungsruptur"). Sie kann auftreten bei Querlagen, bei engem Becken und anderen Zuständen. Sie kündigt sich längere Zeit vorher an durch Unruhe, schnellen Puls, starke Schmerzen der Frau, vor allem bei Druck auf den Unterleib, und einen sogenannten „Wehensturm", d. h. durch außerordentlich kräftige und lang anhaltende Wehen (Zeichen der drohenden Uterusruptur). Auch hier kann nur die sofortige Klinikbehandlung helfen. Unmittelbare Todesgefahr für Mutter und Kind (Verblutungstod) (Abb. **100**).

Die Zeichen der eingetretenen Ruptur entsprechen allen Zeichen einer schweren Blutung: Blässe, Schweißausbruch, rasch eintretende Ohnmacht und Pulslosigkeit, Tod.

Merke:

Niemals sollte deshalb eine Frau, die eine Operation an der Gebärmutter hinter sich hat, außerhalb einer Klinik entbinden. Sie mag in den letzten Wochen ihrer Schwangerschaft selbst dafür sorgen, daß sie mit Wehenbeginn oder bei vorzeitigem Blasensprung sofort die Entbindungsabteilung aufsuchen kann.

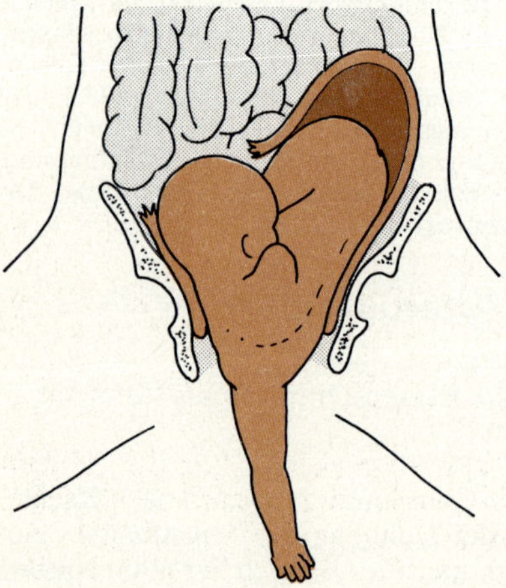

Abb. **100** Die Uterusruptur kann nach früheren Operationen an der Gebärmutter (Kaiserschnitt) oder bei Überdehnung auftreten. Unmittelbare Todesgefahr (Verblutung). Die Abbildung zeigt eine eingetretene Ruptur bei Querlage mit Armvorfall (nach Stoeckel)

Wochenbett

Schonung! Mutterschutz! Entzündungsgefahr, deshalb Verhütung von Unterleibsinfektionen

Das Wochenbett umfaßt einen Zeitraum von 8 Wochen nach der Geburt. Im Wochenbett können die verschiedensten Komplikationen auftreten. Im allgemeinen wird nur ein Arzt oder eine Hebamme in der Lage sein zu helfen. Diese müssen immer benachrichtigt werden, sobald Beschwerden, Blutungen oder Fieber bestehen. Erste Hilfe kann notwendig werden bei folgenden Zuständen:

- Blutungen im Wochenbett,
- Lungenembolien,
- Ohnmachtszuständen,
- Eklampsie *nach* der Geburt,
- Wochenbettpsychosen.

Blutungen im Wochenbett

Man muß wissen, daß Blutungen im Wochenbett in seltenen Fällen so stark sein und so plötzlich einsetzen können, daß unverzüglich ein Krankenhaustransport in die Wege geleitet werden muß.

Flache Lagerung der Frau mit übereinandergeschlagenen Beinen. Falls noch möglich, eisgefüllte Gummiblase auf den Leib legen. Ist ein Arzt ohne Zeitverlust erreichbar, diesen verständigen, damit für den Transport eine blutstillende Injektion (Wehenmittel) erfolgen und schon unterwegs eine Auffüllung des Blutgefäßsystems mit volumensubstituierenden Blutersatzmitteln anlaufen kann (Ursache: Atonie, Plazentareste, Blutgerinnungsstörungen, Nahtdehiszenzen, Tumoren).

Lungenembolie

Es handelt sich fast immer um ein akut auftretendes Ereignis, oft nach dem ersten Aufstehen oder während des Besuches einer Toilette. In gewisser Weise gefährdet sind Frauen mit Krampfadern, die längere Zeit zu Bett liegen mußten, gefährdet sind Wöchnerinnen, die fiebern, und solche, die stark blutarm sind. Gefährdet sind aber auch solche Frauen, die bereits Thrombosen hinter sich haben.

Bedeutung: Unmittelbare Todesgefahr.

Erkennung: Leichte oder starke Schmerzen bei der Atmung. Eventuell auch Luftnot, im Extremfall Todesangst und äußerste Unruhe. Diese Symptome sollten zumindest daran denken lassen, daß eine Lungenembolie vorliegen *könnte*.

Sofortmaßnahmen:

Ruhig lagern! Still liegen lassen! Die Frau darf in keiner Weise bewegt werden. Das nächste Blutgerinnsel (Thrombus), das sich sonst lösen und mit dem Blut in die Lungen verschleppt werden könnte (Embolus), vermag tödlich zu sein. Auf schnellstem Wege Arzt herbeirufen. Falls möglich, Sauerstoff atmen lassen. Niemals selbständig ohne Arzt einen Transport in die Klinik veranlassen, sofern nur irgendwie ein Arzt erreichbar ist! Der Arzt wird den Kliniktransport erst dann durchführen lassen, wenn er vorher gerinnungshemmende Mittel (Heparin), vielleicht auch ein Morphiumpräparat, injiziert hat.

Ohnmachtszustände

Liegen keine Herz-, Zucker-, Leber-, Gehirn- oder Nierenleiden vor, so sind Ohnmachtszustände nach der Geburt im allgemeinen Folge eines stärkeren Blutverlustes bei der Entbindung mit so bedingter, noch nicht überwundener „Kreislaufschwäche“. Gelegentlich ist die Ohnmacht Zeichen einer inneren Blutung, wobei es auch nach innen in die Gebärmutter hinein bluten kann, ohne daß man davon außen etwas bemerkt. Entwicklung der typischen Schocksymptomatik.

Erkennen: Blässe der Haut, kleiner schneller Puls, Schweißausbruch, Kurzatmigkeit, evtl. bewußtlos.

Sofortmaßnahmen:

Sofort Verständigung eines Arztes! Ist dies nicht möglich, sofort Transport in die Klinik! Dringlichkeitsstufe je nach Symptomatik. Sauerstoff atmen lassen.

Eklampsie nach der Geburt

Bedeutung, Erkennung und Erste Hilfe s. „Eklamptische Anfälle“! Das dort geschilderte Zustandsbild kann in seltenen Fällen auch erstmals im Wochenbett auftreten. Die beschriebene Erste Hilfe findet sinngemäß in gleicher Weise Anwendung.

Wochenbettpsychose

Jedes Wochenbett stellt für die Mutter eine erhebliche organische und auch psychische Belastung dar. Es kann dabei zu psychischen Entgleisungen bis hin zu erheblichen Unruhezuständen kommen. Verständigung eines Arztes; bis zu seinem Eintreffen Überwachung der Kranken.

Frauenkrankheiten

Tumoren

Einmal jährlich gynäkologische Vorsorgeuntersuchung ab 20. Lebensjahr dringend empfehlenswert

RVO-versicherte Frauen haben vom Beginn des 20. Lebensjahres ab Anspruch auf eine gynäkologische Untersuchung zur Früherkennung von Krebserkrankungen einmal jährlich.

Unter den verschiedenen, teils gut-, teils bösartigen Geschwülsten, die in der Frauenheilkunde eine Rolle spielen, sollen an dieser Stelle nur wenige genannt werden, da alle anderen für die Erste Hilfe von weniger großem Interesse sind.

„Stielgedrehte" Eierstockstumoren

Bedeutung: „Stielgedrehte" Eierstockstumoren (Ovarialtumoren, Abb. **101**) können in jedem Lebensalter auftreten. Unter der Stieldrehung eines Tumors versteht man die Drehung des die Blutgefäße enthaltenden Tumorstiels um die eigene Achse. Kommt es zur Geschwulstbildung, so kann sich ein solcher Ovarialtumor durch plötzliche Bewegungen seiner Trägerin (Hüpfen auf dem Tanzboden, Bücken, Strecken und dgl.) um sich selbst drehen. Sein hochgradig schmerzempfindlicher Bauchfellüberzug wird damit stark gereizt, der Blutabfluß aus dem Tumorgebiet wird behindert, evtl. auch die Blutzufuhr gestört, es

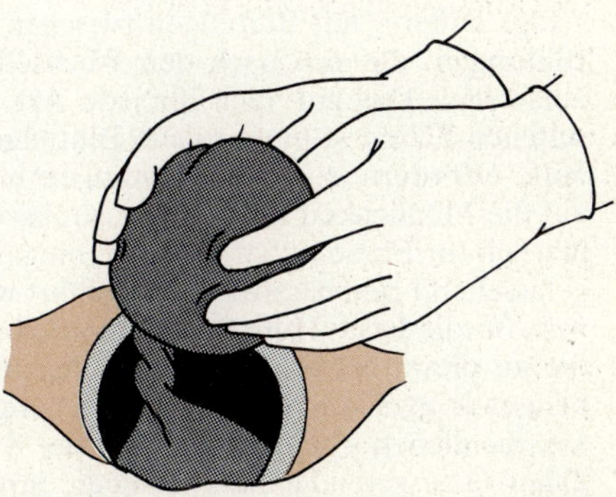

Abb. **101** Situs am offenen Bauch. Man sieht deutlich, wie sich der Tumor um seinen Stiel gedreht hat. In der Tiefe wird die Gebärmutter sichtbar (nach Martius)

tritt daher ein plötzlicher, außerordentlich intensiver Schmerz ein. Der mangelhafte Blutabfluß des Geschwulstgewebes führt zur bläulich-schwarzen Verfärbung der Tumoroberfläche. Es kommt infolge des plötzlichen, sehr starken, kolikartigen Schmerzes im Unterleib unter Umständen zu ohnmachtsähnlichen Zuständen „wie ein Blitz aus heiterem Himmel“, ohne daß die Betroffene vorher irgendwelche Erkrankungen oder Beschwerden gehabt zu haben braucht (Abb. **101**).

Erkennung: Charakteristisch sind das Plötzliche des Geschehens aus völligem Wohlbefinden heraus, die ruckartige Bewegung, die die Stieldrehung auslöst (Tanzboden, Hausarbeit), und die kolikartigen, intensiven Schmerzen, die bis hin zu schockähnlichen Zuständen mit Blässe der Haut, schnellem kleinem Puls und Benommenheit führen können. Gelegentlich ist der Schmerz so stark, daß sich die Betroffene geradezu auf dem Boden wälzt.

Sofortmaßnahmen:

Die Kranken müssen auf schnellstem Wege in eine Klinik transportiert werden, besonders dann, wenn ein niedergelassener Arzt nicht sofort erreichbar ist.

Zwar ist die Operation eines stielgedrehten Ovarialtumors keinesfalls in wenigen Minuten, sondern erst innerhalb der nächsten Stunden erforderlich, aber dieses Krankheitsbild kann leicht mit einem anderen akuten und unmittelbar lebensbedrohlichen Ereignis verwechselt werden, nämlich der geplatzten Eileiterschwangerschaft (s. dort!). Eine solche führt innerhalb kürzester Frist zum inneren Verblutungstod, wenn nicht sofort operiert wird.

Da die differentialdiagnostische Unterscheidung dieser beiden Zustände einem Laien nicht möglich ist, sollte die Klinikeinweisung sofort erfolgen.

Blutungen bei gut- oder bösartigen Tumoren

Immer sollte eine Frau mit Menstruationsblutungen, die länger als 7 Tage dauern, mit Blutungen zwischen zwei Menstruationen oder mit Blutungen, die sich nach den Wechseljahren zeigen, den Frauenarzt aufsuchen. Das gilt auch für jede Art von blutigem Ausfluß. Nur in seltenen Fällen können solche Blutungen so stark sein, daß sie Erste Hilfe erfordern (s. unter „Blutungen“). An dieser Stelle sei nochmals auf die Möglichkeit kostenloser Krebsvorsorgeuntersuchungen einmal jährlich für Frauen über 20 Jahre hingewiesen. Sie können bei niedergelassenen Frauenärzten durchgeführt werden. Auch wenn dieser Hinweis für die Erste Hilfe keine unmittelbare Bedeutung hat, so sei doch die an dieser Stelle gegebene Gelegenheit wahrgenommen, um vorbeugende gynäkologische Untersuchungen mit Nachdruck zu empfehlen. Sie dienen – genauer gesagt – der Krebsfrüherkennung und führen daher zu besseren Heilungschancen. Ihre Effektivität ist erwiesen.

Entzündungen

Führen nicht selten zur Kinderlosigkeit. Einwandfreie Hygiene, besonders während gynäkologischer Blutungen

Entzündungen gehen im allgemeinen mit Schmerzen und meistens auch mit Fieber einher, also immer mit Zeichen, die die Konsultation eines Arztes, speziell eines Frauenarztes, erforderlich machen.

Für die Erste Hilfe gewinnen entzündliche Unterleibserkrankungen nur dann an Bedeutung, wenn sie vergesellschaftet sind mit einer Harnverhaltung oder einem Nierenversagen (mangelhafte Urinausscheidung), gelegentlich auch, wenn sie mit einer Darmlähmung (Ileus) einhergehen (aufgetriebener Leib, letzter Stuhl vor zwei bis drei Tagen oder noch früher, kein Abgang von Winden). Diese Patientinnen müssen umgehend einer klinischen Behandlung zugeführt werden. In diesem Zusammenhang seien vor allem die lebensbedrohlichen, entzündlichen Folgen einer Abtreibung erwähnt! Jede Frau, bei der eine Schwangerschaft unterbrochen wurde, sollte innerhalb weniger Stunden einer klinischen Behandlung zugeführt werden, falls sich Komplikationen einstellen.

Auch nach Anwendung von Intrauterinpessaren (IUP) zur Schwangerschaftsverhütung kommt es relativ häufig zu entzündlichen Reaktionen der Unterleibsorgane.

Blutungen in der Frauenheilkunde

Bei allen gynäkologischen Blutungen im fortpflanzungsfähigen Alter an Eileiterschwangerschaften und Unterleibskrebs denken.

Man muß unterscheiden zwischen *Blutungen nach außen* und *Blutungen nach innen*. Zu den Blutungen nach *außen* zählen diejenigen bei Fehlgeburten, bei Eileiterschwangerschaften, bei gut- oder bösartigen Geschwülsten im Unterleib, die Blutungen nach Verletzungen (Pfählungsverletzungen, Verletzungen durch Geschlechtsverkehr) und schließlich die funktionellen Blutungen bei Eierstockschwäche im jugendlichen Alter oder in den Wechseljahren. Die erste Hilfe bleibt dem Arzt oder der Klinik überlassen. Die Dringlichkeit des Kliniktransportes richtet sich nach dem Allgemeinzustand der Frau, nicht etwa nur nach der Stärke der von außen sichtbaren Blutung, da es gleichzeitig auch nach innen bluten kann.

Die Blutungen nach *innen* sind für den Laien entweder gar nicht oder nur indirekt erkennbar. Blutungen nach innen sind für die Erste Hilfe also in erster Linie ein diagnostisches Problem. Zwei Krankheitsbilder stehen im Vordergrund: Die Eileiterschwangerschaft mit ihren unmittelbar lebensbedrohlichen Folgeerscheinungen und gelegentlich auch die Blutung nach innen beim Eisprung (Follikelsprung).

Eileiterschwangerschaft

Bedeutung: Sofern sich eine junge Schwangerschaft auf dem Wege vom Eierstock bis zur Gebärmutter unterwegs im Eileiter (Tube) festsetzt und nun hier wächst (extrauterine oder Tubargravidität), muß es im weiteren Verlauf zum Ausstoßen der Frucht aus dem Eileiter kommen *(Tubarabort)* oder gar zur Zerreißung dieses sehr schmalen und zarten Gebildes *(Tubarruptur)*. Dabei kommt es immer auch zum Einriß von Blutgefäßen und zu Blutungen nach innen in die Bauchhöhle hinein.

Merke:

Bei der geplatzten Eileiterschwangerschaft (Tubarruptur) treten arterielle, außerordentlich starke Blutungen auf, die schon innerhalb kürzester Frist, d. h. innerhalb einer halben oder einer Stunde, gelegentlich auch erst später, zum Tod der Frau führen können. Eine Blutung nach außen kann fehlen oder auch nur schwach sein.

Der Tubarabort verläuft weniger dramatisch (Abb. **102**).

Erkennung: Eileiterschwangerschaften kommen relativ *häufig* vor. Es kann sein, daß die Betroffene nichts von dem Vorliegen einer Schwangerschaft weiß, es kann gelegentlich sogar vorkommen, daß die Menstruation nicht ausgeblieben ist, und daß doch eine Eileiterschwangerschaft vorliegt. Trifft man also auf eine Frau im gebärfähigen Alter, die akut unter den Zeichen einer inneren Blutung verfällt, so sollte mit höchster Dringlichkeitsstufe der Transport in die

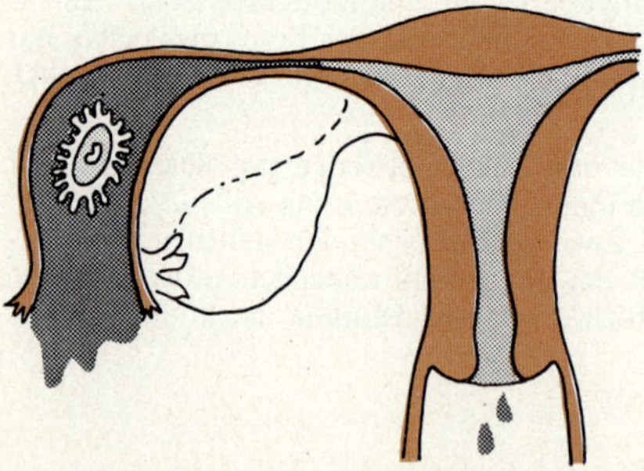

Abb. **102** Eileiterschwangerschaft rechts im Zustand der Fehlgeburt (Tubarabort), wobei während der Ausstoßung der Frucht eine leichte bis mäßige Blutung in die Bauchhöhle erfolgt. Würde die Frucht die Eileiterwand zerreißen (Tubarruptur), so käme es sofort zur schweren inneren Blutung mit akuter Lebensgefahr und Schockzustand, ein oft zu beobachtendes, dramatisches Ereignis. Dabei ist es möglich, daß es nach außen hin nicht blutet. Dargestellt sind die aufgeschnittene Gebärmutter mit oberem Scheidendrittel, der oval geformte Eierstock und der mit Blut gefüllte Eileiter der rechten Seite (nach Martius)

Klinik liegend vorgenommen werden. Als diagnostische Hinweise genügen: Schwindel oder Ohnmacht, kleiner, schneller Puls, Blässe, kalter Schweiß. Schmerzen im Unterleib können vorhanden sein, können aber auch durchaus fehlen oder infolge der Schocksymptome nicht voll empfunden werden. Es kann außerdem leicht nach außen bluten. Man lasse sich aber durch diese leichte Blutung nach außen nicht täuschen, die Blutung nach innen kann dennoch äußerst stark sein.

Sofortmaßnahmen:

Kliniktransport! In diesem Fall drängt die Zeit wirklich einmal zur höchsten Eile. Nicht erst auf herbeigerufenen Arzt warten. Sauerstoff einatmen lassen. Sofern ein Arzt an Ort und Stelle ist, wird er schon während des Transportes ein Blutersatzmittel infundieren. Telefonische Vorausbenachrichtigung der Klinik durch dritte (Hilfs-)Personen, während der Transport unterwegs ist. Sofortige Bauchoperation im Falle einer Tubarruptur. Bei Tubarabort weiter diagnostische Sicherung in der Klinik. Erst dann Bauchspiegelung oder Operation.

Blutung nach innen bei Follikelsprung

Bedeutung: Der Eisprung erfolgt im allgemeinen etwa 14 Tage vor der nächsten zu erwartenden Menstruation. In *seltenen* Fällen kann es auch dabei zum Einriß von Blutgefäßen kommen und damit zur Blutung nach innen. Eine Blutung nach außen kann fehlen oder nur spurenweise beobachtet werden.

Erkennung und Erste Hilfe wie bei der Eileiterschwangerschaft. Beide Zustände können vom Laien nicht voneinander unterschieden werden.

Verletzungen

Keine Erste Hilfe möglich. Arzt hinzuziehen.

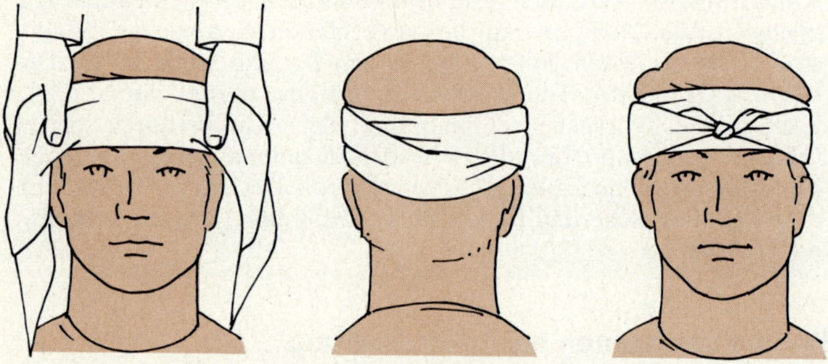

Abb. **103** Provisorischer Stirnverband mit dem Dreieckstuch

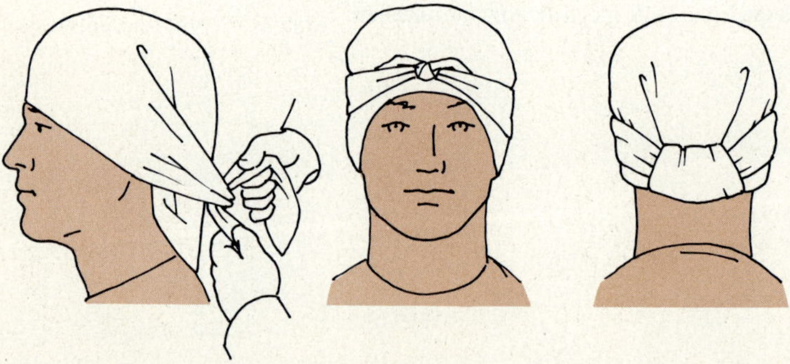

Abb. **104** Provisorischer Kopfverband mit dem Dreieckstuch

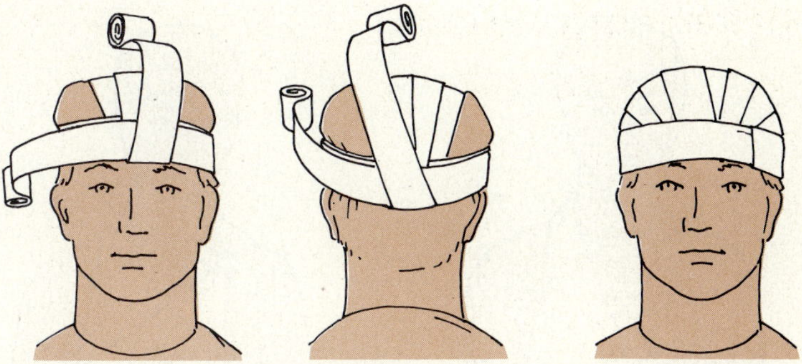

Abb. **105** Fachgerecht angelegter Kopfverband

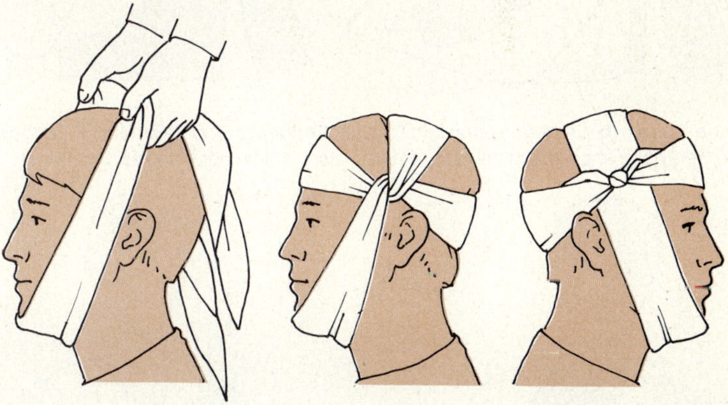

Abb. **106** Anlegen einer Kinnschleuder, zur Ruhigstellung von Unterkieferbrüchen mit einem Dreieckstuch

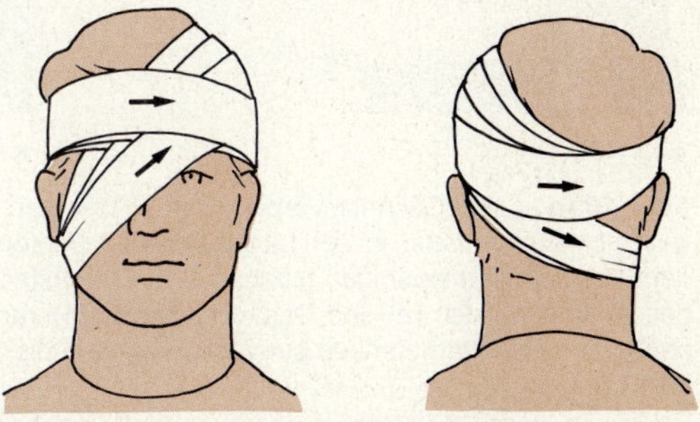

Abb. **107** Einseitiger Augenverband

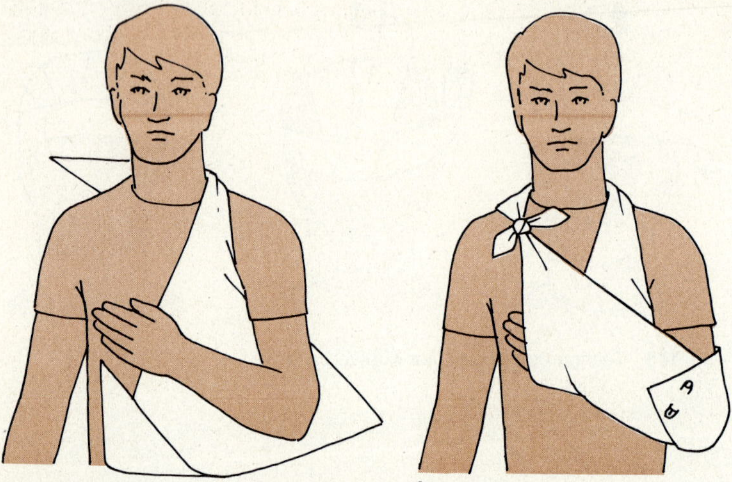

a b

Abb. **108 a** u. **b** Anlegen einer Mitella (Schultertragtuch). Dabei muß die Hand bis in Herzhöhe angehoben werden, um ein Anschwellen der Hand zu vermeiden

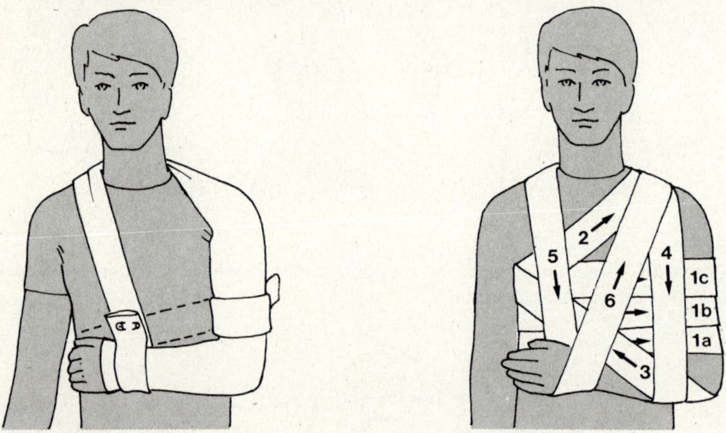

a b

Abb. **109 a** u. **b** Gilchrist-Verband mit Hilfe eines Tubegazeschlauches. Es wird Schlauchverband in der Länge von 3 Patientenarmlängen verwendet, in dem an den Drittelpunkten Löcher zum Durchstecken von Arm und Hand geschnitten werden (**a**) und Desault-Verband (**b**) zur Ruhigstellung des Oberarmes und Schultergelenkes bei Verletzungen in diesem Bereich mittels elastischer Binden

Jeder Verband an Extremitäten ist, wenn irgend möglich, mit einer Zellstoffbinde zu unterlegen, da es bei zu straff sitzenden Verbänden leicht zu venöser Stauung, arterieller Abschnürung oder Nervenschädigung kommen kann.

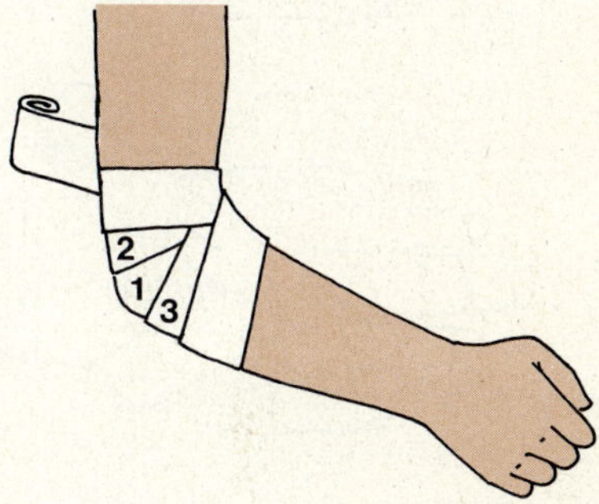

Abb. **110** Auswärtsgerichteter Verband im Achtergang am Ellenbogen

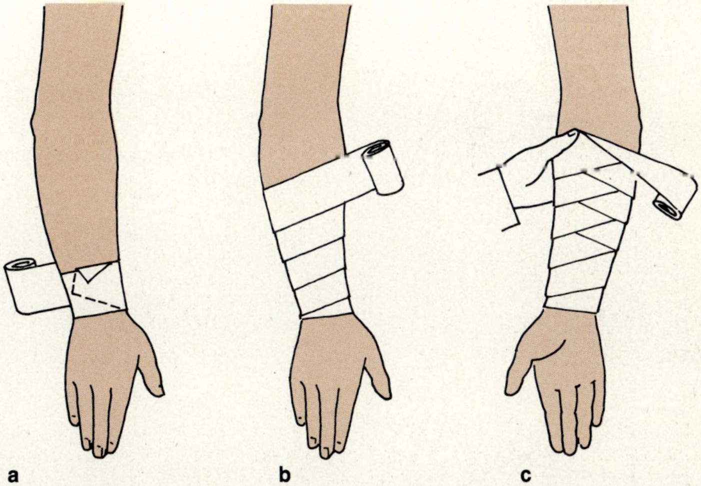

Abb. **111 a–c** Anlegen eines Unterarmverbandes. **a** Anwickeln, **b** Spiralgang, **c** Wickeln mit Umschlag

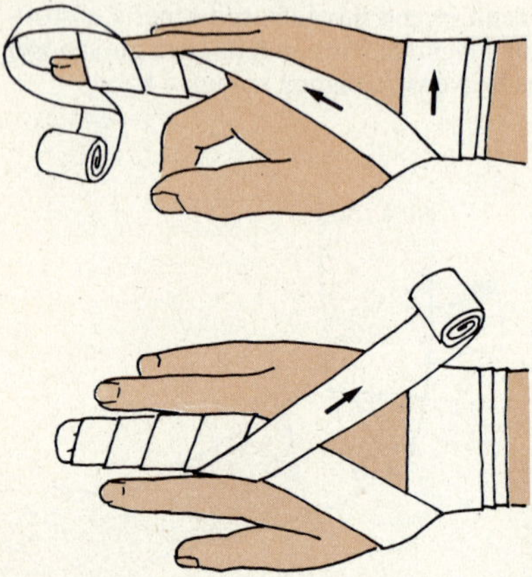

Abb. **112** Anwickeln eines Fingerverbandes

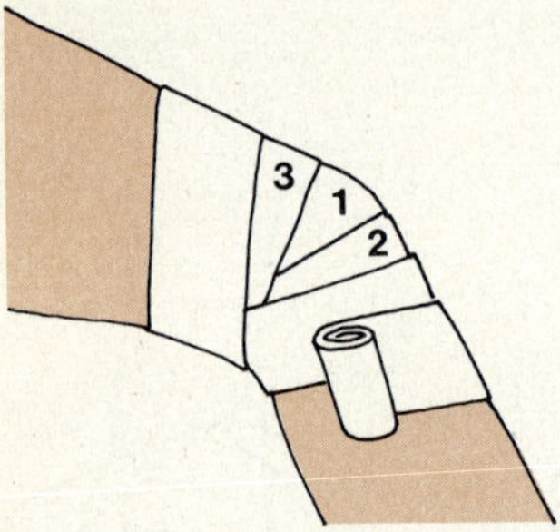

Abb. **113** Auswärtsgerichteter Achterverband am Knie

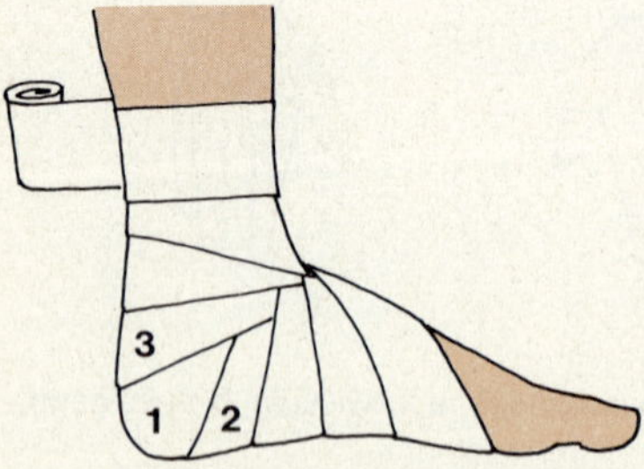

Abb. **114** Auswärtsgerichteter Achterverband am Fuß, im Kreisgang beendet

Tabelle **2** **Gesetzlicher Mindestinhalt für Verbandskasten im Pkw**

1	Heftpflaster, starr, 5 cm lang, 2,5 cm breit, nach DIN 13019
1	Wundschnellverband, elastisch, 50 cm lang, 6 cm breit, nach DIN 13019
3	Wundschnellverbände, elastisch, 10 cm lang, 6 cm breit, nach DIN 13019
1	Verbandspäckchen groß
3	Verbandspäckchen mittel
1	Packung zu je 5 Zellstoff-(Mull)Kompressen, einzeln steril verpackt
3	Brandwunden-Verbandspäckchen
1	Brandwundentuch 60 × 80 cm
6	Mullbinden 4 m lang, 8 cm breit, einzeln verpackt
3	Mullbinden 4 m lang, 6 cm breit, einzeln verpackt
5	Dreiecktücher 90 × 127 cm DIN 13168 – rohweiß
1	Verbandschere, abgeknickt mit Kopf 140 mm
12	Sicherheitsnadeln
1	Kreide weiß
1	Anleitung zur Ersten Hilfe bei Unfällen

Medikamenten-Not-Dienst

In zahlreichen größeren und kleineren Orten des Bundesgebietes existiert ein Medikamenten-Not-Dienst. Er steht an Wochenenden und Feiertagen während der Dienstzeit des ärztlichen Notdienstes zur Verfügung. Wenn jemand nicht in der Lage ist, sich selbst ein vom ärztlichen Notdienst verschriebenes Medikament in der oft weit entfernt diensthabenden Apotheke zu beschaffen, dann holt der Medikamenten-Not-Dienst in der Wohnung des Patienten das Rezept ab, beschafft das Medikament und liefert es aus. Die diensthabenden Apotheken geben Auskunft, ob ein solcher Medikamenten-Not-Dienst an Ihrem Ort zur Verfügung steht.

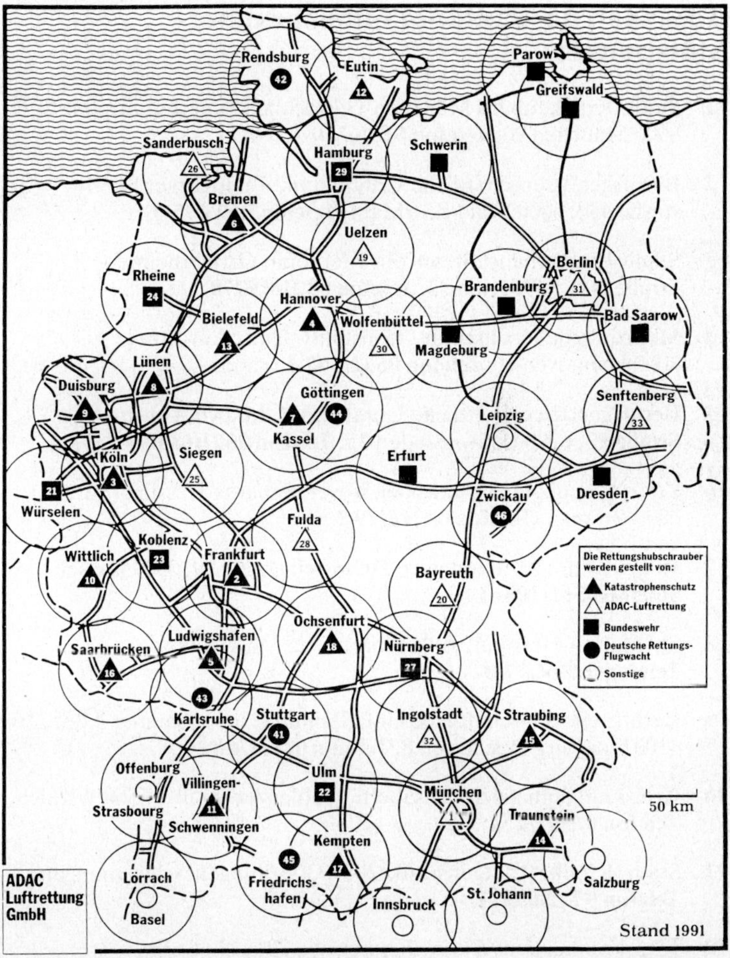

Abb. **115** Rettungshubschrauber-Stationen in der Bundesrepublik Deutschland (nach ADAC). Anschriften mit Telefonnummern s. folgende Seiten. – Für die neuen Bundesländer ist wegen des noch uneinheitlichen Vorwählnummernsystems derzeit der schnellste Weg, einen Rettungshubschrauber zu alarmieren, über die zentrale Notrufnummer 110

Adressen der Rettungshubschrauber-Stützpunkte

1 Städt. Krankenhaus München-Harlaching, Sanatoriumsplatz 2, 8000 München 90, **Telefon 089/6210-1**

2 Berufsgenossenschaftliche Unfallklinik, Friedberger Landstraße 430, 6000 Frankfurt/Main, **Telefon 069/475-0**

3 Städt. Krankenanstalten Köln-Merheim, Ostmerheimer Straße 200, 5000 Köln 92, **Telefon 0221/89070**

4 Medizinische Hochschule, Konstanty-Gutschow-Straße 8, 3000 Hannover 61, **Telefon 0511/532-1**

5 Berufsgenossenschaftliche Unfallklinik, Ludwig-Guttmann-Straße 13, 6700 Ludwigshafen 25, **Telefon 0621/6810-1**

6 Zentralkrankenhaus links der Weser, Senator-Wessling-Straße 1, 2800 Bremen, **Telefon 0421/879-1**

7 Rotes-Kreuz-Krankenhaus, Hahnsteinstraße 29, 3500 Kassel, **Telefon 0561/30861**

8 St.-Marien-Hospital, Altstadtstraße 23, 4670 Lünen, **Telefon 02306/77-0**

9 Berufsgenossenschaftliche Unfallklinik, Großenbaumer Allee 250 4100 Duisburg-Buchholz 28, **Telefon 0203/7688-1**

10 Kreiskrankenhaus St. Elisabeth, Koblenzer Straße, 5560 Wittlich, **Telefon 06571/151**

11 Städt. Klinik, Röntgenstraße 20, 7730 Villingen-Schwenningen, **Telefon 07720/3911**

12 Kreiskrankenhaus Eutin, Janusstraße 22, 2420 Eutin, **Telefon 04521/86-0**

13 Städt. Krankenanstalten Bielefeld-Rosenhöhe, An der Rosenhöhe 27, 4800 Bielefeld, **Telefon 0521/4474-1**

14 Stadtkrankenhaus Traunstein, Cuno-Niggl-Straße 3, 8220 Traunstein, **Telefon 0861/705-0**

15 Elisabeth-Krankenhaus, St.-Elisabeth-Straße 23, 8440 Straubing, **Telefon 09421/710-0**

16 Kliniken der Stadt, Saarbrücken-Winterberg, Theodor-Heuss-Straße, 6600 Saarbrücken, **Telefon 0681/603-1**

17 Stadtkrankenhaus Kempten, Robert-Weixler-Straße 50, 8960 Kempten, **Telefon 0831/20550**

18 Kreiskrankenhaus Ochsenfurt, Am Greinberg 25, 8703 Ochsenfurt, **Telefon 09331/691**

19 Kreiskrankenhaus Uelzen, Waldstraße 2, 3110 Uelzen, **Telefon 0581/831**

20 Klinikum Bayreuth, Preuschwitzer Straße 101, 8580 Bayreuth, **Telefon 0921/400-0**

21 Krankenhaus Marienhöhe, Mauerfeldchen 25, 5102 Würselen, **Telefon 02405/621**

22 Bundeswehrkrankenhaus Ulm, Oberer Eselsberg 40, 7900 Ulm, **Telefon 0731/171-1**

23 Bundeswehrzentralkrankenhaus Koblenz, Rübenacher Straße 170, 5460 Koblenz, **Telefon 0261/281-1**

24 Mathias-Spital Rheine, Frankenburgstraße 31, 4440 Rheine, **Telefon 05971/42-1**

25 Ev. Jung-Stilling-Krankenhaus, Wichernstraße 40, 5900 Siegen, **Telefon 0271/3371-1**

26 Nordwest-Krankenhaus Sanderbusch, 2945 Sande, **Telefon 04422/80-1**

27 Flughafen Nürnberg, 8500 Nürnberg 10

28 Städt. Kliniken Fulda, Pacelliallee 4, 6400 Fulda, **Telefon 0661/84-1**

29 Bundeswehrkrankenhaus Hamburg, Lesserstraße 180, 2000 Hamburg 70, **Telefon 040/6940041**

30 Städt. Krankenhaus, Alter Weg 80, 3340 Wolfenbüttel, **Telefon 05331/7071**

31 Klinikum Steglitz der Freien Universität Berlin, Hindenburgdamm 30, 1000 Berlin 45, **Telefon 030/798-1**

32 Klinikum Ingolstadt, Krumenauerstraße 25, 8070 Ingolstadt, **Telefon 0841/880-0**

33 Rettungsamt Senftenberg, Krankenhausstraße 11, O-7840 Senftenberg, **Telefon 0037581/2874**

41 Kreiskrankenhaus Leonberg, Rutesheimer Straße 50, 7250 Leonberg, **Telefon 07152/2021**

42 Kreiskrankenhaus Rendsburg, Lilienstraße, 2370 Rendsburg, **Telefon 04331/2021**

43 St.-Vicentius-Krankenhaus, Steinhäuserstraße 18, 7500 Karlsruhe, **Telefon 0721/81081**

44 Universitätsklinik Göttingen, Robert-Koch-Straße, 3400 Göttingen, **Telefon 0551/391**

45 Städt. Krankenhaus Friedrichshafen, Röntgenstraße, 7990 Friedrichshafen, **Telefon 07541/4011**

46 Heinrich-Braun-Krankenhaus, Karl-Keil-Straße 35, O-9547 Zwickau, **Telefon 003774/512535**

Fremdwörterverzeichnis

A

Adnexe	Anhangsgebilde von Organen des menschlichen Körpers
Adsorption	Bindung von Gasen oder gelösten Stoffen
Alveolen	Lungenbläschen
Amenorrhoe	Ausbleiben bzw. Fehlen der Monatsblutung
Anus	After
Apoplexie	Schlaganfall
Arrhythmie	unregelmäßiger Herzschlag oder Puls
Arterie	vom Herzen wegführende Schlagader
Aspiration	Ansaugen von Luft, Gasen, Flüssigkeit oder festen Stoffen in die Luftröhre
Azidose	Zustand bei anormaler Vermehrung von Säuren im Blut

B

Bradykardie	verlangsamte Herztätigkeit
Bronchien	Äste der Luftröhre

D

Defibrillation	künstliche Beseitigung des Herzkammerflimmerns
Diabetes mellitus	Zuckerkrankheit
Diastole	rhythmische Erweiterung des Herzens

E

Eklampsie	Schwangerschaftsvergiftung mit Krämpfen
Elektrolyte	elektrischen Strom leitende Stoffe
Endometrium	Schleimhaut der Gebärmutterinnenwand
Epidermis	Oberhaut, äußere Zellschicht der Haut
Epilepsie	Fallsucht
Episiotomie	Scheidendammschnitt
Extrauteringravidität	Bauchhöhlenschwangerschaft

F

Fermente	Eiweißkörper zur Bewirkung eines Stoffwechselvorgangs
Follikel	Zellhülle des im Eierstock herangereiften Eies

G

Gel	gallertartiger Niederschlag einer Lösung
Gravidität	Schwangerschaft

H

Hämolyse	Auflösung des roten Blutfarbstoffs
Hämorrhagie	vermehrte Blutung
Herzinfarkt	Unterbrechung der Blutzufuhr in den Herzkranzgefäßen
Herztamponade	Ausfüllung des Herzbeutels mit Blut
Hypoglykämie	stark herabgesetzter Zuckergehalt des Blutes
Hypophyse	Hirnanhangdrüse
Hypoxie	Sauerstoffmangel in den Geweben

I

idiopathisch	selbständig, von anderen Krankheiten unabhängig
Ileus	Darmverschluß
Implantation	Einpflanzung in das Gewebe, z. B. der befruchteten Eizelle in die Gebärmutterschleimhaut
Introitus vaginae	Scheideneingang
Intubation	Einführung eines Rohres in den Kehlkopf

K

Karotis	die große am Kehlkopf vorbeiführende Halsschlagader
Klimakterium	Wechseljahre der Frau
Kohabitation	Beischlaf
Koma	tiefe Bewußtlosigkeit bei bestimmten Krankheiten
Kontraktion	Zusammenziehung, z. B. eines Muskels

L

Latenzzeit	Zeit zwischen Ansteckung und Ausbruch der Infektionskrankheit
Lungenödem	Lungenschwellung

M

manuell	von Hand, mit der Hand
Menstruation	Monatsblutung
Mydriasis	Pupillenerweiterung

O

Ödem	Schwellung eines Organs
orthostatischer Kollaps	Schwächeanfall bei langem Aufrechtstehen
Osmose	Übergang von Flüssigkeiten durch eine halbdurchlässige Scheidewand
Ovar	Eierstock
Ovulation	Eisprung (Ausstoßung der reifen Eizelle)

P

Placenta praevia	vor den inneren Muttermund verlagerter Mutterkuchen
Plasma	Blutflüssigkeit ohne Blutkörperchen
Pneumothorax	Ansammlung von Luft im Brustfellraum
profuse Blutung	reichliche, nicht lokalisierte sehr starke Blutung

R

Radialis	Kurzbezeichnung für die Speichenschlagader

S

Spasmus	Krampf der Muskulatur
Spermie	männliche Samenzelle
Stethoskop	Hörrohr
Stridor	pfeifendes Atemgeräusch bei Verengerung der oberen Luftwege
Suizid	Selbstmord
symptomatisch	nur zum Krankheitsbild, nicht zur Krankheitsursache gehörende krankhafte Veränderung
Synkope	plötzlicher Herzstillstand
Systole	Zusammenziehung des Herzmuskels

T

Tachykardie	beschleunigte Herztätigkeit
Temporalis	Kurzbezeichnung für die Schläfenschlagader
Tetanus	Wundstarrkrampf
Thromboembolie	Blutpfropfembolie
Thrombose	Blutpfropfbildung
Toxin	Gift
Tracheotomie	Luftröhrenschnitt
Tube	Eileiter
Tubenruptur	Riß des Eileiters

U

Urämie	Harnvergiftung
Ureter	Harnleiter
Urethra	Harnröhre
Uterus	Gebärmutter

V

Vagina	Scheide
Vene	zum Herz führende Blutader

Z

Zervix	Gebärmutterhals
Zyanose	blaurote Verfärbung der Lippen und Fingernägel
Zyklus	Zeit vom 1. Tag der Monatsblutung bis zum Beginn der nächsten

Sachverzeichnis

T